# 非无菌制剂技术

**FEI WUJUN ZHIJI JISHU**

主 编 刘竺云

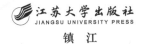

江苏大学出版社
JIANGSU UNIVERSITY PRESS

镇 江

**图书在版编目（CIP）数据**

非无菌制剂技术/刘竺云主编．—镇江：江苏大学出版社,2018.9（2023.1重印）

ISBN 978-7-5684-0965-0

Ⅰ.①非… Ⅱ.①刘… Ⅲ.①制剂学 Ⅳ.①R943

中国版本图书馆 CIP 数据核字（2018）第 229823 号

**非无菌制剂技术**

Fei Wujun Zhiji Jishu

| | |
|---|---|
| 主　　编/ | 刘竺云 |
| 责任编辑/ | 仲　蕙 |
| 出版发行/ | 江苏大学出版社 |
| 地　　址/ | 江苏省镇江市京口区学府路 301 号（邮编：212013） |
| 电　　话/ | 0511-84446464（传真） |
| 网　　址/ | http：//press. ujs. edu. cn |
| 排　　版/ | 镇江文苑制版印刷有限责任公司 |
| 印　　刷/ | 广东虎彩云印刷有限公司 |
| 开　　本/ | 718 mm×1 000 mm　1/16 |
| 印　　张/ | 28 |
| 字　　数/ | 549 千字 |
| 版　　次/ | 2018 年 9 月第 1 版 |
| 印　　次/ | 2023 年 1 月第 2 次印刷 |
| 书　　号/ | ISBN 978-7-5684-0965-0 |
| 定　　价/ | 65.00 元 |

如有印装质量问题请与本社营销部联系（电话：0511-84440882）

# 编　委　会

主　编：刘竺云

编　委：（以姓氏笔画为序）

　　　　王立中（泰州职业技术学院）

　　　　马永刚（泰州职业技术学院）

　　　　沙赟颖（泰州职业技术学院）

　　　　吴小林（泰州职业技术学院）

　　　　赵　静（泰州职业技术学院）

　　　　厉彦翔（泰州职业技术学院）

　　　　张建中（扬子江药业集团有限公司）

　　　　潘友华（江苏中天药业有限公司）

　　　　顾种宜（江苏苏轩堂药业有限公司）

　　　　朱　磊（泰州市产品质量监督检验院）

　　　　陈　卫（南京百思福医药科技有限公司）

# 前言

《非无菌制剂技术》是全国高职高专教育"十三五"规划教材，本教材主要供全国高职高专药品制造类、药学类等相关专业教学使用，也可供制剂生产企业员工培训及其他药学工作者参考使用。

本教材的编写按照高等职业教育人才培养的要求和药物制剂工职业技能鉴定的技能要求，按照药物制剂岗位的职业能力要求，参照制药企业实际生产情境，以非无菌制剂实际生产任务为主线，依据2015年版《中华人民共和国药典》和2010年版《药品生产质量管理规范》（GMP）的标准和实施要求，以各制药工序的基本技能要求、岗位操作法、制药设备标准操作规程为目标，强化实践环节，培养学生具备常见非无菌制剂的基本理论、生产操作、质量控制等技术，培养学生的综合职业能力。

本教材按照非无菌制剂剂型将内容进行划分整理，按篇—项目—任务的框架结构共设置"非无菌制剂的认知""非无菌液体制剂的制备""口服固体制剂的制备""半固体及其他制剂的制备""药物新技术与新剂型"五大篇、17个项目、55个任务，将药物制剂的基本知识与实际生产经验紧密结合。

目前，我国高职高专的教学改革进行得如火如荼，教材编写也正处在探索发展阶段，在本教材的编写过程中，我们借鉴和参考相关教材和辅导资料，得到了编写单位领导和教师的大力支持，在此一并表示诚挚的感谢。

由于编者水平有限，书中难免存在不妥之处，敬请广大读者批评指正。

编 者

2018 年 8 月

# 目 录

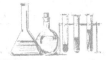

# 第三篇　口服固体制剂的制备

## 第四篇 半固体及其他制剂的制备

## 第五篇 药物新技术与新剂型

# 第一篇

## 非无菌制剂的认知

# 项目一　非无菌制剂的基础知识

## 任务一　概　述

### 任务目标

1. 能识记非无菌制剂技术的概念和常用术语。
2. 能描述药品名称、批准文号与生产批号的概念。
3. 能正确区分药品包装材料。
4. 能描述药物制剂的发展。

### 任务卡

| 任务名称 | 概述 | 学号 | | 姓名 | |
|---|---|---|---|---|---|
| 关键点 | 一、非无菌制剂技术的诞生和发展<br>二、药品名称、批准文号与生产批号<br>三、药品的包装材料 | | | | |
| 开始时间 | | | 完成时间 | | |
| 执行人 | | | 审核人 | | |

### 任务场景

1. 场地：多媒体教室、VR实训室、药物制剂GMP实训中心。
2. 材料：任务书、各类参考资料。
3. 设备：VR设备及部分药物制剂设备。

### 任务准备

#### （一）药剂学与非无菌制剂技术

"神农尝百草，始有医药""伊尹，选用神农本草以为汤"。随着药学科学的发展，众多治病救人的药物涌现，对延长患者生命周期（life cycle）、提高患者的生命质量（quality of life，QOL）起到了重要的作用。因为在使用药物时，一般不能直接使用其原料，而且药物往往具有毒副作用，如一些抗癌药毒性很大，在杀灭癌细胞的同时可杀灭正常细胞，因不当使用导致患者更早地离开人世的例子并不少见；所以，人类在发现和使用药物的过程中，需要将药物制成适宜的形式，以便于使用与保存，充分地发挥药效、降低药物毒副作用等。

药物剂型（dosage form）是适合于疾病诊断、治疗或预防需要而制备的不同给药形式，简称剂型，如散剂、颗粒剂、片剂、胶囊剂、注射剂、溶液剂、乳剂、混悬剂、软膏剂、栓剂、气雾剂等。根据不同的使用目的和性质，可将药物制成与人体给药途径相适应的不同剂型，如可将茶碱制成片剂、胶囊剂，供口服给药；制成栓剂，用于直肠给药；制成注射剂，可用于注射给药，从而发挥相应的作用。

根据药典、药品标准或其他适当处方，将具体原料药物按某种剂型制成具有一定规格的药剂称为药物制剂（pharmaceutical preparations），简称制剂，如阿司匹林片、胰岛素注射剂等。有时把制剂的研制过程也称为制剂（pharmaceutical manufacturing）；有时也用于总称，如医院制剂、浸出制剂等。成药则是按疗效确切、应用广泛的处方，将原料药物加工制成一定剂型和规格的药剂，并在其包装标签上及其说明书中详细注明，包括：药品监督管理部门批准文号、品名、规格、成分、含量（保密品种除外）、应用范围、适应证、用法、用量、禁忌证、注意事项等，以便于医疗单位和患者购用。

根据2015年版《中华人民共和国药典》（简称《中国药典》）的要求，不同的药物制剂生产完成后要进行质量检查，其中有一项检查为无菌检查。需要进行无菌检查的药物制剂称为无菌制剂，不需要进行无菌检查的药物制剂称为非无菌制剂。所谓非无菌制剂，即对任何活性微生物，如霉菌、细菌、病毒等不做严格要求的制剂。这一类制剂最常见的有口服固体制剂（散剂、颗粒剂、片剂、胶囊等）、非无菌液体制剂（溶液剂、混悬剂、乳剂等）、其他制剂（栓剂、膏剂、膜剂、气雾剂、粉雾剂、中药丸剂等）和新剂型（缓、控释制剂，固体分散体，包合物等）等。由此可见，非无菌制剂涵盖了绝大部分的制剂种类。

剂型是研究药物制剂的核心，任何一个药品从原料药到制剂产品，无论是从剂型设计到制备，还是质量标准的制定等，都必然涉及很多基础的制剂研究。

### （二）药物制剂的发展

我国医药的发展历史悠久，自商朝开始使用的汤剂，是应用最早的中药制剂之一。夏商周时期的医书《五十二病方》《甲乙经》《山海经》中已有汤剂、丸剂、散剂、膏剂及药酒等剂型的记载。东汉张仲景的《伤寒论》《金匮要略》中记载有栓剂、洗剂、软膏剂、糖浆剂等10余种剂型，为我国制剂学发展奠定了良好的基础。唐代的《新修本草》是我国第一部，也是世界上最早的国家药典。明代著名药学家李时珍（1518—1593）编著了《本草纲目》，其中收载药物 1 892 种，剂型 61 种，附方 11 096 则。

与中国古代药剂学进程相呼应的欧洲古代药剂学在 18 世纪的工业革命时期得到迅速发展。希腊人希波克拉底创立了医药学；希腊医药学家格林（Galen）制备的各种植物药的浸出制剂被称为"格林制剂（Galenicals）"，如酊剂、浸膏剂等。

19 世纪西方科学和工业技术蓬勃发展，制剂加工从医生诊所、小作坊走进工业大工厂。片剂、胶囊剂、注射剂等机械加工制剂的相继问世，标志着药剂学发展到了一个新的阶段。物理学、化学、生物等自然学科的巨大进步又为药剂学这一学科的出现奠定了理论基础。1847 年，德国药师莫尔（Mohr）总结了以往和当时的药剂成果，出版了世界上第一本药剂学教科书《药剂工艺学》，这标志着药剂学已形成一门独立的学科。随着物理、化学、生物等自然科学取得巨大进步，新辅料、新工艺和新设备的不断出现，为新剂型的制备、制剂质量的提高奠定了十分重要的物质基础。

1983 年汤姆林森（Tomlinson）将现代药物制剂的发展过程划分为四个时代：第一代药物制剂包括片剂、注射剂、胶囊剂、气雾剂等，即所谓的普通制剂，这一时期主要通过体外试验控制制剂的质量；第二代药物制剂为口服缓释制剂或长效制剂，开始注重疗效与体内药物浓度的关系，即定量给药问题，这类制剂不需要频繁给药，能在较长时间内维持体内药物的有效浓度；第三代药物制剂为控释制剂，包括透皮给药系统、脉冲式给药系统等，更强调定时给药；第四代药物制剂为靶向给药系统，目的是使药物浓集于靶器官、靶组织或靶细胞中，强调定位给药，可以提高疗效并降低毒副作用。

**（三）药品生产中常用术语**

（1）药物　指能影响机体生理、生化和病理过程，用以预防、诊断、治疗疾病等的物质。根据不同的来源，药物可分为天然药物、合成药物和生物药物。

（2）药品　指用于预防、治疗、诊断疾病，有目的地调节生理机能，并规定有适应证或功能主治、用法和用量的物质，包括中药材、中药饮片、中成药、化学原料及其制剂、抗生素、生化药品、放射性药品、血清制品和诊断用药等。

（3）原料药　指用于生产各类制剂的原料药物，是制剂中的有效成分。

（4）药用辅料　指生产药品和调配处方时加入的除活性成分外的赋形剂和附加剂，如增溶剂、乳化剂、崩解剂、填充剂、渗透压调节剂、矫味剂、防腐剂、助悬剂、包衣材料等。药用辅料必须是生理惰性的，可保证药物疗效的充分发挥，减少毒副作用，便于生产、使用和保存。

（5）物料　指原料、辅料和包装材料等。

（6）返工　将某一生产工序生产的不符合质量标准的一批中间产品或待

包装产品、成品的一部分或全部返回到之前的工序，采用相同的生产工艺进行再加工，以符合预定的质量标准。

（7）洁净区　指需要对环境中尘粒及微生物数量进行控制的房间（区域）。其建筑结构、装备及其使用应当能够减少该区域内污染物的引入、产生和滞留。

（8）批　经一个或若干个加工过程生产的、具有预期均一质量和特性的一定数量的原辅料、包装材料或成品。为完成某些生产操作步骤，可能有必要将一批产品分成若干亚批，最终合并成为一个均一的批。在连续生产情况下，批必须与生产中具有预期均一特性的确定数量的产品相对应，批量可以是固定数量或固体时间段内生产的产品量。例如，口服或外用的固体、半固体制剂成型或分装前使用同一台混合设备一次混合所产生的均质产品为一批；口服或外用的液体制剂以灌装（封）前经最后混合的药液所生产的均质产品为一批。

（9）物料平衡　指产品或物料实际产量或实际用量及收集到的损耗之和与理论产量或理论用量之间的比较，并考虑可允许的偏差范围。

（10）污染　指在生产、取样、包装或重新包装、储存或运输等操作过程中，原辅料、中间产品、待包装产品、成品受到具体化学或微生物特性的杂质或异物的不利影响。

（11）中间产品　指完成部分加工步骤，尚需进一步加工方可成为待包装产品的产品。

（12）包装　指待包装产品变成成品所需的所有操作步骤，包括分装、贴签等。但无菌生产工艺中产品的无菌灌装，以及最终灭菌产品的灌装等不视为包装。

## 知识链接

处方：由执业医师或执业助理医师在诊疗活动中为患者开具的、由取得药学专业技术职务任职资格的药学专业技术人员（药师）审核、调配、核对，并作为患者用药凭证的医疗文书。处方是医生对患者用药的书面文件，包括医疗机构病区用药医嘱单，是药剂人员调配药品的依据，具有法律、技术和经济责任。

处方药：必须凭执业医师或执业助理医师处方才可调配、购买并在医生指导下使用的药品。

非处方药（over the counter，OTC）：由专家遴选的、不需执业医师或执业助理医师处方，患者可自行判断、购买，按照药品标签及使用说明就可自行使用并能保证安全的药品。按其安全性，非处方药分为甲类非处方药和乙类非处方药，乙类非处方药的安全性更高。

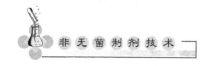

### （四）药品名称、批准文号与生产批号

1. 药品名称

每种药品都有其特定的名称，药品名称是区分药品的重要标识。药品名称的合理、规范和统一，体现了一个国家的医药科技发展和管理水平。目前，我国药品名称有三种表述，即通用名、化学名和商品名。

药品的通用名是同一种成分或相同配方组成的药品在中国境内的通用名称，具有强制性和约束性。通用名是药品的法定名称，它是新药开发者在新药申请时向政府主管部门提出的正式名称，不受专利和行政保护，也是药品标准、医药文献、教材及药品说明书中标明有效成分的名称。凡上市流通的药品必须标注其通用名。药品的通用名不得作为商标注册，通用名是药品广告中必须进行宣传的内容。药品的通用名包括中文名称、汉语拼音名称和英文名称。中文名称的命名按中药（中药材、中药饮片、中药提取物、中成药）、化学药（原料药、制剂）和生物药三大类进行。药品的英文名称应尽量采用世界卫生组织编订的国际非专利药名（简称 INN）。我国药典委员会制订并编写了《中国药品通用名称（CADN）》，基本是以 INN 为命名依据，INN 没有收录的则采用其他合适的英文名称，如普鲁卡因（Procaine）、可待因（Codeine）、醋酸氢化可的松（Hydrocortisone acetate）、阿米替林（Amitriptyline）。药物制剂的命名规则：原料药名称列前，剂型列后，如硫酸庆大霉素注射液（Gentamycin sulfate injection）、阿司匹林肠溶片（Aspirin enteric-coated tablets）、氯霉素滴眼液（Chloramphenicol eye drops）等。

药品的化学名是根据药物的化学成分确定的名称，表明了药物的结构。英文化学名是国际通用的名称，命名原则多以美国化学文摘（CA）为准，中文化学名根据中国化学会编纂的《有机化学命名原则》命名，如吲哚美辛的化学名为 2-甲基-1-(4-氯苯甲酰基)-5-甲氧基-1$H$-吲哚-3-乙酸，左旋多巴的英文化学名是 3-(3，4-dihydroxyphenyl)-L-alanine。

药品的商品名是制药企业为保护自己所开发产品的生产权和市场占有权而注册使用的商标名称，需经药品监督管理部门核准后方可使用。商品名是制药企业根据自己的经营理念创造企业的品牌而精心设计的，是为了使自己的产品区别于其他同类品种并占有更广阔的市场，从而获取更大的发展空间和利益。因商品名在设计、包装过程中，需投入大量的资金，故品牌药品的价格一般比同类没有进行品牌包装的药品要高。同一个通用名的药品，由不同企业生产时，可有多个商品名，但药物通用名不得用作商品名使用。例如，通用名为对乙酰氨基酚的商品名就有必理通、散列通、散利痛、泰诺林、百济宁、百服宁、倍乐信、勒通舒芬、斯耐普尔宁、芬拿痛、普乐尔等。

2. 批准文号

药品生产企业生产新药或者生产已有国家标准的药品时，须经国务院药品监督管理部门严格审核批准，并在批准文件上规定该药品的专有编号，此编号称为药品批准文号。药品生产企业必须在取得药品批准文号后，方可生产该药品。

药品批准文号的统一格式为国药准（试）字 + 1 位汉语拼音字母 + 8 位数字。其中"准"字代表国家批准正式生产的药品，"试"字代表国家批准试生产的药品。"1 位汉语拼音字母"中化学药品使用字母"H"，中药使用字母"Z"，经原国家药品监督管理总局整顿的保健药品使用字母"B"，生物制品使用字母"S"，体外化学诊断试剂使用字母"T"，药用辅料使用字母"F"，进口分包装药品使用字母"J"。

一药一号是药品生产合法性的标志，是药品身份的证明，是识别真假药的重要依据。因此，不同厂家生产的同种药品要有不同的批准文号，同一厂家生产的同一种药品的不同规格，批准文号也不相同。

3. 生产批号

药品生产批号是用于识别"批"的一组数字或字母加数字，可以用于追溯和审查该批药品的生产历史。在生产过程中，药品生产批号主要起标识作用。它在药品生产计划阶段产生，并可随着生产流程的推进而增加相应的内容，同时形成与之对应的生产记录。根据生产批号和相应的生产记录，可以追溯该批产品原料来源（如原料批号、生产者等）、药品形成过程的历史（如湿法制粒、胶囊的填充、注射剂的灌装）等；在药品形成成品后，根据销售记录，可以追溯药品的市场去向、药品进入市场后的质量状况；在药品的使用中出现质量问题时可以控制或回收该批药品。药品监督管理者还可以依据该批药品的抽检情况及使用中出现的情况进行药品质量监督和药品控制。因此，为了追踪某批产品的生产、使用历史，避免混杂不清，每一批产品都有相应的批号。

### （五）制剂包装

制剂的包装是指选用适宜的材料或容器，采用一定的技术手段，将制剂成品进行分（灌）装、封、贴标签等操作的总称。制剂的包装分为内包装和外包装。内包装主要是为了防止药物或辅料受到水分、空气、光、热等外界因素的影响，保证药品质量，便于使用。外包装是为进行药品运输而采取的一种措施，将已经内包装完毕的制剂成品装入盒、箱、袋、罐等容器中。《中华人民共和国药品管理法》第五十二条规定：直接接触药品的包装材料和容器，必须符合药用要求，符合保障人体健康、安全的标准，并由药品监督管理部门在审批药品时一并审批。药品生产企业不得使用未经批准的直接接触药品的包装材料和容器。药品质量的好坏是关系到患者健康的大问题，因此对包装材料特别是直接接触药品的包装材料和容器的选择至关重要。

包装材料是指药品包装所用的材料，包括与药品直接接触的包装材料和容器、印刷包装材料等满足药品包装要求所使用的材料。常用的制剂包装材料主要有纸、玻璃、塑料、橡胶、金属和复合材料等。

**1. 纸质类**

纸质类包装材料主要用于药品的外包装，如纸盒、纸袋、纸桶等。纸制品来源广泛、质轻、成本低，刷上防潮涂料后具有一定的防潮性能，包装体积可按需要选择，可回收使用；但纸制品强度低、易变形、耐水性差。目前，纸质材料越来越多地与塑料薄膜或铝箔等进行复合使用，用于药品内包装，性能也更加优良。

**2. 玻璃类**

玻璃优点多，如化学稳定性佳、阻隔性能优良、光洁透明、耐热性好、不透气、易成型、可回收利用等，常用于直接接触药品的包装材料。玻璃中还可加入有色金属盐改善其遮光性，用于对光敏感的药物。注射剂用的输液瓶、安瓿、西林瓶及口服溶液瓶等常用硬质中性玻璃制成。但玻璃质重、易破碎、不耐碱，且印刷性能差。

**3. 塑料类**

用于药品包装的塑料材料种类较多，包括聚氯乙烯（PVC）、聚乙烯（PE）、聚丙烯（PP）、苯乙烯（PS）、聚酯（PET）、尼龙等。其中 PE，PP 和 PET 所占比例最大，PVC 的用量在减少。塑料类包装材料的主要形式有塑料袋、塑料瓶、塑料输液容器、铝塑泡罩等，主要用于盛装各类口服固体、液体制剂等。其中，非 PVC 材料制成的输液软袋是输液包装材料未来发展的方向，它弥补了 PVC 软袋抗拉性低、透水量高、与药物相容性较差的缺点。

塑料包装材料力学性能好、质轻，方便储运携带，密封性好，透明度高，易加工，能够制造成各种规格大小的瓶、盖、薄膜、袋及复合包装材料，装饰性着色和印刷性能好；但易带静电，表面容易被污染，易造成环境污染，回收处理较困难。

**4. 橡胶类**

橡胶类药品包装材料具有很好的气密性，可耐高温，耐碱、酸性溶剂，且吸水性差，耐辐射性好。橡胶类主要用作橡胶塞（输液瓶和口服溶液瓶等）和密封圈，目前我国使用的橡胶塞是药用丁基胶塞。但此类包装材料在针头刺穿时易产生橡胶屑或异物，药液与胶塞存在相溶性问题，橡胶也易老化，可对丁基胶塞进行覆膜加以解决，避免药品与橡胶瓶塞直接接触，提高药液稳定性。

5. 金属类

金属类常用的是黑铁皮、镀锌铁皮、马口铁、铝箔等。该类包装机械性能强、耐压、密封性能好，适用于危险品的包装；但是不耐腐蚀，成本比较高。

6. 复合材料

复合材料是包装材料中的新秀，是用塑料、纸、铝箔等进行多层复合而制成的包装材料。常用的有纸-塑复合材料、铝箔-聚乙烯复合材料等。这些复合材料具有较好的机械强度、耐生物腐蚀性能、保持真空性能及抗压性能等。

## 任务实施

### （一）VR 沉浸式实训

进入 VR 实训室，体验进出药物制剂实训车间，完成任务。

### （二）药物制剂 GMP 实训车间实训

进入药物制剂 GMP 实训车间，参观各个车间，完成任务。

### （三）多媒体展示

分组上台用 PPT 展示"药物制剂的发展历史"。

## 任务强化

1. 药品名称包括几种？分别举例说明。

2. 制剂的包装材料包括哪几种？简述各自的优缺点。

3. 非无菌制剂主要研究什么内容？

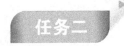

# 任务二　区分药物剂型与制剂

## 任务目标

1. 能识记剂型、制剂的概念。

2. 能描述剂型的分类。

3. 能理解剂型的重要性。

4. 能按剂型进行制剂分类。

## 任务卡

| 任务名称 | 区分药物剂型与制剂 | 学号 | | 姓名 | |
|---|---|---|---|---|---|
| 关键点 | 一、剂型与制剂<br>二、剂型的分类<br>三、剂型的重要性 | | | | |
| 开始时间 | | 完成时间 | | | |
| 执行人 | | 审核人 | | | |

## 任务场景

1. 场地：多媒体教室、VR 实训室。

2. 材料：任务书、不同剂型药品、各类参考资料。

3. 设备：VR 设备。

## 任务准备

### （一）认识剂型和制剂

1. 剂型

任何药物在临床给药前，都必须制成适合临床应用的不同给药形式，这种形式称为药物剂型（dosage form），简称剂型，如散剂、颗粒剂、胶囊剂、片剂、注射剂、溶液剂、乳剂、混悬剂、软膏剂、栓剂、气雾剂、滴丸剂、膜剂等（图 1-1）。

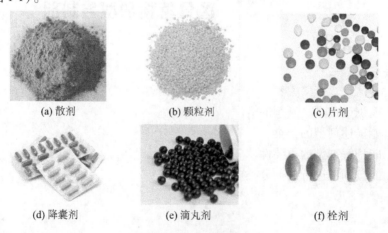

(a) 散剂　　　　　　(b) 颗粒剂　　　　　　(c) 片剂

(d) 降囊剂　　　　　(e) 滴丸剂　　　　　　(f) 栓剂

**图 1-1　常见剂型示例**

　　为了达到最佳的治疗效果，根据不同药物的使用目的和药物性质，同一种药物可以加工制成不同的剂型供临床使用，如阿司匹林有阿司匹林片、阿司匹林肠溶片、阿司匹林肠溶胶囊、阿司匹林泡腾片等多种剂型，供口服给药；阿司匹林栓可供腔道给药。同一剂型也可以有多种药物，如阿奇霉素片、西咪替丁片、甲硝唑片、头孢拉定片、硝苯地平片的剂型均为片剂。不同剂型的给药途径和给药方式不尽相同，药物在体内的代谢也各异。药物制成不同的剂型后，患者使用方便，易于接受，效果显著，不仅药物用量准确，同时增加了药物的稳定性，还可减少毒副作用，也便于药物的储存、运输和携带。

　　2. 制剂

　　将原料药按某种剂型、一定的规格和质量要求制成药物制品，即各种剂型中的具体品种称为药物制剂（pharmaceutical preparations），简称制剂，如碳酸钙咀嚼片、胰岛素注射液、红霉素眼膏、酮康唑洗剂、磷酸可待因糖浆等。通常制剂的研制过程也称为制剂（pharmaceutical manufacturing）。研究制剂生产工艺技术及相关理论的科学称为制剂学。

### （二）剂型的重要性

　　药物剂型是患者临床应用的最终形式。在设计剂型时除了要满足医疗需要外，还必须从药物特点出发，综合药物的理化性质，给药途径，制剂的稳定性、安全性、有效性，患者的顺从性，以及生产、质量控制、运输、储存等各方面进行全面考虑，保证药物最大限度地发挥药效的同时，最低限度地降低毒副作用。药物剂型能调节药物作用强度，延长药物持续时间，控制药物起效快慢，甚至改变药物的治疗作用。药物与剂型之间有着相辅相成的关系，药物起治疗作用，而剂型对药物发挥作用起保障作用，剂型是药物必需的应用形式。

　　1. 剂型可改变药物的作用性质

　　剂型不同，药物的作用性质也不同。例如，硫酸镁口服剂型有泻下作用，而5%硫酸镁注射液静脉滴注，能抑制大脑中枢神经，有镇静、镇痉作用，用于产前子痫降压；50%硫酸镁溶液热敷患处又可以消炎消肿，用于治疗外科扭伤。又如，1%依沙吖啶注射液用于中期引产，而0.1%～0.2%该溶液局部涂敷有杀菌作用，用于皮肤创面消毒。

　　2. 剂型能改变药物的作用速度

　　药物的作用速度可因剂型的不同而改变。病有标本，治分缓急，所以临床治疗对药物的剂型要求也各有不同。例如，需要急救时，宜选用注射剂、吸入气雾剂、舌下片等速效剂型，药物起效很快；而丸剂、缓释制剂、植入剂等属长效剂型，作用缓慢持久，可治疗慢性或持久给药的疾病。医生可按需要选用不同作用速度的剂型。

**3. 改变剂型可降低或消除药物毒副作用**

氨茶碱治疗哮喘病的效果很好，但有引起心跳加快的不良反应，若改成栓剂或缓释片则可降低这种毒副作用；红霉素在胃酸中分解且刺激性较大，因此制成红霉素肠溶片、红霉素肠溶胶囊可以克服上述问题，提高患者的耐受性；普通制剂由于每日多次给药的给药方式，容易出现较大的血药浓度的峰谷波动现象，若制成缓释或控释制剂可控制药物释放速率，能保持血药浓度平稳，从而在一定程度上降低药物的不良反应。

**4. 剂型可产生靶向作用**

近年来，脂质体、靶向乳剂、微囊和微球、纳米囊和纳米球等新剂型是具有微粒结构的制剂，在体内能被网状内皮系统的巨噬细胞所吞噬，使药物在肝、脾、骨髓等单核-巨噬细胞较丰富的器官浓集分布，即发挥出药物剂型的器官靶向作用。靶向制剂可以提高药效、降低毒性，可以提高药品的安全性、有效性及患者用药的顺应性。

**5. 剂型可影响疗效**

固体剂型如片剂、颗粒剂、丸剂的制备工艺不同，会对药效产生显著的影响，药物晶型、药物粒子的大小，也可直接影响药物的释放和溶解，从而影响药物的治疗效果。

**（三）剂型的分类**

药物剂型种类繁多，各剂型的制法、用法等各不相同，为了便于学习和应用，常对剂型进行如下归纳分类：

**1. 按形态分类**

形态相同的剂型，制备工艺也比较相近，如制备固体剂型，多有粉碎、过筛、混合、干燥等工艺；制备液体剂型，多有溶解、过滤等工艺。

（1）固体剂型　如散剂、颗粒剂、片剂、胶囊剂、丸剂、滴丸剂、膜剂等。

（2）液体剂型　如溶液剂、注射剂、滴眼剂、乳剂、混悬剂、洗剂等。

（3）半固体剂型　如软膏剂、乳膏剂、眼膏剂等。

（4）气体剂型　如气雾剂、吸入剂、喷雾剂等。

**2. 按给药途径分类**

纵观人体可以找到20余种给药途径，包括口腔、舌下、颊部、胃肠道、直肠、子宫、阴道、尿道、耳道、鼻腔、咽喉、支气管、肺部、皮内、皮下、肌肉、静脉、动脉、脊椎腔、穴位、皮肤、眼部等，其中胃肠道给药、注射给药等是临床常用的给药方式。

（1）经胃肠道给药剂型　药物制剂经口服后进入胃肠道，药物从中释放后被吸收发挥局部或全身治疗作用，如口服液、颗粒剂、片剂、胶囊剂、丸剂等。容易受胃肠道中的酸或酶破坏的药物如青霉素、生物药物等一般不能制成该类剂型。口腔贴片、口含片等口腔黏膜吸收的剂型不属于这一类。

（2）注射给药剂型  主要是注射剂和输液剂，包括静脉注射、肌内注射、皮下注射、皮内注射、腔内注射等多种注射途径。

（3）呼吸道给药剂型  如气雾剂、吸入剂、粉雾剂等。

（4）皮肤给药剂型  如外用溶液、洗剂、搽剂、软膏剂、糊剂、贴剂等。

（5）黏膜给药剂型  如滴眼剂、滴鼻剂、眼膏剂、含漱剂、舌下片、口含片等。

（6）腔道给药剂型  于直肠、阴道、尿道、鼻腔、耳道等部位的给药，腔道给药可起局部作用或经吸收发挥全身作用，如栓剂、气雾剂、阴道泡腾片、滴剂及滴丸剂等。

### 3. 按分散系统分类

按分散系统分类便于应用物理化学的原理来阐明各类制剂特征，但不能反映用药部位与用药方法对剂型的要求，甚至一种剂型由于分散介质和制法不同，可以分到几个分散体系中，如注射剂就可分为溶液型、混悬型、乳剂型等。

（1）溶液型  药物以分子或离子（直径小于1 nm）状态分散在分散介质中所构成的均匀分散体系，也称为低分子溶液剂，如芳香水剂、溶液剂、糖浆剂、甘油剂、醋剂等。

（2）胶体溶液型  药物以高分子（直径在1～100 nm）形式分散在分散介质中所形成的分散体系，包括高分子溶液剂和溶胶剂，如胶浆剂、火棉胶剂、涂膜剂等。

（3）乳剂型  油类药物或药物油溶液以液滴（乳滴粒径为0.1～100 μm）状态分散在分散介质中所形成的非均匀分散体系，如口服乳剂、静脉注射乳剂等。

（4）混悬型  固体药物以微粒（微粒粒径一般为0.5～10 μm）状态分散在分散介质中所形成的非均匀分散体系，如合剂、洗剂、混悬剂等。

（5）气体分散型  液体或固体药物以微粒状态分散在气体分散介质中所形成的非均匀分散体系，如气雾剂、吸入粉雾剂。

（6）微粒分散型  药物以不同大小的微粒呈液体或固体状态分散，如微球、微囊、纳米囊等。

（7）固体分散型  固体药物以聚集体状态存在的分散体系，如片剂、散剂、颗粒剂、丸剂等。

另外，剂型还可以按制法进行分类，但此分类方法不能覆盖所有剂型，故不常用。

上述分类方法各有优点与不足，实际工作中常采用综合分类法。

## ⊃ 任务实施

### （一）VR 沉浸式实训
进入 VR 实训室，鉴别剂型种类，完成任务。

### （二）多媒体展示
分组上台用 PPT 展示"区分药物制剂与剂型"。

## ⊃ 任务强化

1. 简述剂型与制剂的区别。
2. 剂型研究的重要性是什么？
3. 简述剂型的分类方式和具体分类。

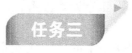

# 任务三　认知药典与药品标准

## ⊃ 任务目标

1. 能描述《中国药典》的基本知识。
2. 能描述我国药品标准。
3. 能正确区分国外药典。
4. 能正确查阅《中国药典》。
5. 能熟练查找药品标准。

## ⊃ 任务卡

| 任务名称 | 认知药典与药品标准 | 学号 | | 姓名 | |
|---|---|---|---|---|---|
| 关键点 | 一、《中国药典》的基本知识<br>二、药品标准<br>三、国外药典 | | | | |
| 开始时间 | | | 完成时间 | | |
| 执行人 | | | 审核人 | | |

## 任务场景

1. 场地：多媒体教室、VR 实训室。
2. 材料：任务书、《中国药典》（2015 年版）、各类参考资料。
3. 设备：VR 设备及计算机。

## 任务准备

### （一）药典

药典是一个国家收载药品规格、标准的法典。由国家药典委员会组织编纂，政府颁布实施，具有法律约束力。药典收载的是疗效确切、毒副作用小、质量稳定的常用药物及其制剂，规定其质量标准、制备要求、检验方法等，作为药物生产、检验、供应与使用的依据。药典对保证药品质量，促进药品的研究与生产、人民用药安全有效起重要作用，也体现出医药卫生工作的特点和服务方向，在一定程度上也反映了该国国家药品生产、医疗和科学技术的水平。

随着科学技术的发展，新的药物和制剂不断被开发应用，同时药品的质量要求更加严格，检测药品质量的方法和手段不断更新，因此，药典还需要定期修订，颁布发行新一版药典。

#### 1. 中国的药典

《中华人民共和国药典》简称《中国药典》（Chinese pharmacopoeia），英文缩写 Ch. P，是由国家药典委员会负责组织编纂及制定的，是法定的国家药品标准，由原国家食品药品监督管理总局批准颁布实施。《中国药典》是药品研制、生产、检验、经营、使用和监督管理等均应遵循的法定依据。所有国家药品标准应当符合《中国药典》凡例及附录的相关要求。

中华人民共和国成立后，包括 2015 年版在内，共有 10 版药典相继面世，分别是 1953 年版、1963 年版、1977 年版、1985 年版、1990 年版、1995 年版、2000 年版、2005 年版、2010 年版、2015 年版及多本药典增补本。从 1985 年起，国家药典每 5 年修订再版一次。通常在新一版药典发行前，为适应药品研发、生产、检验、应用及监督管理等方面的需要，国家药典委员会及时对国家药品标准进行增修订和订正，还会出版《中国药典》增补本，增补本与《中国药典》具有同等的法定地位（图 1-2）。

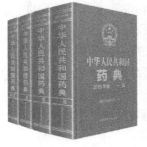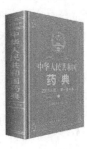

**图 1-2　2015 年版《中国药典》及增补本**

其中，从 1963 年版开始，《中国药典》分为一、二两部，一部收载常用中药材和中药成方制剂，二部收载化学药品等。从 2005 年版开始，《中国药典》增设第三部，由一部、二部、三部及其增补本组成，内容分别包括凡例、正文和附录。其中一部收载中药材及饮片、中成药、植物油脂、动物油脂、单味制剂及成方制剂等；二部主要收载化学药品、抗生素、生化药品、放射性药品及药用辅料等；三部收载生物制品。与以往药典相比较，2015 年版《中国药典》最大的一个变化是由三部变四部，即上一版中药、化学药、生物制品三部中分别收载的附录（凡例、制剂通则、分析方法指导原则、药用辅料等）三合一，独立成卷作为第四部的主要内容，制定了统一的技术要求。从总体情况看，2015 年版《中国药典》收载品种的安全性、有效性及质量控制水平又有了新的提高，基本实现了"化学药、生物药达到或接近国际标准，中药主导国际标准"的总目标。2015 年版《中国药典》收载品种增幅达到 27.4%，拟收载 5 800 个品种，比 2010 年版《中国药典》增加 1 200 多个，修订品种 751 个，药用辅料品种增加至 260 个。通过药典凡例、通则、总论的全面增修订，从整体上进一步提升了对药品质量控制的要求，完善了药典标准的技术规定，使药典标准更加系统化、规范化。

2. 其他国家的药典

全世界有近 40 个国家编制了本国药典，另外还有《国际药典》《欧洲药典》等国际性或区域性药典。这些药典对各国医药科学技术的发展和交流，对医药国际贸易都有很大的促进作用。其中，在国际上具有影响力的药典有《美国药典》（USP）、《英国药典》（BP）、《日本药局方》（JP）、《国际药典》（Ph. lnt）、《欧洲药典》（Ph. Eur）。

**（二）药品标准**

药品标准是指国家对药品的质量规格及检验方法所作的技术规定，是药品的生产、流通使用及检验、监督管理部门共同遵循的法定依据。

国家药品标准：指国家为保证药品质量所制定的质量指标、检验方法及生产工艺等的技术要求，包括原国家食品药品监督管理总局颁布的《中国药典》、药品注册标准和其他药品标准，其内容包括质量指标、检验方法及生产工艺等技术要求。

国家注册标准：指原国家食品药品监督管理总局批准给申请人特定药品的标准，生产该药品的药品生产企业必须执行该注册标准，但也属于国家药品标准范畴。

目前药品所有执行标准均为国家注册标准，主要包括：

① 药典标准。

② 原卫生部中药成方制剂一至二十一册。

③ 原卫生部化学、生化、抗生素药品第一分册。

④ 原卫生部药品标准（二部）一至六册。

⑤ 原卫生部药品标准藏药第一册、蒙药分册、维吾尔药分册。

⑥ 新药转正标准一至八十八册（正不断更新）。

⑦ 国家药品标准化学药品地标升国标一至十六册。

⑧ 国家中成药标准汇编内科心系分册、内科肝胆分册、内科脾胃分册、内科气血津液分册、内科肺系（一）（二）分册、内科肾系分册、外科妇科分册、骨伤科分册、口腔肿瘤儿科分册、眼科耳鼻喉皮肤科分册、经络肢体脑系分册。

⑨ 国家注册标准（针对某一企业的标准，但同样是国家药品标准）。

⑩ 进口药品标准。

## ▷ 任务实施

### （一）VR 沉浸式实训

进入 VR 实训室，进行《中国药典》的查询，完成任务。

如"阿司匹林片的质量检查"的查询步骤如下：

打开《中国药典》（2015 年版）第二部，按照要求，查找"阿司匹林片"。

方法一：利用软件查询功能，直接搜索关键词"阿司匹林片"。

方法二：在书签栏，单击"正文品种 第一部分"中，按照首字"阿"的笔画数"七画"中找到"阿司匹林片"，点击进入"阿司匹林片"，分别查看其对应的质量检查方法。

### （二）多媒体展示

分组上台用 PPT 展示"我国药典与国外药典"。

## ▷ 任务强化

1.《中国药典》共出版过几版，分别是哪些版本？谈谈你对于《中国药典》内容和作用的理解。

2. 列举出主要的国外药典。

# 项目二　非无菌制剂生产管理知识

## 任务一　认知《药品生产质量管理规范》

### 任务目标

1. 能描述 GMP 及认证知识。
2. 能描述 GMP 的发展。
3. 能将 GMP 知识应用到药品生产中。

### 任务卡

| 任务名称 | 认知药品生产质量管理规范 | 学号 | | 姓名 | |
|---|---|---|---|---|---|
| 关键点 | 一、认知 GMP<br>二、GMP 发展<br>三、GMP 认证 | | | | |
| 开始时间 | | | 完成时间 | | |
| 执行人 | | | 审核人 | | |

### 任务场景

1. 场地：多媒体教室、VR 实训室、药物制剂 GMP 实训中心。
2. 材料：任务书、GMP（2010 年版）、各类参考资料。
3. 设备：VR 设备及部分药物制剂 GMP 实训中心仪器。

### 任务准备

#### （一）GMP 概述

《药品生产质量管理规范》（good manufacturing practice，GMP），是在药品生产全过程中实施质量管理，保证生产出优质药品的一整套系统、科学的管理规范，是药品生产和质量管理的基本准则，已成为制药企业管理的规范性法规，是评价一个制药企业产品质量和质量管理水平最重要的标准之一。GMP是国际通用的药品生产质量管理形式，是药品生产和质量管理的基本准则，也是药品生产企业新建（改、扩建）车间的依据，适用于药品制剂生产的全过程和原料药生产中影响成品质量的关键工序。大力推行 GMP，是提高药品质量的重要措施，目的在于最大限度地避免药品生产过程中的污染和交叉污染，降低混淆率和差错率，确保制药企业持续稳定地生产出质量合格的药品，保障人们用药的安全性和有效性。

药品是特殊商品，药品质量的好坏是关系到患者用药安全和身体健康的大事。药品生产是一个十分复杂的过程，从原料进厂到生产出合格产品并出厂，要涉及多个生产环节和管理部门，任何一个环节的疏忽都有可能导致假药、劣药的产生。例如，2006 年发生的"齐二药假药案"中，采购员采购"二甘醇"来假冒辅料"丙二醇"，而检验部门却出具了合格的检验单；同年的"欣弗"事件中因注射液灭菌温度和时间不足，无菌检查和热原检查不符合规定，导致人体产生热原反应，这两起事件均有致人死亡病例发生。这些无疑暴露了我国制药产业 GMP 执行和监督中存在的问题。我们不禁要问，还有多少药企的检验设备、产品标准、管理制度只是摆设，通过了 GMP 认证的药企的每个生产环节真的监管到位、管理规范了吗？

药品的质量不是检验出来的，而是在生产的全过程中实施全面科学的管理和监控才能实现的。实践证明，唯有通过实施 GMP，才能生产出优质的药品。GMP 确实是一套行之有效的先进的科学管理制度，特别是对避免药品生产过程中的污染、交叉污染、混淆和差错等隐患发生，保证药品质量起到重要的作用。

### （二）GMP 的发展

20 世纪 60 年代，震惊世界的"反应停事件"导致欧洲 1 000 例以上的婴儿严重畸形（婴儿四肢短小，形如海豹），促使美国政府不断加强对药品安全性的控制力度，1963 年美国 FDA 颁布了世界上第一部《药品生产质量管理规范》。GMP 产生后显示出了强大的生命力，在世界范围内迅速推广。随后的 20 年中，澳大利亚、英国、欧共体、日本等也相继制定了自己的 GMP。《药品生产质量管理规范》现在已被许多国家的政府制药企业和专家一致认为是制药企业进行药品生产管理行之有效的制度，并在世界各国制药企业中得到广泛的推广，为保证患者用药安全和有效发挥着越来越大的作用。

我国 GMP 体系的建立和 GMP 制度的完善，受到国内行业发展水平、政策环境及国际 GMP 发展水平等诸多因素的影响。1988 年 3 月，原卫生部颁布了我国第一部法定的《药品生产质量管理规范》，这是我国药品生产监管进程中的里程碑；随后又分别修订并颁布了 1992 年版和 1998 年版 GMP。随着 GMP

实施过程中逐渐暴露出来的不足，原国家食品药品监督管理总局于 2006 年 9 月正式启动了 GMP 的修订工作，历经 5 年修订、两次公开征求意见的《药品生产质量管理规范（2010 年修订）》于 2011 年 3 月 1 日开始实施，为我国现行的 GMP 版本。2010 年版 GMP 基本要求共有 14 章 313 条，GMP 基本内容包括质量管理、机构与人员、厂房与设施、设备、物料与产品、确认与验证、文件管理、质量控制与质量保证、委托生产与委托检验、产品发运与召回、自检等，详细描述了药品生产质量管理的基本要求，条款内容更加具体，指导性和可操作性更强；在生产条件和管理制度方面的规定更加全面、具体，进一步从生产环节确保了药品质量的安全性、稳定性和均一性，涵盖了欧盟 GMP 基本要求和 WHO 的 GMP 主要原则中的内容，适用于所有药品的生产。

**（三）GMP 认证**

GMP 是一套适用于制药、食品等行业的强制性标准，要求企业从原料、人员、设施设备、生产文件、生产过程、包装运输、质量控制等方面按国家有关法规达到卫生质量要求，形成一套可操作的作业规范，帮助企业改善卫生环境，及时发现生产过程中存在的问题并加以改善。GMP 提供了药品生产和质量管理的基本准则，药品生产必须符合 GMP 的要求，药品质量必须符合法定标准。

随着 GMP 的发展，国际实施了药品 GMP 认证。我国从 1995 年开展药品 GMP 的认证工作。药品 GMP 认证是国家依法对药品生产企业（车间）和药品品种实施 GMP 监督检查并取得认可的一种制度。2010 年版 GMP 包含多方面的要求，包括机构与人员、厂房与设施、设备、产品发运与召回、物料与产品、文件管理、生产管理等，不仅强化了软件方面的要求，加强了药品生产质量管理体系建设和强化了从业人员的素质要求，在硬件要求方面还提高了部分生产条件的标准，调整了无菌制剂的洁净度要求，在无菌药品附录中采用了 WHO 和欧盟最新的 A，B，C，D 分级标准，增加了对悬浮粒子的在线监测的要求，同时增加了对设备设施的要求。

药品 GMP 认证分国家和省两级进行，原国家食品药品监督管理总局负责全国药品 GMP 认证工作。根据《中华人民共和国药品管理法实施条例》的规定，省级以上药品监督管理部门应当按照《药品生产质量管理规范》和国务院药品监督管理部门规定的实施办法和实施步骤，组织对药品生产企业的认证工作，对审批结果为"合格"的药品生产企业（车间），颁发"药品 GMP 证书"，并予以公告。其中，生产注射剂、放射性药品和国务院药品监督管理部门规定的生物制品的药品生产企业的认证工作，由国务院药品监督管理部门负责。

为有效确保 2010 年版 GMP 的实施，国家药品监督管理部门根据药品剂型的特点并结合我国医药行业的整体情况，制定了严格的实施日期，按照此要求规定，从 2011 年 3 月 1 日起，凡新建药品生产企业、药品生产企业新建（改、扩建）车间均应符合新版药品 GMP 的要求；现有药品生产企业血液制品、疫苗、注射剂等无菌药品的生产，应在 2013 年 12 月 31 日前达到新版药品 GMP 的要求。其他如片剂、软膏剂等药品的生产均应在 2015 年 12 月 31 日前达到新版药品 GMP 要求。未达到 2010 年版 GMP 要求的企业（车间），在上述规定期限后不得继续生产药品。

> **知识链接**
>
> GSP：《药品经营质量管理规范》（good supply practice）是在药品流通过程中，针对计划采购、购进验收、储存、销售及售后服务等环节而制定的保证药品符合质量标准的一项管理制度。
>
> GLP：《药物非临床研究质量管理规范》（good laboratory practice），是对从事实验研究的规划设计、执行实施、管理监督和记录报告的实验室的组织管理、工作方法和有关条件提出的法规性文件。
>
> GCP：《药物临床试验质量管理规范》（good clinical practice），是规范药品临床试验全过程的标准规定，其目的在于保证临床试验过程的规范，结果科学可靠，保护受试者的权益并保障其安全。
>
> GAP：《中药材生产质量管理规范》（good agricultural practice）。其内容涵盖了中药材生产的全过程，是中药材生产和质量管理的基本准则，适用于中药材生产企业生产中药材（含植物药及动物药）的全过程。

## 任务实施

**（一）VR 沉浸式实训**

进入 VR 实训室，体验 GMP 生产环境，完成任务。

**（二）药物制剂 GMP 实训车间实训**

进入药物制剂 GMP 实训车间，更衣、洗手，完成任务。

**（三）多媒体展示**

分组上台用 PPT 展示 "GMP 的诞生及发展"。

## 任务强化

1. 什么是 GMP？实施 GMP 的目的是什么？
2. 请查阅相关资料，试述药品生产企业进行 GMP 认证的流程。
3. 2010 年版 GMP 对于药品生产企业的实施日期是如何规定的？
4. 请查阅文献资料，调研今后 GMP 认证的方式。

# 任务二　认知药品生产管理文件

## 任务目标

1. 能描述药品生产管理文件的种类和管理要求。
2. 能按药品生产管理文件的要求进行操作。

## 任务卡

| 任务名称 | 认知药品生产管理文件 | 学号 | | 姓名 | |
|---|---|---|---|---|---|
| 关键点 | 一、药品生产管理文件的定义<br>二、药品生产管理文件的种类<br>三、药品生产管理文件的管理要求 | | | | |
| 开始时间 | | | 完成时间 | | |
| 执行人 | | | 审核人 | | |

## 任务场景

1. 场地：多媒体教室、VR实训室、药物制剂GMP实训中心。
2. 材料：任务书、各类生产管理文件。
3. 设备：VR设备及部分药物制剂GMP实训设备。

## 任务准备

### （一）药品生产管理文件概述

优质的药品除需要一套符合GMP要求的硬件系统作为支撑外，同时必须有科学、完整的文件系统给予保证。药品生产管理文件是GMP的重要组成部分，是药品质量保证系统的基本要素，用以规范生产过程的各个环节。企业必须有内容正确的书面质量标准、生产处方、工艺规程、操作规程及记录等文件，并应建立文件管理的操作规程，系统地设计、制定、审核、批准和发放文件，做到一切工作有标准、一切用数据说话，用生产管理文件控制生产的全过程。

生产管理文件在编制使用过程中（如工艺流程、标准操作规程等）不得随意更改，如需更改，应按制定的程序办理修订、审批手续；批生产（包装、检验）记录等应字迹清晰、内容真实、数据完整，并由操作人及复核人签名；所有记录应保持清洁，不得撕毁和任意涂改，涂改时，应保持原数据清晰可辨；各种文件应分类存放，便于查阅。药品GMP要求药品生产企业应有生产管理的各项制度和记录，以保证产品生产质量控制和质量保证等活动可以追溯。

**（二）药品生产管理文件的种类**

生产管理文件主要有工艺规程、标准操作规程、岗位操作法、批生产（包装）记录等。

1. 工艺规程

工艺规程是规定为生产一定数量成品所需起始原料和包装材料的数量，以及工艺、加工说明、注意事项，包括生产过程中控制的一个或一套文件。工艺规程是技术标准，是每个产品生产的蓝图，是制定其他生产文件（如标准操作规程）的重要依据。

《药品生产质量管理规范》（2010年修订）第一百六十八条规定：每种药品的每个生产批量均应当有经企业批准的工艺规程，不同药品规格的每种包装形式均应当有各自的包装操作要求。工艺规程的制定应当以注册批准的工艺为依据。第一百六十九条规定：工艺规程不得任意更改。如需更改，应当按照相关的操作规程修订、审核、批准。

制剂工艺规程的内容一般包括品名、剂型、规格、批量、原辅料、处方、生产场所和所用设备、生产步骤和工艺参数说明、中间控制方法及标准、预期的最终产量限度、待包装产品的储存要求、生产操作要求、包装材料的要求、包装操作步骤的说明、物料平衡计算方法和限度、包装操作要求等。

2. 标准操作规程

标准操作规程（standard operation procedure，SOP）即经批准用以指示操作的通用性文件或管理办法。标准操作规程不一定适用于某一给定的产品或物料，而是通用性的指示，如生产操作SOP、设备操作SOP、设备维护保养SOP、清洁SOP等。既为标准，则体现出最优化的概念，一定是经过不断实践总结出来的在当前条件下可以实现的最优化的操作程序设计，并将关键控制点进行细化、量化和优化。SOP是药品生产企业员工的操作指南，生产操作必须严格按照SOP进行。

标准操作规程的内容包括题目、编号、版本号、颁发部门、生效日期、分发部门，以及制定人、审核人、批准人的签名并注明日期标题、正文及变更历史。

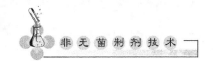

3. 岗位操作法

岗位操作法是经批准用以指示生产岗位的具体操作的书面规定。工艺流程和岗位操作法之间有着广度和深度的关系，前者体现了标准化，后者反映的则是具体化。

岗位操作法的内容包括生产操作方法和要点，重点操作的复核、复查，中间产品质量标准及控制，安全和劳动保护，设备维修、清洗，异常情况处理和报告，以及工艺卫生和环境卫生等。

4. 批生产（包装）记录

批生产记录是记录一个批号的产品制造过程中使用原辅料与所进行操作的文件，包括制造过程中的细节。批包装记录是每批产品的包装工序的操作内容的记录，可记录每批产品包装的数据和过程。每批产品均应当有相应的批生产（包装）记录，用以追溯该批产品的生产历史及与质量有关的情况。批生产（包装）记录应当依据现行批准的工艺规程的相关内容制定。在生产过程中，进行每项操作时应当及时记录，操作结束后，应当由生产操作人员确认并签注姓名和日期。

批生产记录的内容包括产品名称、规格、批号、操作日期和时间、操作人员签名、复核人员签注姓名和日期。签名、负责人签名、每一原辅料的批号及数量、相关生产操作或活动、工艺参数及控制范围，以及所用主要生产设备的编号、中间控制结果的记录、操作人员的签名、物料平衡计算、对特殊问题或异常事件的记录等。

批包装记录的内容包括产品名称、规格、包装形式、批号、生产日期和有效期、包装操作日期和时间、包装操作负责人签名、操作人员签名、每一包装材料的名称、批号和实际使用的数量，检查记录、包装操作的详细情况、包装材料的实样、对特殊问题或异常事件的记录、所有印刷包装材料和待包装产品的名称、代码，以及发放、使用、销毁或退库的数量、实际产量及物料平衡检查等。

## ▶ 任务实施

### （一）VR 沉浸式实训

进入 VR 实训室，检查和区分药物制剂实训车间的生产管理文件，完成任务。

### （二）药物制剂 GMP 实训车间实训

进入药物制剂 GMP 实训车间，检查和区分各个实训车间的生产管理文件，完成任务。

**（三）多媒体展示**

分组上台用PPT展示"药品生产管理文件的分类及要求"。

## ⊙ 任务强化

1. 药品生产管理文件的种类包括哪些？
2. 什么是标准操作规程？简称是什么？有何作用？

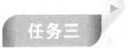

# 任务三　认知药物制剂的处方

## ⊙ 任务目标

1. 能描述制剂处方的含义。
2. 能理解溶解性、粉体性质、引湿性、流变性和黏性、配伍变化在制剂中的意义。
3. 能识记药用辅料的分类和要求、影响药物溶解的因素、影响药物制剂降解的因素。
4. 能描述增加药物溶解度的方法。
5. 学会制剂配伍变化的试验方法、制剂稳定性试验及稳定化的方法。

## ⊙ 任务卡

| 任务名称 | 认知药物制剂的处方 | 学号 | | 姓名 | |
|---|---|---|---|---|---|
| 关键点 | 一、制剂处方的定义<br>二、药用辅料的分类和要求<br>三、增加溶解度的方法 | | | | |
| 开始时间 | | | 完成时间 | | |
| 执行人 | | | 审核人 | | |

## ⊙ 任务场景

1. 场地：多媒体教室、VR实训室、药物制剂GMP实训中心。
2. 材料：任务书、各类药品处方、《中国药典》（2015年版）等资料。

3. 设备：VR设备及部分药物制剂GMP实训设备。

## 任务准备

### （一）药物制剂的处方

【案例】 磺胺酏剂事件

1937年，美国田纳西州的S.E.麦森吉尔公司使用二甘醇作溶剂配制了一种磺胺酏剂，没有进行任何试验就投入市场，结果导致108人死亡，其中大多数是儿童。由于没有相应的法律，美国FDA只能以滥用标签为由查处，即"酏剂"（elixir）应定义为可溶于乙醇的药物，麦森吉尔公司只支付了一万六千美元的罚款。这次事故之后，美国对药品和食品安全立法。1938年6月25日，罗斯福总统签署通过《联邦食品、药品和化妆品法案》，要求所有新药上市前必须通过安全性审查。

【问题】 药物制剂的处方应由哪些部分组成？如何制定制剂的处方？

药物制剂的处方（prescription）需根据药物的临床用途、给药途径确定适宜的剂型而制定。同一药物制剂因处方不同、生产工艺不同，其产品质量和疗效会有显著差异，所以合理的处方设计是非常重要的。制剂处方系指药典、国家药品标准及各种制剂规范（或手册）中所收载的处方，主要供药品生产企业和医院制剂室生产药物制剂时使用。国家药品标准收载的处方为法定处方，它具有法律的约束力。

知识链接

**医师处方、协定处方等其他种类的处方**

处方系指医疗和生产部门调制药物制剂的一项重要书面文件，按其性质、用途，处方的种类还有医师处方（系医师针对个别患者制定的用药书面文件，具有法律、技术和经济意义）、协定处方（系某地区或医院根据日常医疗用药的需求，与医师共同协商制定的处方，主要针对地方性疾病的预防和治疗）、验方（系民间流传的经验方）、单方（系民间流传的简单验方，具有挖掘价值）、秘方（系指秘而不宣的处方，具有较大的用药风险）。

同一处方中，各种组分在构成剂型和治疗中所起的作用是不同的，由活性成分的原料（主药、佐药）和辅料所组成，主药系起主要的作用，佐药起辅助或加强主药药剂的作用。例如，复方异烟肼盐酸氯丙嗪控释片的处方如下：

片芯处方：异烟肼　　　　　　60 g

　　　　　　盐酸氯丙嗪　　　　20 g

　　　　　　聚乙烯醇　　　　　25 g

　　　　　　淀粉　　　　　　　4.8 g

　　　　　　10%淀粉浆　　　　 q. s.

　　　　　　十二烷基硫酸钠　　0.4 g

　　　　　　滑石粉　　　　　　5.6 g

包衣处方：醋酸纤维素　　　　17.0 g

　　　　　PEG1500　　　　　　3.0 g

　　　　　聚山梨酯-80　　　　 0.2 g

　　　　　丙酮　　　　　　　400 mL

### 1. 药用辅料

辅料有天然的、合成的和半合成的，无论来源如何，必须是药用辅料。辅料是可能会影响药品的质量、安全性和有效性的重要成分，除了赋形、充当载体、提高稳定性外，还具有增溶、助溶、缓控释等重要功能。

除包装材料之外，药品生产中使用的任何物料称为原辅料，药品制剂的原辅料包括原料药和辅料，外购的中间产品和待包装产品同视为原辅料。原料是指药品生产过程中除辅料外所使用的所有投入物，但不包括包装材料。药品制剂的原料是指原料药；生物制品的原料是指原材料；中药制剂的原料是指中药材、中药饮片和外购中药提取物。辅料指生产药品和调配处方时所用的赋形剂和附加剂，是除活性成分以外，在安全性方面已进行了合理的评估，并且包含在药物制剂中的物质。附加剂系指为提高制剂的有效性、安全性、稳定性而添加的物质。赋形剂系赋予药物以适当形态或体积的介质，以便于取用。

（1）制剂中使用辅料的目的

① 有利于制剂形态的形成：如液体制剂中加入溶剂；片剂中加入稀释剂、黏合剂；软膏剂、栓剂中加入基质等使制剂具有形态特征。

② 使制备过程顺利进行：液体制剂中加入助溶剂、助悬剂、乳化剂等；固体制剂中加入助流剂、润滑剂可改善物料的粉体性质，使固体制剂的生产顺利进行。

③ 提高药物的稳定性：如化学稳定剂、物理稳定剂（助悬、乳化剂等）和生物稳定剂（防腐剂）等。

④ 调节有效成分的作用或改善生理要求：如使制剂具有速释性、缓释性、肠溶性、靶向性、热敏性、生物黏附性、体内可降解的各种辅料；还有生理需求的缓冲剂、等渗剂、矫味剂、止痛剂、色素等。

（2）药用辅料的分类

① 按来源分类：药用辅料可分为天然物、半合成物和全合成物。

② 按作用与用途分类：药用辅料可分为溶媒、抛射剂、增溶剂、助溶剂、乳化剂、着色剂、黏合剂、崩解剂、填充剂、润滑剂、润湿剂、渗透压调节剂、稳定剂、助流剂、矫味剂、防腐剂、助悬剂、包衣材料、芳香剂、抗黏着剂、抗氧剂、螯合剂、渗透促进剂、pH调节剂、增塑剂、表面活性剂、发泡剂、消泡剂、增稠剂、包合剂、保湿剂、吸收剂、稀释剂、絮凝剂与反絮凝剂、助滤剂等。

（3）药用辅料的要求　药品生产所用的辅料必须符合药用要求；注射剂用药用辅料应符合注射用质量要求。药用辅料应经安全性评估对人体无毒害作用；化学性质稳定，不易受温度、pH值、保存时间等影响；与主药及辅料之间无配伍禁忌，不影响制剂的检验，或可按允许的方法除去对制剂检验的影响，且尽可能用较小的用量发挥较大的作用。

药用辅料的质量标准应建立在经主管部门确认的生产条件、生产工艺及原材料的来源等基础上，上述影响因素任何之一发生变化，均应重新确认药用辅料质量标准的适用性；药用辅料可用于多种给药途径，同一药用辅料用于给药途径不同的制剂时，可有不同的作用和用途，其用量和质量要求亦不相同，应根据实际情况在安全用量范围内确定用量，并根据临床用药要求制定相应的质量控制项目，重点考察安全性指标。

在制定药用辅料质量标准时，既要考虑药用辅料自身的安全性，也要考虑影响制剂生产、质量、安全性和有效性的性质。药用辅料质量标准的内容主要包括两部分：① 与生产工艺及安全性有关的常规试验，如性状、鉴别、检查、含量测定等项目；② 影响制剂性能的功能性试验，如黏度等。

根据不同的生产工艺及用途，药用辅料的残留溶剂、微生物限度或无菌应符合要求；注射用药用辅料的热原或细菌内毒素、无菌等应符合要求。药用辅料的包装上应注明为"药用辅料"，且药用辅料的适用范围（给药途径）、包装规格及贮藏要求应在包装上予以明确说明。

辅料的应用不仅是制剂成形及工艺过程顺利进行的需要，而且是多功能化发展的需要，新型药用辅料对于制剂性能的改良、生物利用度的提高及药物的缓、控释等都有非常显著的作用。因此，为了适应现代剂型和制剂的发展，药用辅料将向安全性、功能性、适应性、高效性等方向发展，并在实践中不断得以广泛应用，从而使药物制剂的新剂型与新技术也得到进一步的开发与应用。

2. 药物制剂的处方设计

一个成功的制剂应能保证药物的安全、有效、稳定、质量可控及良好的顺应性，且成本低，适于大批量生产。药物制剂的处方设计取决于药物的种类、临床用药的需要、理化性质和制备的剂型，从而确定给药途径和剂型，选择合适的辅料、制备工艺，筛选最佳处方、工艺条件和包装。

药物制剂处方工作的基本程序如下：通过实验研究或从文献资料中得到所需的情报资料，测定和评价药物的物理性状、熔点、沸点、溶解度、溶出速度、多晶型、pKa、分配系数、物理化学稳定性、药物与有关辅料的相互作用和配伍变化，以选择合适剂型、工艺和质量控制标准，从而制备有效、安全和稳定的药物制剂。所有这些体内、体外试验都必须以科学的态度、严谨的作风、实事求是的精神认真对待，才能获得满意的结果。

**（二）药物制剂的基本特性**

药物及其制剂特性是制剂设计中的基本要素，主要有药物的溶解性、pKa、分配系数、多晶型、粉体性质、流变性、引湿性、药物及其制剂的稳定性等。

1. 溶解性

【案例】 碘的性状

本品为灰黑色或蓝黑色、有金属光泽的片状结晶或块状物，质重、有特臭味；在常温中能挥发。本品在乙醇、乙醚或二硫化碳中易溶，在氯仿中溶解，在四氯化碳中略溶，在水中几乎不溶；在碘化钾或碘化钠的水溶液中溶解。

【问题】 碘的溶解性描述中，"易溶、溶解、略溶、几乎不溶"是何含义？为何碘在碘化钾或碘化钠的水溶液中能溶解？

溶解是一种或一种以上物质以分子或离子状态分散在另一种物质中形成均匀分散体系的过程。溶解是制剂制备中的重要工艺过程，药物的溶解性是制备制剂时首先掌握的必要信息，直接影响药物在体内的吸收与药物生物利用度，对制剂的研究和质量的提高具有重要的意义。

（1）溶解度和溶解速度 溶解度（solubility）系指在一定的温度下（气体在一定的压力下），一定量溶剂中能溶解溶质的最大量，常用一定的温度下100 g 溶剂中（或 100 g 溶液或 100 mL 溶液）溶解溶质的最大克数来表示。《中国药典》采用极易溶解、易溶、溶解、略溶、微溶、极微溶解、几乎不溶和不溶来表示药物大致的溶解性能（图 2-1），至于准确的溶解度，一般以一份溶质（1 g 或 1 mL）溶于若干毫升溶剂来表示，《中国药典》分别将它们记载于各药物项下。

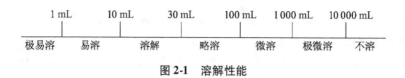

图2-1 溶解性能

《中国药典》2010年版的溶解度测定方法：除另有规定外，称取研成细粉的供试品或量取液体供试品，置于（25±2）℃一定容量的溶剂中，每隔5 min强力振摇30 s，观察30 min内的溶解情况，如看不见溶质颗粒或液滴时，即视为完全溶解。

弱酸弱碱类药物的溶解受pH的影响，调节pH可使其溶解度改变或选用合适的盐。解离常数对药物的溶解特性和吸收特性很重要，因为大多数药物是有机的弱酸和弱碱，其在不同pH介质中的溶解度不同，药物溶解后存在的形式也不同，即主要以解离型或非解离型存在，对药物的吸收可能会有很大影响。一般，解离型药物不能很好地通过生物膜被吸收，而非解离型的药物往往可有效地通过类脂性的生物膜。分配系数（partition coefficient，P）代表药物分配在油相与水相中的比例，药物的活性与其油/水分配系数密切相关。

> **知识链接**
>
> ### 溶解度与吸收
>
> Kaplan于1972年提出，pH值在1～7范围内（37℃），药物在水中的溶解度大于1%（10 mg/mL）时，吸收不会受限；在1～10 mg/mL时，可能出现吸收问题；当小于1 mg/mL时，需采用可溶性盐的形式。

溶解速度（dissolution rate）是指单位时间内溶解药物的量。可用单位时间内溶液浓度增加量表示。固体溶解是一个溶解扩散过程，符合Noyes-Whitney方程

$$\frac{\mathrm{d}c}{\mathrm{d}t}=\frac{DA}{Vh}(c_s-c) \tag{2-1}$$

式中，$D$为扩散系数；$A$为药物粒子的表面积；$c_s$为扩散层内药物浓度；$c$为溶出介质中药物浓度；$V$为溶出介质体积；$h$为扩散层厚度。

由式（2-1）可知，在单位时间内药物浓度的变化，即药物的溶解速度，与扩散系数、药物的扩散面积、浓度差成正比，而与溶出介质的体积、扩散层厚度成反比。温度升高会加快药物分子扩散速度；粒度即颗粒越小，与溶剂接触的药物总表面积增大；适当搅拌可加速药物分子饱和层的扩散，这些均可使药物溶解速度加快。另外，片剂、胶囊剂等剂型的药物溶出，还受处方中加入的辅料等因素的影响。

（2）影响溶解性的主要因素

① 药物的理化性质：药物极性、晶格引力、粒径、晶型等均可影响药物的溶解度和溶解速度。

a. 药物极性、晶格引力：药物的分子结构决定其极性的大小，极性与溶剂的极性遵循"相似者相溶"的规律。药物晶格引力的大小对溶解度也有影响，如顺式丁烯二酸（马来酸）熔点为 130 ℃，溶解度为 1∶5；反式丁烯二酸（富马酸）熔点为 200 ℃，溶解度为 1∶150。

b. 粒径：一般情况下溶解度与粒子大小无关，但当药物处于微粉状态时，粒子大小对溶解度、溶解速度有一定的影响，即粒径愈小，溶解度愈大。

c. 药物晶型（crystalline forms）：药物有结晶型和无定形型之分，药物常有一种以上的晶型，称为多晶型（polymorphism）。多晶型中最稳定的一种称为稳定型（stable form），其他的称为亚稳定型（metastable form）。多晶型药物的成分相同，但晶格结构不同，溶解度、溶出速度、熔点、密度等物理性质也不同。一般情况下，药物的亚稳定型结晶比稳定型结晶有较大的溶解度、溶出速率及较低的熔点、稳定性，而结晶型相同的药物溶解度差异不大。如氯霉素棕榈酸酯有 A 型、B 型和无定形型，无定形型和 B 型为有效型，其溶解度大于 A 型。

② 溶剂：影响药物溶解度的重要因素。"相似者相溶"是指溶质与溶剂极性程度相似的可以相溶。物质按极性程度不同可以分为极性和非极性，处于两者之间的为半极性。

极性溶剂：常用的有水、甘油、二甲基亚砜等。最常用的溶剂是水，可溶解电解质和极性化合物，如无机盐、醛酮类化合物、多羟基化合物、胺类化合物等。

非极性溶剂：常用的有液体石蜡、植物油、乙醚等，可溶解非极性物质。

半极性溶剂：常用的有乙醇、丙二醇、聚乙二醇和丙酮等。半极性溶剂可与某些极性或非极性溶剂混合使用，作为中间溶剂使本不相溶的极性溶剂和非极性溶剂混溶，也可以用于极性溶剂中以提高一些非极性溶质的溶解度。例如，乙醇可以用作蓖麻油和水的中间溶剂，能够增大氢化可的松在水中的溶解度；丙二醇可以增大薄荷油在水中的溶解度。

复合溶剂：药物制剂中常用水与乙醇、丙二醇、甘油、聚乙二醇等一些极性、半极性溶剂组成的复合溶剂，以提高难溶性药物的溶解度或溶解速度。当复合溶剂中各溶剂的量处于某一比例时，药物在复合溶剂中的溶解度与其在各单纯溶剂中的溶解度相比，出现极大值，这种现象称为潜溶（cosolvency），这种溶剂称为潜溶剂（cosolvent）。如咖啡因在水中溶解度为 21.5 mg/mL，在乙醇中溶解度为 6.4 mg/mL，在两者组成的复合溶剂中溶解度为 69 mg/mL。

③ 温度：温度对溶解度的影响很大，大多数药物的溶解度随温度升高而增大；也有少数药物的溶解度随温度升高而减小，如醋酸钙。

④ 第三种物质：多数药物为有机弱酸、弱碱及其盐类，这些药物在水中的溶解度受 pH 值的影响很大。加入助溶剂、增溶剂、环糊精等附加剂可增加药物的溶解度，如碘在水中溶解度为 1∶2 950，加入 1% 的碘化钾，则碘在水中的溶解度可达 1∶20。同离子效应会降低药物的溶解度，如加入氯化钠可致盐酸黄连素（小檗碱）溶液析出结晶。制成固体分散物，也是提高难溶性药物溶出速度的重要技术。

在药物中加入第三种物质可因形成配位化合物、复盐等而增加溶解度，这种现象称为助溶（hydrotropy），加入的第三种物质称为助溶剂（hydrotropy agent）。如咖啡因与助溶剂苯甲酸钠形成苯甲酸钠咖啡因（安钠咖），溶解度由 1∶50 增大到 1∶1.2；茶碱与助溶剂乙二胺形成氨茶碱，溶解度由 1∶120 增大到 1∶5。表 2-1 列出了常见难溶性药物及其助溶剂。

表 2-1　常见难溶性药物与其助溶剂

| 药物 | 助溶剂 |
| --- | --- |
| 碘 | 碘化钾，聚乙烯吡咯烷酮 |
| 咖啡因 | 苯甲酸钠，水杨酸钠，对氨基苯甲酸钠，枸橼酸钠，烟酰胺 |
| 可可豆碱 | 水杨酸钠，苯甲酸钠，烟酰胺 |
| 茶碱 | 二乙胺，其他脂肪族胺，烟酰胺，苯甲酸钠 |
| 盐酸奎宁 | 乌拉坦，尿素 |
| 核黄素 | 苯甲酸钠，水杨酸钠，烟酰胺，尿素，乙酰胺，乌拉坦 |
| 安络血（卡巴克洛） | 水杨酸钠，烟酰胺，乙酰胺 |
| 氢化可的松 | 苯甲酸钠，邻、对、间羟基苯甲酸钠，二乙胺，烟酰胺 |

表面活性剂增加药物溶解度的现象称为增溶（solubilization），加入的表面活性剂称为增溶剂（solubilizing agent）。生物碱、脂溶性维生素、挥发油、甾体激素等均可用此法增溶。

另外，将药物制成可溶性盐、引入亲水基团等药物化学方法也可以改善药物的溶解性。应注意药物成盐后其疗效、稳定性、刺激性、毒性等也可能发生改变；将亲水基团引入难溶性药物分子中可以增加药物在水中的溶解度。例如，维生素 $K_3$ 不溶于水，引入—$SO_3HNa$ 形成的维生素 $K_3$ 亚硫酸氢钠则可制成注射剂；在维生素 $B_2$ 分子中引入—$PO_3HNa$ 形成的维生素 $B_2$ 磷酸钠溶解度可增大 300 倍。

【思考】　左炔诺孕酮在水中不溶，课外查阅有关资料了解增加其在水中溶解度的制剂技术。

### 2. 粉体性质

药物原料及辅料粉体的粒子形状、粒子大小及分布、粉体密度、附着性、流动性、润湿性和引湿性等，对制剂的处方设计、制剂工艺和制剂特性，如流动性、含量、均匀度、稳定性、颜色、味道、溶出速度和吸收速度等产生极大的影响。如用于固体制剂中的填充剂、崩解剂、润滑剂等，需要测量它们的粒子大小及分布，因为辅料与药物之间的配伍可能与它们的表面接触程度有关。

（1）粉体粒子的大小与分布

① 粉体粒子的大小：粉体中粒子直径一般为 0.1 ~ 100 μm，有些可达 1 000 μm，小者可至 0.001 μm。通常小于 100 μm 的粒子称为"粉"，大于 100 μm的粒子称为"粒"。粒径也称粒度，含有粒子大小和粒子分布双重含义，是粉体的基础性质。

筛分法是指用筛孔的孔径来表示粒径的方法。该法应用广泛，但受振动强度、使用筛的时间长短、过筛时载重量等的影响而误差较大。《中国药典》粒度测定法中的筛分法又分为单筛分法和双筛分法。

光学显微镜法可用于混悬剂、乳剂、混悬软膏剂、散剂等制剂中的粒径测定。此外，还有库尔特计数法、沉降法、比表面积法（粉体粒子径越小，比表面积越大）、X-射线法粒径测定方法等。

② 粒度分布：粒度分布是指某一粒径范围内的粒子占的百分率，反映粒子的均匀性，可以影响药物的溶出度和生物利用度。粒度分布常用粒子分布图表示，也称频度分布图。它是以粒度为横坐标，以一定粒径范围内粒子数目的百分数或粒子质量的百分数为纵坐标作图，如图 2-1 所示。

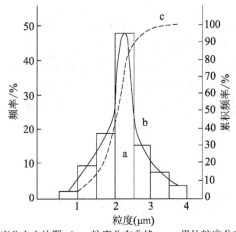

a—粒度分布方块图；b—粒度分布曲线；c—累计粒度分布曲线

**图 2-1　粒度分布图**

粉体粒子的比表面积系指单位质量或体积所具有的粒子表面积，可用吸附法、透过法、折射法测定。

（2）粉体的密度及孔隙率　粉体的体积包括粉体自身的体积、粉体粒子之间的空隙和粒子内的孔隙。粉体的密度和孔隙率的表示方法，因粉体体积表示方法的不同而异。

（3）粉体的流动性　高速压片机所用物料、高速胶囊剂填充机所用填充粉末等对粉体的流动性均有很高的要求，流动性对散剂和颗粒剂等的分剂量也有重要影响。粉体的流动性常用止休角、流出速度表示。止休角（angle of repose，$\theta$）是静止状态的粉体堆集体自由表面与水平面之间的夹角，$\theta$ 越小流动性越好。流出速度是将物料加入漏斗中，用全部物料流出所需的时间来描述。具体测定粉体流动性的方法如图 2-2 所示。

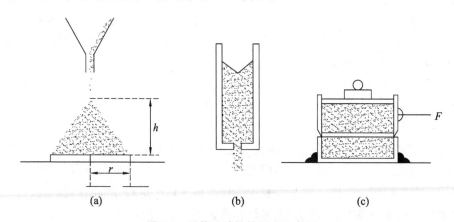

（a）　　　　　　　（b）　　　　　　　（c）

**图 2-2　粉体流动性的测定示意图**

改善流动性的主要方法：① 适当增加粒径。因粉体粒子越小，分散度越大，表面自由能就越大，附着性和凝聚性也越大。② 控制含湿量。可减少粉体的附着性、凝聚性，同时防止粉体过干时引起的粉尘飞扬、分层等。③ 添加细粉和润滑剂。一般在粒径较大的粉体中添加 1%～2% 的细粉有助于改善其流动性。加入润滑剂可减少粒子表面的粗糙性，降低粒子间的凝聚力，增大流动性。

（4）粉体的润湿性　润湿（wetting）是液体在固体表面上的黏附现象。当液滴到固体表面时，因润湿性不同可出现不同的形状，如图 2-3 所示。液滴在固液接触边缘的切线与固体平面间的夹角称为接触角（contact angle）。通过测量

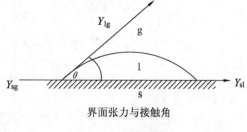

界面张力与接触角

**图 2-3　固体的润湿**

接触角的大小可以预测固体的润湿情况，接触角越小，润湿性越好。

粉体的润湿性对片剂、颗粒剂等固体制剂的崩解性、溶解性等具有重要意义。一般亲水性药物的 $\theta < 90°$，故容易被水润湿；疏水性药物的 $\theta > 90°$，且疏水性越强，$\theta$ 角越大，其不能被水润湿。加入表面活性剂可降低固液的界面张力，改善疏水性药物的润湿性。

（5）粉体的引湿性　引（吸）湿（moisture absorption）是指固体表面吸附水分的现象。药物粉末置于湿度较大的空气中时，容易发生不同程度的引湿，以致粉末的流动性下降、固结、润湿、液化等，甚至促进化学反应而降低药物的稳定性。因此，防湿是药物制剂中的一个重要课题。

药物的引湿性是指在一定的温度及湿度条件下该物质吸收水分的能力或程度的特性。水不溶性药物的引湿性随着相对湿度变化而发生缓慢变化，没有临界点。水溶性药物在相对湿度较低的环境下，几乎不引湿，而当相对湿度增大到一定值时，引湿量急剧增加，一般把这个引湿量开始急剧增加的相对湿度称为临界相对湿度（critical relative humidity，CRH），CRH 是水溶性药物固定的特征参数。物料的 CRH 越小，则越易引湿；反之则不易引湿。如巴比妥、苯巴比妥和苯妥英的溶解度很小，引湿性也很小或不引湿，但它们的钠盐的溶解度与母体药物相比增大很多，引湿性也增大很多。药物的引湿性与水溶性有关，但不完全一致。

引湿程度一般取决于周围环境中相对湿度（relative humidity，RH）的大小。随着天气和温度的不同，周围环境中的 RH 可有很大变化，从而可能导致露置于空气中的药物和辅料的含水量变化。对于胶囊剂，湿度大时，囊壳易变软，而空气干燥时，囊壳会变脆；所以，如内容物引湿性大，则容易吸收囊壳中的水分增加药物的水解不稳定性，同时使囊壳变脆；反之则囊壳吸收内容物的水分而变软等。泡腾制剂对水分特别敏感，应在 RH 低于 40% 的条件下制备和贮存。对于制剂产品，如片剂、胶囊剂，既要求其具有亲水性，以有利于润湿、崩解和溶解，又要保证制剂的稳定性。此外，采用合适的包装也可在一定程度上避免水分的影响。

2010 年版《中国药典》关于药物引湿性的特征描述与引湿性增重的界定为潮解系指吸收足量水分形成液体。极具引湿性系指引湿增重 ≥15%；有引湿性系指引湿增重 2% ~ 15%；略有引湿性系指引湿增重 0.2% ~ 2%；无或几乎无引湿性系指引湿增重 < 0.2%。

（6）粉体的流变性和黏性　流变性（rheology）系物体在外力作用下表现出来的变形性和流动性。给固体施加外力时，固体就变形，外力解除时，固体就恢复到原来的形状，这种可逆的形状变化称为弹性变形。弹性率大，弹性界限就小，表现为硬度大、有脆性，容易被破坏；弹性率小，表现为柔软有韧

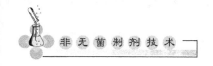
性，不易被破坏。

黏性（viscosity）是液体内部所在的阻碍液体流动的摩擦力，称内摩擦。液体受应力作用变形，即黏性流动。高分子物质或分散体系具有黏性和弹性（elasticity）双重特性，称之为黏弹性（viscoelasticity）。对物质附加一定的质量时，表现为一定的伸展性或形变，而且随时间变化，此现象称为蠕变性（creep）。

药物制剂中的流变性，如容器中的液体的流出和流入；液体制剂的混合、管道输送，混悬剂、乳剂分散系粒子的分散；软膏剂从瓶或管状容器中的挤出，在皮肤表面的铺展和黏附；栓剂基质中药物的释放；等等。

此外，粉体的黏附性、凝聚性、压缩性和成形性，在片剂、胶囊剂的填充过程中具有重要意义。

黏附性（adhesion）是指不同分子间产生的引力，如粉体粒子与器壁间的黏附。凝聚性（cohesion），又称黏着性，是指同分子间产生的引力，如粉体粒子之间发生黏附而形成聚集体（aggregate）。一般情况下，粒度越小的粉体越易发生黏附与凝聚，因而影响流动性、充填性。以造粒方法增大粒径或加入助流剂等手段是防止黏附、凝聚的有效措施。

粉体的压缩性（compressibility）是粉体在压力下体积减小的能力。成形性是物料紧密结合成一定形状的能力。粉体的压缩过程中伴随着体积的缩小，固体颗粒被压缩成紧密的结合体，压缩力与体积的变化规律较复杂。

### （三）药物制剂的配伍

【案例】 "梅花K"事件

2001年8月，湖南省株洲市第一中心医院接收了60多位异常的患者，这些患者有着相似的症状：恶心、呕吐等消化道反应，严重者呼吸抑制和呼吸停止，他们在病发前都服用了一种名为"梅花K"黄柏胶囊的药物。"梅花K"黄柏胶囊是一种治疗带下湿热的中药，主要成分是中药黄柏。生产商为了增加疗效，有利于药品的销售，未经药品管理部门许可，在其中擅自添加了四环素，没想到会产生这么大的危害，使"梅花K"黄柏胶囊变成了毒药。

【问题】 药物制剂的配伍中可能会有哪些变化产生？

随着新药、新剂型的不断涌现，复方药物制剂的日益增多，药物配伍的问题也随之产生。在制剂的生产和使用中，制品经常会由于成分配伍不当，而产生质量和治疗问题。药物配伍的目的是提高药物疗效，减少不良反应且便于使用、贮存等。药物与多种辅料或多种药物配合在一起，由于它们的物理化学性质和药理性质的相互影响，可能会发生物理的、化学的或疗效学的变化，统称配伍变化。如液体制剂中的缓冲剂、助溶剂、抗氧剂等附加剂，它们之间或与药物之间就可能会发生配伍上的变化。药物制剂配伍（compatibility of drugs）是指药物在剂型中的相容性。有些配伍产生的变化配伍的需要或原目的，这些变化有利于生产、使用和治疗的称为合理配伍；有些配伍产生的变化可能引起不符合制剂要求的问题，或使药物作用减弱、消失，甚至导致毒副作用增强，因而不利于生产和使用，称为配伍禁忌。

药物的配伍变化主要分为两类：一类是药物被吸收前在体外产生的物理化学的配伍变化，如物理状态、溶解性能、物理化学稳定性的变化，可分为物理配伍变化和化学配伍变化；另一类是药物被吸收后在体内产生的疗效学的配伍变化，通常称为药物相互作用，主要有体内药物间物理化学反应影响药物吸收、分布、代谢和排泄的药动学方面相互作用，以及使药效增强（协同作用）或减弱（拮抗作用）的药效学方面相互作用。

物理配伍变化是指药物配伍时发生物理性质的改变，如沉淀、潮解、液化、结块等。例如含树脂的醇性制剂在水性制剂中析出树脂；固体的酸类与碱类物质间反应能形成水；含结晶水多的盐与其他药物发生反应，而放出结晶水；一些醇类、酚类、酮类、酯类的药物如薄荷脑、樟脑、麝香草酚、苯酚等形成低共熔混合物，产生润湿或液化现象。

化学配伍变化是指药物之间发生化学反应，使药物产生了不同程度的质变，表现为沉淀、变色、润湿、液化、产气等。如含酚羟基的化合物与铁盐作用使混合物颜色有变化。碳酸盐、碳酸氢盐与酸类药物混合时可能产生气体等，亦有许多药物的分解、取代、聚合、加成等化学变化难以从外观看出来。有些制剂在配伍时发生的异常现象，并不是由主成分本身引起，而是由原辅料中的杂质引起的。例如，氯化钠原料中含有微量的钙盐，与 2.5% 枸橼酸钠溶液配合，可产生枸橼酸钙悬浮微粒而混浊。

药物与辅料相互作用的配伍试验也有助于处方设计时选择合适的辅料。对于药物溶液和混悬液，应了解在酸性、碱性、高氧、高氮环境及加入螯合剂和稳定剂环境下，氧气、光照、重金属对药物和辅料稳定性的影响。如对于口服液体制剂，常研究药物与乙醇、甘油、糖浆、防腐剂和缓冲液的配伍。

对于药物的配伍变化，应根据药物的理化性质、药理性质、处方、工艺等各种因素和规律做出判断。对外观上的变化、稳定性和有无新物质生成等判断的实验方法较多，如将两种药液混合，在一定的时间内肉眼观察有无混浊、沉淀、结晶、变色、产气等现象；利用紫外光谱、薄层层析、GC、HPLC 等鉴定配伍产生的沉淀物成分；用化学动力学方法可以研究药物的降解反应规律，了解各种影响因素（pH、温度、离子强度等）之间的关系；药效和药动学性质的变化，则需用药效学、药动学实验才能弄清产生变化的原因及影响因素。

【思考】 分析下列配伍变化的原因：

① 安定注射液中含40%丙二醇、10%乙醇，当与5%葡萄糖注射液配伍时，易析出沉淀。

② 注射用盐酸四环素与磺胺嘧啶钠配伍时易发生变化。

③ 水杨酸钠与酸性药物配伍时出现沉淀。

④ 硫酸锌在弱碱溶液中产生沉淀。

⑤ 芳香水剂中加入一定量的盐可以使挥发油分离出来。

实际上，许多药物的配伍变化是复杂的，在一定的条件下既可能是有益的，也可能是有害的，有时候还难以定论，因而常常引起争议，称为有争议的配伍。应当指出，不应把有意进行的配伍变化都看成是配伍禁忌。有些配伍变化是制剂配制的需要，如泡腾片利用碳酸盐与酸反应产生 $CO_2$，使片剂迅速崩解。许多药物配伍制成某些剂型后，在贮存及应用过程中可发生物理的或化学的变化，不过由于条件不同（如 pH、温度等），有时分解快些，有时分解慢些，只有在一定的时间内变化量达到一定的程度后，才不能用于临床。所以在分析药物配伍变化是否会影响制剂质量及治疗效果时，需要对具体问题具体分析。根据药物和制剂成分的理化性质和药理作用，探讨产生配伍变化的原因，设计合理的处方、工艺、生产、贮存和应用方法，避免不良的药物配伍，保证用药的安全、有效。

## 任务实施

### （一）VR 沉浸式实训
进入 VR 实训室，检查和区分药品处方与药用辅料，完成任务。

### （二）药物制剂 GMP 实训车间实训
进入药物制剂 GMP 实训车间，检查和区分药品处方与药用辅料，完成任务。

### （三）多媒体展示
分组上台用 PPT 展示"药品的处方与药用辅料"。

## 任务强化

1. 简述制剂中使用辅料的目的和药用辅料的要求。

2. 简述药物制剂处方工作的基本程序。

3. 如何表示药物的溶解性？简述影响药物溶解的主要因素与增加药物溶解度的方法。

4. 什么是药物制剂的配伍？药物的配伍变化主要有哪些？

# 第二篇

## 非无菌液体制剂的制备

# 项目三 制药用水的制备

## 任务一 认知制药用水

### 任务目标

1. 能描述制药用水的分类。
2. 能描述纯化水、注射用水的概念。
3. 能识记纯化水的制备、储存方法。

### 任务卡

| 任务名称 | 认知制药用水 | 学号 | | 姓名 | |
|---|---|---|---|---|---|
| 关键点 | 一、制药用水的分类<br>二、制药用水的用途<br>三、制药用水的要求 | | | | |
| 开始时间 | | | 完成时间 | | |
| 执行人 | | | 审核人 | | |

### 任务场景

1. 场地：多媒体教室、VR 实训室、药物制剂 GMP 实训中心。
2. 材料：任务书、GMP（2010 年版）。
3. 设备：VR 设备、计算机、制水设备。

### 任务准备

制药用水是成方及单味制剂生产、使用过程中用作药材的净制、提取或制剂配制、使用时的溶剂、稀释剂及制药器具的洗涤清洁用水，是药物生产中用量最大、使用最广的一种原料，是药品生产中保证药品质量的关键因素之一。无菌生产中制药用水显得更为重要，一般应根据各生产工序或使用目的与要求选用适宜的制药用水，天然水不得用作制药用水。

**（一）制药用水的分类**

制药用水因水质和适用范围不同分为饮用水、纯化水、注射用水及灭菌注射用水。

（1）饮用水　制药用水的原水通常为饮用水。饮用水是天然水经净化处理所得的水，可作为制药用具的粗洗用水。其质量必须符合现行中华人民共和国国家标准《生活饮用水卫生标准》。

（2）纯化水　纯化水是饮用水经蒸馏法、离子交换法、反渗透法或其他适宜的方法制备的制药用水，不含任何添加剂。其质量应符合纯化水项下的规定。

（3）注射用水　注射用水是纯化水经蒸馏所得的水。注射用水必须在防止细菌内毒素产生的设计条件下生产、贮藏及分装。其质量应符合注射用水项下的规定，应符合细菌内毒素试验要求。

（4）灭菌注射用水　灭菌注射用水为注射用水按照注射剂生产工艺制备所得的制药用水，不含任何添加剂。其质量应符合《中国药典》关于灭菌注射用水的相关规定。灭菌注射用水灌装规格应适应临床需要，避免大规格、多次使用造成的污染。

一般应根据各生产工序或使用目的与要求选用适宜的制药用水。制药用水的主要用途见表3-1。

**表3-1　制药用水的主要用途**

| 水质类别 | 用途 |
| --- | --- |
| 饮用水 | ① 制备纯化水的水源；<br>② 口服制剂瓶的初洗；<br>③ 设备、容器的初洗；<br>④ 中药材的清洗，口服、外用、普通制剂所用药材的浸润和提取 |
| 纯化水 | ① 制备注射用水（纯蒸汽）的水源；<br>② 配制普通药物制剂用的溶剂或实验用水；<br>③ 中药注射剂、滴眼剂等灭菌制剂所用药材的提取溶剂；<br>④ 口服外用制剂配制用溶剂或稀释剂；<br>⑤ 非灭菌制剂用器具的精洗用水；<br>⑥ 非灭菌制剂所用药材的提取溶剂；<br>⑦ 非无菌原料药的精制 |
| 注射用水 | ① 配制注射剂、滴眼剂等无菌剂型的溶剂或稀释剂；<br>② 无菌药品直接接触药品的包装材料的最后一次清洗用水；<br>③ 无菌原料药的精制；<br>④ 无菌原料药直接接触无菌原料的包装材料的最后洗涤用水 |
| 灭菌注射用水 | 注射用无菌粉末的溶剂或注射液的稀释剂 |
| 纯蒸汽 | 用于湿热灭菌，可由多效蒸馏水机获得，质量应符合注射用水的要求 |

## （二）纯化水、注射用水的质量要求

《中国药典》2015 年版中关于原料纯化水和原料注射用水的质量要求见表3-2。

表 3-2    《中国药典》2015 年版对原料纯化水和原料注射用水的要求

| 项目 | 纯化水 | 注射用水 |
| --- | --- | --- |
| 制备方法 | 纯化水为符合官方标准的饮用水经蒸馏法、离子交换法、反渗透法或其他适宜的方法制备的制药用水 | 注射用水为纯化水经蒸馏所得的水 |
| 性状 | 无色澄明液体，无臭、无味 | 无色澄明液体，无臭、无味 |
| pH/酸碱度 | 酸碱度符合要求 | pH 5.0 ~ 7.0 |
| 氨 | ≤0.3 μg/mL | ≤0.2 μg/mL |
| 不挥发物 | ≤1 mg/100 mL | ≤1 mg/100 mL |
| 硝酸盐 | ≤0.06 μg/mL | ≤0.06 μg/mL |
| 亚硝酸盐 | ≤0.02 μg/mL | ≤0.02 μg/mL |
| 重金属 | ≤0.1 μg/mL | ≤0.1 μg/mL |
| 铝盐 | — | — |
| 易氧化物 | 符合规定 | — |
| 总有机碳 | ≤0.5 mg/L | ≤0.5 mg/L |
| 电导率 | 符合规定 | 符合规定（三步法测定） |
| 细菌内毒素 | — | <0.25 EU/mL |
| 微生物限度 | 细菌、霉菌和酵母菌总数 ≤100 CFU/mL | 细菌、霉菌和酵母菌总数 ≤10 CFU/100 mL |

## （三）纯化水系统和注射用水制备系统

制药用水系统主要由制备单元、储存与分配单元两部分组成。其中，制备单元主要包括纯化水机、高纯水机、蒸馏水机。储存与分配单元主要包括储存单元、分配单元和用点管网单元。

① 纯化水系统纯化水主要的制备工艺过程可描述为预处理 + 脱盐 + 后处理，典型的生产工艺流程如图 3-1 所示。

② 注射用水制备系统 《中国药典》2015 年版中规定，注射用水是使用纯化水作为原料水，通过蒸馏的方法来获得。注射用水的制备通常通过以下三种蒸馏方式获得：单效蒸馏、多效蒸馏、热压式蒸馏。蒸馏是通过气液相变法和分离法来对原料水进行化学和微生物纯化的工艺过程。在这个工艺当中，水被蒸发，产生的蒸汽从水中脱离出来，而流到后面去的未蒸发的水溶解了固体、不挥发物质和高分子杂质。在蒸馏过程当中，低分子杂质可能被夹带在水蒸发后的蒸汽中，以水雾或水滴的形式被携带，所以需要通过一个分离装置来去除细小的水雾和夹带的杂质，这其中包括内毒素。纯化了的蒸汽经冷凝后成为注

射用水。通过蒸馏的方法至少能减少99.99%内毒素含量。

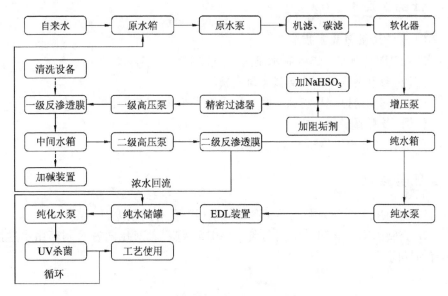

**图 3-1 典型的纯化水工艺流程**

知识链接

### GMP（2010 年版）对制药用水的要求

第九十六条　制药用水应当适合其用途，并符合《中华人民共和国药典》的质量标准及相关要求。制药用水至少应当采用饮用水。

第九十七条　水处理设备及其输送系统的设计、安装、运行和维护应当确保制药用水达到设定的质量标准。水处理设备的运行不得超出其设计能力。

第九十八条　纯化水、注射用水储罐和输送管道所用材料应当无毒、耐腐蚀；储罐的通气口应当安装不脱落纤维的疏水性除菌滤器；管道的设计和安装应当避免死角、盲管。

第九十九条　纯化水、注射用水的制备、贮存和分配应当能够防止微生物的滋生。纯化水可采用循环，注射用水可采用 70 ℃以上保温循环。

第一百条　应当对制药用水及原水的水质进行定期监测，并有相应的记录。

第一百零一条　应当按照操作规程对纯化水、注射用水管道进行清洗消毒，并有相关记录。发现制药用水微生物污染达到警戒限度、纠偏限度时应当按照操作规程处理。

## 任务实施

**（一）VR 沉浸式实训**

进入 VR 实训室，进入制水车间，完成任务。

**（二）药物制剂 GMP 实训车间实训**

进入药物制剂 GMP 实训车间，进入制水车间，完成任务。

**（三）多媒体展示**

分组上台用 PPT 展示"制药用水的分类与要求"。

## 任务强化

1. 制药用水可分为哪几类？各如何获得？各有何用途？

2. 查阅国家标准和《中国药典》（2015 年版），对比两者对制药用水的描述有何异同。

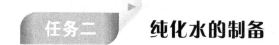

## 任务二　　纯化水的制备

## 任务目标

1. 能描述纯化水的定义与适用范围。

2. 能识记纯化水的生产工艺流程。

3. 能描述纯化水系统的基本结构和工作原理。

4. 能理解纯化水的质量标准。

5. 会分析出现的问题并提出解决办法。

6. 能看懂生产指令单。

7. 会进行生产前准备。

8. 能按岗位操作规程生产纯化水。

9. 会进行设备清洁和清场工作。

10. 会填写原始生产记录。

11. 能按操作规程进行制水系统及储罐与输水管道的清洁和消毒。

12. 具备纯化水生产的安全环保知识。

13. 能对突发事件进行应急处理。

## 任务卡

| 任务名称 | 纯化水的制备 | 学号 | | 姓名 | |
|---|---|---|---|---|---|
| 关键点 | 一、纯化水制备的流程和要求<br>二、纯化水设备的运行原理<br>三、纯化水设备的清洁、消毒和保养 SOP | | | | |
| 开始时间 | | | 完成时间 | | |
| 执行人 | | | 审核人 | | |

## 任务场景

1. 场地：多媒体教室、VR 实训室、GMP 实训中心制水车间。
2. 材料：纯化水制备批生产记录、纯化水制备 SOP 等。
3. 设备：二级反渗透纯水机，各类量筒、滴管等检测设备。

## 任务准备

通常情况下纯化水制备系统的配置方式根据地域和水源的不同而不同，目前国内纯化水制备系统的主要配置方式如图 3-2 所示，但并不局限于这几种。

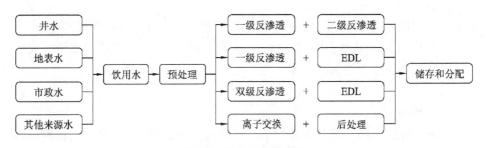

图 3-2　纯化水制备方法

纯化水系统需要定期消毒并进行水质的检测，以确保所有使用点的水符合《中国药典》对纯化水的要求。

### （一）饮用水的预处理

纯化水的制备应以饮用水作为原水。可对饮用水采用混凝、沉淀、澄清、过滤、软化、消毒、去离子等物理或化学方法进行预处理，以减少水中特定的无机物和有机物，去除水源中的悬浮物、胶体物和病原微生物等。

### （二）纯化水的制备方法

**1. 离子交换法**

离子交换法是利用树脂除去水中的阴、阳离子，对细菌和热原也有一定的去除作用。离子交换树脂是一种化学合成的球状、多孔性的，具有活动性离子的高分子聚合体，不溶于水、酸、碱和有机溶剂，但吸水后能膨胀，性能稳定。使用后，可经再生处理，恢复其交换能力。树脂分子由极性基团和非极性基团两部分组成，吸水膨胀后非极性基因作为树脂骨架；极性基团（又称交换基团）上的可游离交换离子与水中同性离子起交换作用。进行阳离子交换的称为阳离子交换树脂，进行阴离子交换的称为阴离子交换树脂。

制剂生产中树脂柱的组合形式包括单床、复合床、混合床与联合床。单床为柱内仅放单一的阴或阳离子交换树脂；复合床为一阳离子交换树脂柱与一阴离子交换树脂柱串联而成；混合床为阴、阳离子交换树脂按照一定的比例装入同一树脂柱内；联合床为复合床与混合床串联而成，生产中多采用此种形式。

> **知识链接**
>
> **离子交换树脂**
>
> 纯化水常用的离子交换树脂有以下两种。
>
> ① 732 型苯乙烯强酸性阳离子交换树脂，其极性基团为磺酸基。$R—SO_3^-H^+$ 为氢型，$R—SO_3^-Na^+$ 为钠型。钠型较稳定，便于保存，临用前需转换为氢型。
>
> ② 717 型苯乙烯强碱性阴离子交换树脂，其极性基团为季铵基。$R—N^+(CH_3)_3Cl^-$ 为氯型，$R—N^+(CH_3)_3OH^-$ 为氢氧型。氢氧型较稳定，便于保存，临用前需转换为氯型。

**2. 电渗析法**

电渗析法是在外加电场的作用下，利用离子的定向迁移和离子交换膜的选择透过性除去水中离子的方法。

本法的原理（图3-3）是将仅允许阳离子通过的阳离子交换膜装在阴极端，将仅允许阴离子通过的阴离子交换膜装在阳极端，在电场作用下，阴离子透过阴膜向阳极迁移，阳离子透过阳膜向阴极迁移，阴、阳离子交换膜隔室内水中离子逐渐减少而达到纯化水的目的。电渗析法较离子交换法经济、酸碱用量少，但制备的水纯度不高。当原水含盐量高达 3 000 mg/L 时，用离子交换法树脂会很快老化，宜采用电渗析法对原水进行预先处理。

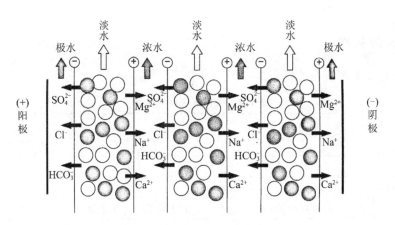

图 3-3 电渗析法制水工作原理

### 3. 反渗透法

反渗透法是在 20 世纪 60 年代发展起来的新技术，国内目前主要用于原水处理和纯化水的制备，USP 已收载该法作为注射用水制备的方法之一。

本法的原理（图 3-4）为采用一个半透膜将"U"形管内的纯水与盐水隔开，则纯水透过半透膜扩散到盐水一侧，此过程为渗透。两侧液柱产生的高度差，即表示此盐溶液所具有的渗透压。如果在盐溶液一侧施加一个大于此盐溶液渗透压的力，则盐溶液中的水将透过半透膜向纯水一侧渗透，导致水从盐溶液中分离出来，此过程与渗透相反，称为反渗透。本法的特点如下：① 除盐、除热原效率高，通过二级反渗透可将无机离子、热原等彻底地除去；② 整个过程在常温下操作，不易结垢；③ 制水设备体积小，操作简单，能源消耗低，单位体积产水量大；④ 对原水质量要求高，需对原水利用离子交换、过滤等方法进行预处理。二级反渗透法制备纯化水的流程如下：饮用水→预处理→一级泵→一级反渗透→二级泵→二级反渗透→紫外线灭菌→纯化水。

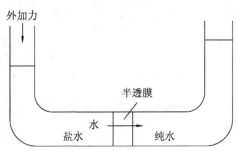

图 3-4 反渗透原理示意图

### （三）纯化水的质量检查

纯化水为无色、无臭的澄清液体，按照《中国药典》（2015 年版）纯化水项下的各项检查方法检查应符合规定。纯化水的储存时间不超过 24 h，制水设备需定期进行在线消毒，以保证纯化水的质量。

## ▶ 任务实施

纯化水生产指令单见表3-3。

表3-3　纯化水生产指令单

| 产品名称：纯化水 | |
|---|---|
| 计划产量： | |
| 开始日期：　　年　　月　　日　　时　　分 | |
| 开始日期：　　年　　月　　日　　时　　分 | |
| 工艺　饮用水→粗过滤器→反渗透器→离子交换床→纯化水储罐 | |
| 签发者： | 日期： |

注：操作人完成上述表格。

纯化水生产工艺流程如图3-5所示。

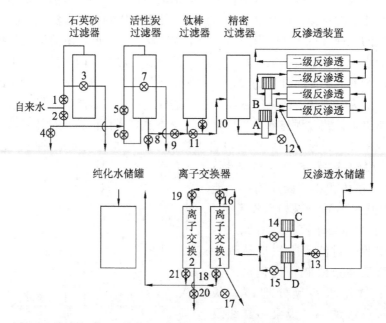

进水阀：1，2，5，6，9，10，11，13，14，15，16，18，19，21；
排水阀：3，4，7，8，12，17，20；一级反渗透高压泵：A；
二级反渗透高压泵：B；高压泵：C，D

图3-5　纯化水生产工艺流程

## （一）生产前检查

① 检查上次生产的清场合格证是否符合要求，检查有无空白生产原始记录。

② 检查生产场地是否清洁，是否有与生产无关的遗留物品。

③ 检查设备是否洁净完好，是否与状态标识相符。

④ 检查生产用设备管道压力是否正常。

⑤ 检查仪器仪表是否洁净完好，是否有"检查合格证"，并在有效期内。

⑥ 检查记录台是否清洁干净，是否留有上批的生产记录和与本批无关的文件。

⑦ 上述各项检查达到要求，由检查员或班长检查一遍，合格后，在操作间的设备状态标识上写上"生产中"方可进行生产操作。

### （二）生产操作

1. 更换状态标识牌

操作前，应更换对应的状态标识牌。

2. 预处理系统运行

① 确定来水量及压力（0.2 MPa）是否达到技术要求。

② 确定石英砂、滤芯、反渗透膜等均已安装完毕。

③ 确定配电箱接通电源。

④ 石英砂过滤器运行。

打开图 3-5 所示排水阀 4，再打开进水阀 2，把余水放掉，然后关闭排水阀 4，打开排水阀 3，使来水反向流入石英砂过滤器，观察排水是否清澈、无杂质，反冲洗 10 ~ 20 min。

关闭进水阀 2、排水阀 3，打开进水阀 1、排水阀 4，使来水正向流入石英砂过滤器，观察排水是否清澈、无杂质，正冲洗 10 ~ 20 min。

关闭排水阀 4，向活性炭过滤器供水。

⑤ 活性炭过滤器运行。

打开排水阀 7，开启活性炭过滤器进水阀 6，使来水反向流入活性炭过滤器，观察排水是否清澈、无杂质，冲洗 5 ~ 10 min。

关闭进水阀 6、排水阀 7，关闭进水阀 9，打开进水阀 5、排水阀 8，使来水正向流入过滤器，观察排水是否清澈、无杂质，冲洗 5 ~ 10 min。

关闭排水阀 8，打开进水阀 9，向钛棒、精密过滤器、反渗透装置供水。

⑥ 钛棒、精密过滤器运行。

工作压力控制在 0.4 MPa 以内，运行温度 5 ~ 40 ℃。打开进水阀 10，使来水流入钛棒、精密过滤器，向反渗透装置供水。

3. 反渗透装置运行

① 确保前端已来水。

② 打开浓水排放阀 12。

③ 启动一级反渗透高压泵 A，待 15 ~ 20 s 系统运行平稳后，开启二级反渗透高压泵 B。

④ 检测淡水电导率是否在 50 $\mu s/cm$ 以下。

⑤ 随时注意观察各部位仪表变化，并调整到正常值范围。

⑥ 注意调节相关设备，使系统稳定运行，严防水泵无水运行导致密封件及壳体损坏。

4. 离子交换器操作

设定阀门 13 ~ 21 处于关闭状态。

① 一号柱操作步骤。开启阀门 13，14，16，17，开启高压泵 C，用反渗透水冲洗一号离子柱，检查出水电导率应小于 0.9 $\mu m/cm$，合格后关闭排水阀 17，打开进水阀 18，反渗透水经 1 号柱进行离子交换，进入纯化水储罐。

② 二号柱操作步骤。开启阀门 13，15，19，20，开启高压泵 D，用反渗透水冲洗 2 号离子柱，检查出水电导率应小于 0.9 $\mu m/cm$，合格后关闭排水阀 20，打开进水阀 21，反渗透水经 2 号柱进行离子交换，进入纯化水储罐。

5. 安全规程

① 设备运行中要认真观察设备是否正常，如有异常则应停机处理，修复后使用。

② 不得擅自离岗，凡需离岗而又不能停机时，必须报班组长批准，并由班组长指定接替人后，方可离开。

**（三）质量控制要点与质量判断**

① 酸碱度：每班按下列项目（表3-4）检测并记录一次。

② 氯化物、硫酸盐与钙盐：每班按下列项目（表3-4）检测并记录一次。

③ 每 2 h 检测并记录一次电导率：小于 2 $\mu m/cm$。

**（四）生产记录**

制水工序纯化水生产记录见表3-4。

表3-4　制水工序纯化水生产记录

| 记录内容 | | | | | |
|---|---|---|---|---|---|
| 开始时间 | 结束时间 | 纯化水产量 | 紫外线杀菌器 | | 操作人 |
| | | | 当日运行时间 | 累积运行时间 | |
| | | L | h | h | |
| 原水 | 时间 | | | | |
| | 水温/℃ | | | | |
| | 电导率/($\mu s \cdot cm^{-1}$) | | | | |
| | pH 值 | | | | |

续表

| | 记录内容 | | | | | |
|---|---|---|---|---|---|---|
| 开始时间 | | 结束时间 | 纯化水产量 | 紫外线杀菌器 | | 操作人 |
| | | | | 当日运行时间 | 累积运行时间 | |
| | | | L | h | h | |
| 时间 | | | | | | |
| 石英砂过滤器 | 进水压力/MPa | | | | | |
| | 压差/MPa | | | | | |
| 活性炭过滤器 | 进水压力/MPa | | | | | |
| | 出水压力/MPa | | | | | |
| 钛棒过滤器 | 出水压力/MPa | | | | | |
| | 压差/MPa | | | | | |
| 一级反渗透 | 进水压力/MPa | | | | | |
| | 浓水压力/MPa | | | | | |
| | 压差/MPa | | | | | |
| | 淡水流量/LMP* | | | | | |
| | 浓水流量/LMP | | | | | |
| | 电导率/($\mu$s·cm$^{-1}$) | | | | | |
| | pH 值 | | | | | |
| | 回收率/% | | | | | |
| | 脱盐率/% | | | | | |
| pH 调节剂 | 浓度/% | | | | | |
| | 泵速/(mL·min$^{-1}$) | | | | | |
| 二级反渗透 | 进水压力/MPa | | | | | |
| | 浓水压力/MPa | | | | | |
| | 压差/MPa | | | | | |
| | 淡水流量/LMP | | | | | |
| | 浓水流量/LMP | | | | | |
| | 电导率/($\mu$s·cm$^{-1}$) | | | | | |
| | pH 值 | | | | | |
| | 回收率/% | | | | | |
| | 脱盐率/% | | | | | |

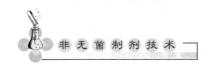

续表

| 记录内容 | | | | | |
| --- | --- | --- | --- | --- | --- |
| 开始时间 | 结束时间 | 纯化水产量 | 紫外线杀菌器 | | 操作人 |
| | | | 当日运行时间 | 累积运行时间 | |
| | | L | h | h | |
| 时间 | | | | | |
| 阳树脂柱 电导率/(μs·cm⁻¹) | | | | | |
| 阳树脂柱 pH 值 | | | | | |
| 阴树脂柱 电导率/(μs·cm⁻¹) | | | | | |
| 阴树脂柱 pH 值 | | | | | |
| 混合柱 电导率/(μs·cm⁻¹) | | | | | |
| 混合柱 pH 值 | | | | | |
| 纯水箱 电导率/(μs·cm⁻¹) | | | | | |
| 纯水箱 pH 值 | | | | | |
| 紫外灯累计时间/h | | | | | |

注：*，LMP = L/min。

**（五）生产结束**

① 系统停止运行，先关闭水泵，再关闭各阀门，最后关闭总电源。

② 更换状态标识牌。

③ 按《纯化水系统储罐、管道清洁标准操作规程》完成设备、生产场地、用具、容器清洁。a. 清洁频次：储罐每天放水，储罐管道每周清洗、消毒一次，储罐上的呼吸器和管路上的精密过滤器至少每年更换一次，平时生产和清洁时应经常检查呼吸器和过滤器的洁净度，发现变成黄色或堵塞时及时更换。b. 清洁所用工具：无纤维布、板刷。c. 清洁剂：2% 双氧水（过氧化氢）。d. 清洁方法：储罐水每天下班前将底部水放掉，保证用新鲜纯化水；每周操作工清洁球用 2% 双氧水冲洗罐的内部，并开动输送泵向管道输送双氧水循环 20 min，再用纯化水冲洗至进水口与出水口 pH 值一致；每周对储罐、管道用高压纯蒸汽灭菌法消毒一次，再用纯化水循环冲洗 30 min，将水放掉；每天用清洁巾对储罐、管道外部，以及电渗析设备、去离子设备、过滤设备外部进行擦洗，保持清洁。

④ 清洁工具按《清洁工具清洁消毒标准操作规程》进行清洁。a. 清洁工具：清洁车、水桶、拖把、毛刷清洁巾、橡胶手套、洗衣机、烘干机、垃圾

桶、吸水吸尘器、吸尘器等。b. 清洁频度：清洁车、水桶、拖把、毛刷、清洁巾、橡胶手套、洗衣机、烘干机、吸水吸尘器、吸尘器每次使用结束后清洗、消毒一次；垃圾桶每日清洗消毒一遍。c. 清洁剂：洗涤灵。d. 消毒剂（每周轮换使用）：5% 煤酚皂溶液、0.1% 新洁尔灭溶液。e. 清洁方法：清洁车、水桶等用清洁巾蘸清洁剂擦拭干净，用冲洗干净的湿巾擦拭两遍，最后用清洁巾蘸消毒剂擦拭消毒一遍；拖把、毛刷清洁巾、橡胶手套等用清洗剂清洗干净后用水将清洗剂漂洗干净，用消毒剂浸泡 15 min，拧干置清洁工具间指定位置晾干备用；垃圾桶用饮用水刷干净，再用消毒剂浸泡 15 min，晾干；吸水吸尘器、吸尘器：打开机盖，用饮用水清洗机器内腔，再用消毒剂浸泡 15 min，敞开晾干，机头部分不能倒置，以防电极进水。f. 清洁效果评价：肉眼检查，应洁净，无可见异物或污迹。

⑤ 完成生产记录、灭菌记录和清场记录的填写，请 QA 人员检查，合格后发"清场合格证"。

## 任务强化

1. 何谓纯化水？制备纯化水常用的方法有哪些？
2. 简述反渗透制备纯化水的原理。
3. 简述纯化水的储存条件和需要注意的问题。

# 项目四 表面活性剂

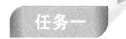

## 任务一 认知表面活性剂的类别

### 任务目标

1. 能描述表面活性剂的概念。
2. 能识记表面活性剂的分类。
3. 能够正确区分不同类别的表面活性剂。

### 任务卡

| 任务名称 | 认知表面活性剂的类别 | 学号 | | 姓名 | |
|---|---|---|---|---|---|
| 关键点 | 一、表面活性剂的结构<br>二、表面活性剂分子的吸附方式<br>三、表面活性剂的种类 | | | | |
| 开始时间 | | | 完成时间 | | |
| 执行人 | | | 审核人 | | |

### 任务场景

1. 场地：多媒体教室、VR实训室、药物制剂GMP实训中心。
2. 材料：《中国药典》（2015年版）、表面活性剂资料等。
3. 设备：计算机及分析检测设备。

### 任务准备

#### （一）表面活性剂

1. 表面活性

一定条件下的任何纯液体都具有表面张力（用$\gamma$表示），如20℃时，水的表面张力为72.75 mN/m。当向水中加入溶质时，水溶液的表面张力因溶质

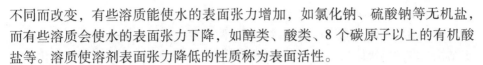

不同而改变，有些溶质能使水的表面张力增加，如氯化钠、硫酸钠等无机盐，而有些溶质会使水的表面张力下降，如醇类、酸类、8个碳原子以上的有机酸盐等。溶质使溶剂表面张力降低的性质称为表面活性。

2. 表面活性剂

表面活性剂（surfactant）是指那些具有很强的表面活性，在较低浓度时能使液体的表面张力显著下降的物质，它还具有增溶、乳化、润湿、去污、杀菌、消泡和起泡等实用性质。

**（二）表面活性剂的结构**

表面活性剂的分子结构具有两亲性：一端为亲水基团（即极性基团），另一端为疏水基团（即非极性基团）。一般由非极性烃链和一个极性基团组成，烃链长度一般在8个碳原子以上，极性基团可以是羧酸、磺酸、氨基或胺基及它们的盐，也可以是羟基、酰胺基、醚键等，例如十二烷基硫酸钠是硫酸酯类（$R—SO_4—$）表面活性剂，其结构中的脂肪酸碳链（$R—$）为亲油基团，解离的硫酸根（$—SO_4Na$）为亲水基团（图4-1）。

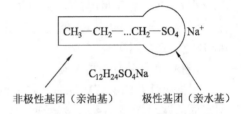

$$C_{12}H_{24}SO_4Na$$

非极性基团（亲油基）　　　极性基团（亲水基）

**图4-1　表面活性剂分子示意图**

**（三）表面活性剂分子的吸附方式**

1. 在溶液表面的吸附

当水中表面活性剂的浓度很低时，表面活性剂在水—空气界面产生定向排列，亲水基团插入水中而亲油基团朝向空气，形成单分子层，溶液表面层的浓度大大高于溶液内部的浓度。表面活性剂在溶液表面层聚集的现象称为正吸附，如图4-2所示。正吸附改变了溶液表面的性质，最外层呈现出碳氢链性质，从而表现出较低的表面张力，随之产生良好的润湿性、乳化性、起泡性等。如果表面活性剂浓度越低，而表面张力降低越显著，则表面活性越强，越容易形成正吸附。

2. 在油—水界面的吸附

在互不相溶的油—水界面上，表面活性剂分子不溶于任何一相中，而是亲水基团伸入水中，亲油基团伸入油相中，并且在油—水界面上定向排列（即吸附），使油—水界面张力下降，使分散的液滴稳定，与在溶液表面吸附相似，如图4-2所示。

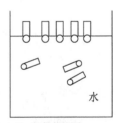

○ 为亲水基团
▭ 为亲油基团

**图4-2　表面活性剂分子在水、空气、油表面界面吸附图**

### 3. 在固体表面的吸附

表面活性剂溶液与固体接触时，因其两亲性特点，在固—液界面形成有一定结构和取向的吸附层，这种吸附使固体的表面状态和性质发生很大变化，产生湿润、不湿润和完全不湿润现象。在药剂生产中，常加入表面活性剂以改善难溶性固体药物的润湿性和表面性质。

液体在固体表面上自发铺展的现象称为润湿。固体的润湿性用接触角来表示（图4-3），即气、液、固三相接触时，从交点 $O$ 出发所作的气—液界面的切线与固—液交界线之间的夹角 $\theta$，是润湿程度的量度。

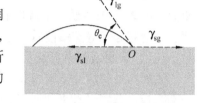

**图4-3 接触角 $\theta$ 示意图**

当 $\theta = 0$，完全润湿；当 $\theta < 90°$，部分润湿或润湿；当 $\theta = 90°$，是润湿与否的分界线；当 $180° > \theta > 90°$，不润湿；当 $\theta = 180°$，完全不润湿。

### （四）表面活性剂的分类

根据极性基团的解离性质，将表面活性剂分为离子型表面活性剂和非离子型表面活性剂（图4-4）。离子型表面活性剂又可分为阳离子型表面活性剂、阴离子型表面活性剂和两性离子型表面活性剂。

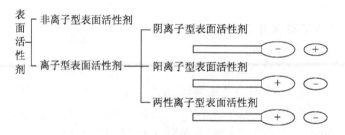

**图4-4 表面活性剂分类**

### 1. 阴离子型表面活性剂

阴离子型表面活性剂起表面活性的部分是阴离子，具有乳化、去污、发泡、分散湿润等特性。阴离子型表面活性剂分为羧酸盐、硫酸酯盐、磺酸盐和磷酸酯盐四大类。

（1）**羧酸盐类** 羧酸盐类又称肥皂类，是高级脂肪酸的盐，通式为 $(RCOO^-)_n M^{n+}$。脂肪酸烃链 R 一般为 $C_{11} \sim C_{17}$，以硬脂酸、月桂酸等常见。根据不同的 M 又可分为碱金属皂（一价皂，钠皂、钾皂）、碱土金属皂（二价皂，钙皂、镁皂）和有机胺皂（三乙醇胺皂）。它们均具有良好的乳化性能和分散油的能力，但易被酸破坏，碱金属皂还可被钙、镁等金属破坏，电解质可使之发生盐析。肥皂类有一定的刺激性，一般用于外用制剂。

（2）硫酸酯盐类　硫酸酯盐类主要是硫酸化油和高级脂肪酸酯类，通式为 R—O—SO$_3$—M，其中脂肪烃链 R 为 C$_{12}$～C$_{18}$。硫酸化油类常用的有硫酸化蓖麻油，它是一种无刺激性的去污剂和湿润剂，可替代肥皂洗涤皮肤，也可用于挥发油或水不溶性杀菌剂的增溶。高级脂肪酸酯类常用的有十二烷基硫酸钠（SDS），又称月桂醇硫酸钠（SLS），它的乳化性也很强，比肥皂稳定，耐酸和钙、镁盐，但可与一些高分子阳离子药物发生作用而产生沉淀，从而对黏膜有一定的刺激性，主要用于外用软膏的乳化剂，有时也用于片剂等固体制剂的湿润剂和增溶剂。

（3）磺酸盐类　磺酸盐类主要是脂肪族磺酸化物、烷基（芳基）磺酸化物和烷基萘磺酸化物，通式为 R—SO$_3$M。它们的水溶性及耐酸、耐钙、镁盐性比硫酸化物要差，即使在酸性水溶液中也不易水解。此类中的十二烷基苯磺酸钠，目前广泛应用为洗涤剂。另外有些胆酸盐常用作胃肠道脂肪的乳化剂和单硬脂酸甘油酯的增溶剂。

（4）磷酸酯盐类　磷酸酯盐类主要有烷基（芳基）磷酸酯（盐）、脂肪醇（烷基酚）聚氧乙烯醚磷酸酯（盐）、烷基醇酰胺磷酸酯（盐）、咪唑啉类磷酸酯（盐）、高分子聚磷酸酯（盐）和硅氧烷磷酸酯等。作为表面活性剂的品种，磷酸酯盐类由于结构不同，其使用性能各有差异。

2. 阳离子型表面活性剂

阳离子型表面活性剂起表面活性的部分是阳离子，因此也被称为阳性皂，其分子结构主要部分是一个五价氮原子，其中季铵盐（图4-5）最为常用。其特点是水溶性大，在酸性和碱性溶液中比较稳定，具有良好的表面活性作用和消毒、防腐、杀菌作用，但此类毒性较大，不宜用于内服制剂中，主要用于外用的杀菌消毒剂。常用的有苯扎氯铵（洁尔灭）和苯扎溴铵（新洁尔灭）等。

图4-5　季铵盐的通式

3. 两性离子型表面活性剂

两性离子型表面活性剂的分子结构中同时具有正、负电荷基团，其中正电性基团主要是铵盐（氨基酸型）或季铵盐（甜菜碱型）作为亲水基，负电性基团主要是羧基、硫酸酯基、磷酸酯基、磺酸基等基团。在不同 pH 值介质中可表现出阳离子或阴离子型表面活性剂的性质：在碱性水溶液中，呈阴离子型表面活性剂的性质，故具有很好的起泡、去污作用；在酸性溶液中呈阳离子型表面活性剂的性质，具有很强的杀菌能力。两性离子型表面活性剂的毒性和刺激性都比较小，但品种不多，主要有天然的卵磷脂和合成的甜菜碱型、氨基酸型。

（1）天然两性离子型表面活性剂　主要是卵磷脂，卵磷脂即磷脂酰胆碱，主要是从蛋黄和大豆中提取而得，包括大豆卵磷脂和蛋黄卵磷脂，分子中阴离子基团是磷酸酯型阴离子，阳离子基团是季铵盐型阳离子，基本结构如图4-6所示。

卵磷脂源自天然，被誉为与蛋白质、维生素并列的"第三营养素"，毒副作用很小，具有良好的生物相容性，安全性高，是静脉注射用脂肪乳的首选乳化剂，也是脂质微粒制剂的主要辅料。

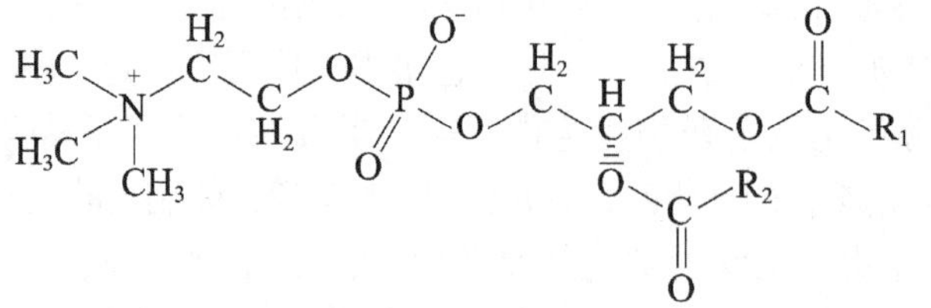

**图4-6 卵磷脂的结构**

（2）合成两性离子型表面活性剂 合成两性离子型表面活性剂包括氨基酸型和甜菜碱型，阴离子部分相同，都是羧酸盐，区别在于阳离子部分。

氨基酸型表面活性剂阳离子部分为胺盐（R—NH—CH$_2$CH$_2$—COO$^-$）。此类活性剂具有良好的水溶性，洗涤性能很好，并具有杀菌作用，它的毒性比阳离子型表面活性剂低，常用于洗发膏和洗涤剂中。常见的一类氨基酸型两性离子型表面活性剂"Tego"的杀菌能力很强，但毒性小于阳离子型表面活性剂。

甜菜碱型阳离子部分为季铵盐 $\left[\text{R}\overset{+}{\text{—N}}(\text{CH}_3)_2\text{CH}_2\text{—COO}^-\right]$。它在任何 pH 值下都能溶于水，即使在等电点也不会发生沉淀；不会因为温度升高而混浊；水溶液的渗透性好、泡性强、去污力好、分散性好，但成本高。可作为洗涤剂、助色剂、柔软剂、抗静电剂和杀菌剂，但杀菌力不及阳离子型表面活性剂。在酸性溶液中对绿脓杆菌有作用，但在碱性时对金黄色葡萄球菌和大肠杆菌的杀菌力更强。常用的甜菜碱型两性表面活性剂有十二烷基二甲基甜菜碱。

**4. 非离子型表面活性剂**

非离子型表面活性剂在水中不解离，分子中构成亲水基团的是甘油、聚乙二醇和山梨醇等多羟基醇，构成亲油基团的是长链脂肪酸或长链脂肪醇及烷基或芳基等，它们以酯键或醚键与亲水基团结合。

非离子型表面活性剂具有良好的洗涤、分散、乳化、起泡、润湿、增溶、抗静电、防腐蚀、杀菌和保护胶体等多种性能，品种很多，因其稳定不解离，毒性和溶血作用较小，相容性好，不易受电解质和溶液 pH 值影响，能与多数药物配伍，可作液体药剂、固体药剂的乳化剂、增溶剂、助悬剂、助湿剂、分散剂，在药剂生产中广泛地用于口服、外用制剂和注射剂中，个别产品还可用于静脉注射乳剂的乳化剂中，还可与其他类型表面活性剂配合使用，是一类大量使用的表面活性剂。

非离子型表面活性剂按亲水基团分为多元醇型和聚氧乙烯型两类。

（1）多元醇型 多元醇型非离子型表面活性剂是乙二醇、甘油、季戊四醇、失水山梨醇和蔗糖等含有多个羟基的有机物与高级脂肪酸形成的酯。其分子中的亲水基是羟基，由于羟基亲水性弱，所以多作乳化剂使用。

① 脂肪酸山梨坦又称失水山梨醇单油酸酯，是由山梨糖醇及其单酐和二酐与脂肪酸反应而成的酯类化合物的混合物，商品名为司盘（Span）。根据反应的不同的脂肪酸，可分为司盘 20（月桂山梨坦）、司盘 40（棕榈山梨坦）、司盘 60（硬脂山梨坦）、司盘 65（三硬脂山梨坦）、司盘 80（油酸山梨坦）和司盘 85（三油酸山梨坦）等多个品种，其结构如图 4-7 所示。

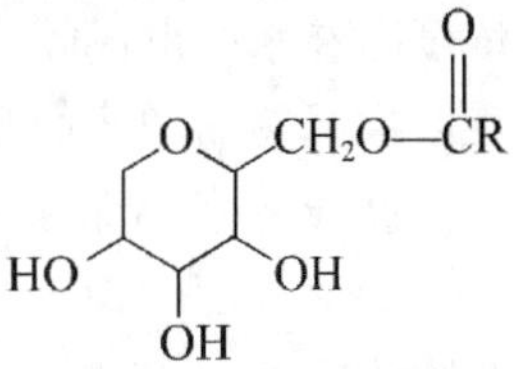

图 4-7　司盘的结构通式

脂肪酸山梨坦是黏稠状、白色至黄色的油状液体或蜡状固体，不溶于水，亲油性强，易溶于乙醇，在酸、碱和酶的作用下容易水解。其 HLB 值为 1.8～3.8，是常用的 W/O 型乳化剂或 O/W 乳剂的辅助乳化剂，常用于搽剂、软膏剂、注射用乳剂中。在 O/W 型乳剂中，司盘 20 和司盘 40 常与吐温配伍用作混合乳化剂；而司盘 60、司盘 65 等则适合在 W/O 型乳剂中与吐温配合使用。

② 脂肪酸甘油酯主要有脂肪酸单甘油酯和脂肪酸酸二甘油酯，如单硬脂酸甘油酯等。脂肪酸甘油酯根据其纯度可以是褐色、黄色或白色的油状、脂状或蜡状物质，熔点为 30～60 ℃，不溶于水，在水、热、酸、碱及酶等作用下易水解成甘油和脂肪酸。其表面活性较弱，HLB 为 3～4，主要用作 W/O 型辅助乳化剂，也可以作软膏基质的稳定剂和增稠剂，在缓、控释制剂中作阻滞剂。

③ 蔗糖脂肪酸酯简称蔗糖酯，是蔗糖与脂肪酸反应生成的一大类化合物，根据与脂肪酸反应生成酯的取代数不同，有单酯、二酯、三酯及多酯。改变取代脂肪酸及酯化度，可得到不同 HLB 值（5～13）的产品。蔗糖脂肪酸酯为白色至黄色粉末，随脂肪酸酯含量增加，可呈蜡状、膏状或油状，在室温下稳定，高温时可分解或发生蔗糖的焦化，在酸、碱和酶的作用下可水解成游离脂肪酸和蔗糖。蔗糖酯不溶于水，但在水和甘油中加热可形成凝胶，可溶于丙二醇、乙醇及一些有机溶剂，但不溶于油。主要用作 O/W 型乳化剂、分散剂。一些高脂肪酸含量的蔗糖酯也用作阻滞剂。

（2）聚氧乙烯型　这种类型的表面活性剂又称聚乙二醇型，是环氧乙烷与含有活泼氢的化合物进行加成反应的产物。

① 聚山梨酯、聚氧乙烯失水山梨醇单油酸酯，是由失水山梨醇脂肪酸酯与环氧乙烷反应生成的亲水性化合物，商品名为吐温（Tween）。根据脂肪酸不同，有吐温 20、吐温 40、吐温 60、吐温 65、吐温 80 和吐温 85 等多种型号，其结构如图 4-8 所示。

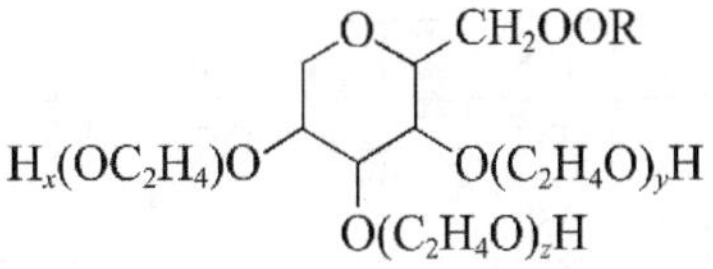

聚山梨酯是黏稠的黄色液体，对热稳定，

图 4-8　吐温的结构式

但在酸、碱和酶作用下也会水解。因结构中引入了多个聚氧乙烯基团，吐温类在水中的溶解性大大提高，在水和乙醇及多种有机溶剂中易溶，不溶于油，低浓度时在水中形成胶束，其增溶作用不受溶液 pH 值影响。聚山梨酯是常用的难溶性药物的增溶剂和 O/W 型乳化剂，还可作分散剂和润湿剂。

② 聚氧乙烯脂肪酸酯：由聚乙二醇与长链脂肪酸缩合而成的酯，通式为 R—COO—$(CH_2CH_2O)_nH$，商品有卖泽（Myrij）。根据聚乙二醇部分的分子量和脂肪酸品种不同而有不同品种，如卖泽 45、卖泽 49 等。这类表面活性剂有较强的水溶性，乳化能力强，为 O/W 型乳化剂，常用的有聚氧乙烯 40 硬脂酸酯等。

③ 聚氧乙烯脂肪醇醚：它是由聚乙二醇与脂肪醇缩合而成的醚，通式为 R—O—$(CH_2CH_2O)_nH$，商品有苄泽（Brij），如 Brij30 和 Brij35 分别为不同分子量的聚乙二醇与月桂醇的缩合物；西土马哥（Cetomacrogol）为聚乙二醇与十六烷醇的缩合物；平平加 O（Perogol O）则是 15 个单位的氧乙烯与油醇的缩合物。埃莫尔弗（Emolphor）是一类聚氧乙烯蓖麻油化合物，由 20 个单位以上的氧乙烯与油醇缩合而成，为淡黄色油状液体或白色糊状物，易溶于水和醇及多种有机溶剂，HLB 值在 12 ~ 18 范围内，具有较强的亲水性质，常用作增溶剂及 O/W 型乳化剂。如聚氧乙烯蓖麻油甘油醚（Cremophore EL），氧乙烯单位为 35 ~ 40，HLB 为 12 ~ 14。

④ 聚氧乙烯-聚氧丙烯共聚物：又称泊洛沙姆（Poloxamer），商品名普朗尼克（Pluronic），是由聚氧乙烯和聚氧丙烯聚合而成。该共聚物的通式为 $HO(C_2H_4O)_a$—$(C_3H_6O)_b$—$(C_2H_4O)_aH$，根据共聚比例的不同，本品有各种不同分子量的产品（表 4-1）。分子量为 100 ~ 14 000，HLB 值为 0.5 ~ 30。随分子量增加，本品从液体变为固体。随聚氧丙烯比例增加，亲油性增强；相反，随聚氧乙烯比例增加，亲水性增强。本品作为高分子非离子型表面活性剂，具有乳化、润湿、分散、起泡和消泡等多种优良性能，毒性较其他非离子型表面活性剂小，但增溶能力较弱。Poloxamer 188（Pluronic 68）作为一种 O/W 型乳化剂，是目前用于静脉注射乳剂的极少数合成乳化剂之一，用本品制备的乳剂能够耐受热压灭菌和低温冰冻而不改变其物理稳定性。

表 4-1　泊洛沙姆及对应普朗尼克型号及其分子量

| Poloxamer | Pluronic | 平均分子量 | $a$ | $b$ |
|---|---|---|---|---|
| 124 | L44 | 2 090 ~ 2 360 | 12 | 20 |
| 188 | F68 | 7 680 ~ 9 510 | 79 | 28 |
| 237 | F87 | 6 840 ~ 8 830 | 64 | 37 |
| 338 | F108 | 12 700 ~ 10 400 | 141 | 44 |
| 407 | F127 | 9 840 ~ 14 600 | 101 | 56 |

## 任务实施

**（一）VR 沉浸式实训**

进入 VR 实训室，进入液体制剂车间，完成任务。

**（二）药物制剂 GMP 实训车间实训**

进入药物制剂 GMP 实训车间，进入液体制剂车间，完成任务。

**（三）多媒体展示**

分组上台用 PPT 展示"表面活性剂的分类和特点"。

## 任务强化

1. 分别简述表面活性和表面活性剂的结构。
2. 说说表面活性剂分为哪几类。

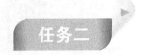

## 任务二　认知表面活性剂的性质

## 任务目标

1. 能描述胶束形成的原因。
2. 能理解临界胶束浓度。
3. 能理解胶束的形态。
4. 能识记亲水亲油平衡值。
5. 能正确计算亲水亲油平衡值。
6. 能理解表面活性剂的生物学性质。

## 任务卡

| 任务名称 | 认知表面活性剂的性质 | 学号 | | 姓名 | |
|---|---|---|---|---|---|
| 关键点 | 一、胶束的形成原因及形态<br>二、HLB 及其计算<br>三、表面活性剂的生物学性质 | | | | |
| 开始时间 | | | 完成时间 | | |
| 执行人 | | | 审核人 | | |

## ⊙ 任务场景

1. 场地：多媒体教室、VR 实训室、药物制剂 GMP 实训中心。
2. 材料：《中国药典》（2015 年版）、表面活性剂资料等。
3. 设备：计算机及分析检测设备。

## ⊙ 任务准备

### （一）表面活性剂胶束的形成

1. 胶束的形成

表面活性剂是两亲性分子，当溶解在水里的浓度较低时，产生正吸附使其在溶液表面定向排列，结果使表面张力降低。当表面活性剂的正吸附到达饱和后继续加入表面活性剂，表面就会被一层活性剂分子（或离子）占满。表面已不能再容纳更多的分子（或离子），表面张力也不再降低。其分子则转入溶液中，因其亲油基团的存在，水分子与表面活性剂分子相互间的排斥力远大于吸引力，导致表面活性剂分子自身依赖范德华力相互聚集，形成亲油基向内、亲水基向外，在水中稳定分散，直径大小为胶体级别的粒子。这种多分子缔合体称为胶束（micelles），如图 4-9所示。胶束的形成过程如图 4-10 所示。

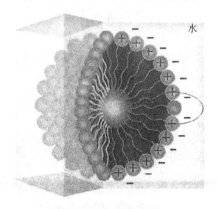

**图 4-9　胶束的立体效果图**

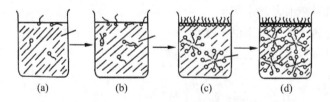

(a)　　　　　(b)　　　　　(c)　　　　　(d)

**图 4-10　胶束的形成过程**

2. 临界胶束浓度

表面活性剂在水中随着浓度的增大，表面上聚集的活性剂分子逐渐形成定向排列的紧密单分子层，多余的分子也在体相内部以亲油基相互靠拢，聚集形成胶束，表面活性剂分子开始缔合形成胶束的最低浓度称为临界胶束浓度（critical micelle concentration，CMC）。不同表面活性剂的 CMC 不同。相同亲水基的同系列表面活性剂，若亲油基团越大，则 CMC 越小。在 CMC 时，溶液的表面张力基本上到达最低值。当到达 CMC 时，溶液的表面张力、黏度、渗透压、相对密度、电导率等物理性质都发生急剧变化，此时，溶液表面张力降低到最低值，增溶作用、乳化、起泡、去污能力增强（图 4-11）。

3. 胶束的形态

胶束的结构从内到外包括内核、栅状层、外层三部分。在水溶液中，疏水基团构成胶束的内核，亲水的极性基团作为胶束外层，碳氢链上的亚甲基（—CH$_2$—）排列整齐形成栅状层。随着亲水基不同和浓度不同，形成的胶束可为棒状、层状或球状等多种形状，如图 4-12 所示。

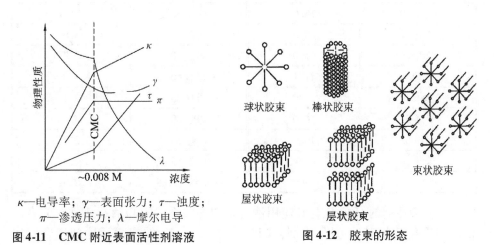

$\kappa$—电导率；$\gamma$—表面张力；$\tau$—浊度；
$\pi$—渗透压力；$\lambda$—摩尔电导

**图 4-11　CMC 附近表面活性剂溶液的各种性质变化曲线**

**图 4-12　胶束的形态**

### （二）亲水亲油平衡值

1. 亲水亲油平衡值的概念

因表面活性剂的两性结构决定其分子既亲水又亲油，其亲水亲油的能力大小对于表面活性剂分子的选择和使用至关重要。表面活性剂分子中亲水和亲油基团对油或水的综合亲合力称为亲水亲油平衡值（hydrophile-lipophile balance，HLB）。根据经验，将表面活性剂的 B 值范围限定在 0 ~ 40，其中，非离子型表面活性剂的 HLB 值范围为 0 ~ 20，即完全由疏水碳氢组成的石蜡分子 HLB 值为 0，完全由亲水性基团组成的聚乙二醇的 HLB 值为 20，十二烷基硫酸钠的 HLB 值为 40。常用表面活性剂的 HLB 值见表 4-2。HLB 值越高，表面活性的亲水性越强；HLB 值越低，表面活性剂的亲油性越强。亲油性或亲水性很大的表面活性剂易溶于油或易溶于水，在溶液界面的正吸附量较少，故降低表面张力的作用较弱。

表 4-2　常用表面活性剂的 HLB 值

| 表面活性剂 | HLB 值 | 表面活性剂 | HLB 值 |
|---|---|---|---|
| 吐温 20 | 16.7 | 二硬脂酸乙二酯 | 1.5 |
| 吐温 21 | 13.3 | 单硬脂酸丙二酯 | 3.4 |
| 吐温 40 | 15.6 | 单硬脂酸甘油酯 | 3.8 |
| 吐温 60 | 14.9 | 阿拉伯胶 | 8.0 |
| 吐温 61 | 9.6 | 明胶 | 9.8 |
| 吐温 65 | 10.5 | 西黄蓍胶 | 13.0 |
| 吐温 80 | 15.0 | 十二烷基硫酸钠 | 40.0 |
| 吐温 81 | 10.0 | 司盘 20 | 8.6 |
| 吐温 85 | 11.0 | 司盘 40 | 6.7 |
| 卖泽 45 | 11.1 | 司盘 60 | 4.7 |
| 卖泽 49 | 15.0 | 司盘 65 | 2.1 |
| 卖泽 51 | 16.0 | 司盘 80 | 4.3 |
| 卖泽 52 | 16.9 | 司盘 83 | 3.7 |
| 苄泽 30 | 9.5 | 司盘 85 | 1.8 |
| 苄泽 35 | 16.9 | 泊洛沙姆 188 | 16.0 |

　　表面活性剂的 HLB 值与其应用性有密切的关系：HLB 值在 2～6 的表面活性剂适合用作 W/O 型乳化剂；HLB 值在 12～18 的表面活性剂适合用作 O/W 型乳化剂；HLB 值在 16～18 的可作为增溶剂；HLB 值在 8～10 的可作为润湿剂，如图 4-13 所示。

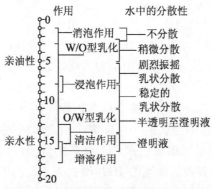

图 4-13　不同 HLB 值表面活性剂的适用范围

2. HLB 值计算

　　在实际药物制剂生产中，经常会使用两种或多种表面活性剂混合使用以得到合适的 HLB 值，非离子型表面活性剂的 HLB 值具有加和性，多组分的非离子表面活性剂体系的 HLB 值计算如下（离子型表面活性剂的 HLB 值不能按此公式计算）：

$$HLB_{混合} = \frac{HLB_a \times W_a + HLB_b \times W_b + \cdots + HLB_n \times W_n}{W_a + W_b + \cdots + W_n} \tag{4-1}$$

式中，$HLB_{混合}$代表混合后表面活性剂的 HLB 值；$HLB_a$，$HLB_b$，$HLB_n$分别代表 a，b，n 三种表面活性剂的 HLB 值；$W_a$，$W_b$，$W_n$分别代表 a，b，n 三种表面活性剂的质量或质量百分比。

### （三）表面活性剂的增溶作用

**1. 胶束增溶**

表面活性剂在水溶液中达到 CMC 后，一些水不溶性或微溶性物质在胶束溶液中的溶解度可显著增加，形成透明胶体溶液，这种作用称为增溶。起增溶作用的表面活性剂称为增溶剂，被增溶的物质称为增溶质。例如甲酚在水中的溶解度仅有 2% 左右，但在肥皂溶液中，却能增加到 50% 形成甲酚皂溶液。在药剂中，一些挥发油、脂溶性维生素、甾体激素等许多难溶性药物常可借此增溶，形成澄明溶液及提高药物浓度。胶束的增溶现象如图 4-14 所示。

胶束增溶体系是热力学稳定体系，也是热力学平衡体系。当浓度达 CMC 以上时，随着表面活性剂用量的增加，胶束量增加，增溶量也相应增加。当表面活性剂用量为 1 g 时，增溶达到饱和的浓度即为最大增溶浓度（MAC）。此时再加入增溶质，若增溶质为液体，体系将转变为乳浊液；若增溶质为固体，则溶液中将有沉淀产生。所以，表面活性剂 CMC 及缔合数不同，MAC 就不同。CMC 越低、缔合数越大，MAC 就越高。

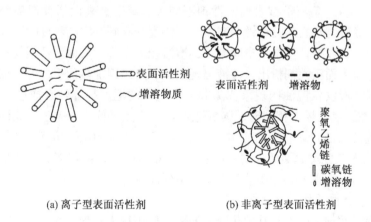

(a) 离子型表面活性剂　　　　　(b) 非离子型表面活性剂

**图 4-14　胶束的增溶现象**

**2. 温度对增溶的影响**

温度对增溶有三方面的影响：① 影响胶束的形成；② 影响增溶质的溶解；

③ 影响表面活性剂的溶解度。对于离子型表面活性剂，温度上升主要是增加增溶质在胶束中的溶解度和表面活性剂的溶解度。

（1）克氏点（Krafft 点）  含离子型表面活性剂的溶液随温度的上升，增溶质和表面活性剂的溶解度都相应增加，当温度升高到某一温度时，其溶解度急剧升高，该点的温度称为克氏点。此时的溶解度即为该离子型表面活性剂的临界胶束浓度。

图 4-15 为十二烷基硫酸钠在水中的溶解度随温度变化而变化的曲线，随着温度升高至某一温度，其溶解度急剧升高，该温度即为 Krafft 点，与之相对应的溶解度即为该离子型表面活性剂的临界胶束浓度（图 4-15 中虚线）。当溶液中表面活性剂的浓度未超过溶解度时（区域Ⅰ），溶液为真溶液；当继续加入表面活性剂时，则有过量表面活性剂析出（区域Ⅱ）；此时

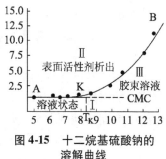

图 4-15　十二烷基硫酸钠的溶解曲线

再升高温度，体系又成为澄明溶液（区域Ⅲ），但与Ⅰ相不同的Ⅲ相是表面活性剂的胶束溶液。

Krafft 点是离子型表面活性剂的特征值，Krafft 点越高，表面活性剂的 CMC 越小。Krafft 点也是表面活性剂应用温度的下限，只有在温度高于 Krafft 点时表面活性剂才能更大限度地发挥作用。例如，十二烷基硫酸钠和十二烷基苯磺酸钠的 Krafft 点分别为 8 ℃ 和 70 ℃，很明显，后者在室温下表面活性作用不够理想。

（2）昙点  与离子型表面活性剂不同，非离子型表面活性剂随着温度的升高，其烃链与水之间的氢键会断裂，当温度升高到一定的程度时，烃链可发生强烈脱水和收缩，使增溶空间减小，增溶能力下降，表面活性剂溶解度急剧下降，并有表面活性剂析出，溶液出现混浊，这种因加热而引起的非离子型表面活性剂溶液发生混浊的现象称为起昙，此时的温度称为浊点或昙点（cloud point）。在聚氧乙烯链相同时，碳氢链越长，浊点越低；在碳氢链相同时，聚氧乙烯链越长浊点越高。如吐温 20 为 90 ℃，吐温 60 为 76 ℃，吐温 80 为 93 ℃，大多数此类表面活性剂的浊点在 70 ～ 100 ℃，但很多聚氧乙烯型表面活性剂如泊洛沙姆 188 等在常压下观察不到浊点。

**（四）表面活性剂的复配**

表面活性剂之间或与其他化合物的配合使用称为复配。在表面活性剂的增溶应用中，如果利用它的复配性质，可以加大表面活性剂的增溶能力，减少其用量。

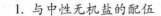

1. 与中性无机盐的配伍

在离子型表面活性剂溶液中加入可溶性的中性无机盐，主要是受反离子的影响，反离子的结合率越高、浓度越大，表面活性剂 CMC 降低就越显著，从而胶束数量增加，烃核的总体积增加，烃类增溶质的增溶量也增加。相反，由于无机盐使胶束栅状层分子间的电斥力减小，分子排列更紧密，减少了极性增溶质的有效增溶空间，故对极性物质的增溶量降低。无机盐对非离子型表面活性剂的影响较小，但在高浓度时可破坏表面活性剂亲水基与水分子的结合，使浊点降低。

2. 与有机物的配伍

碳原子在 12 以下的脂肪醇与表面活性剂分子形成混合胶束，使烃核体积增大，对碳氢化合物的增溶量增加。一些多元醇如山梨醇等也具有类似效果。相反，一些短链醇不仅不能与表面活性剂形成混合胶束，还可能破坏胶束的形成，如 C1 ～ C6 醇等。

极性有机物会升高表面活性剂的 CMC，因为这些极性分子与水分子发生强烈竞争性结合，增加了表面活性剂的溶解度，影响了胶束的形成，增加了表面活性剂的用量。

3. 与水溶性高分子的配伍

阳离子型表面活性剂易与阿拉伯胶、果胶酸等生成不溶性复凝聚物，在高分子溶液中，一旦有胶束形成，其增溶效果显著增强，可以减少表面活性剂的用量。

4. 表面活性剂相互配伍

（1）与同系物配伍　两个同系物等量混合体系的表面活性介于各自表面活性之间，更趋于活性较高的组分（即碳氢链更长的同系物）。混合体系中的 CMC 与各组分摩尔分数不呈直线关系，也不等于简单加和平均值。

（2）非离子型表面活性剂与离子型表面活性剂配伍　这两类表面活性剂更容易形成胶束，配伍后的 CMC 介于两种表面活性剂的 CMC 之间或低于其中任一表面活性剂的 CMC。对于阴离子型表面活性剂——聚氧乙烯型非离子型表面活性剂体系，当聚氧乙烯数增加时，可能发生更强的协同作用，而电解质的加入可以使协同作用减弱。亲油基相同的聚氧乙烯型非离子型表面活性剂，与阴离子型表面活性剂配伍的协同作用强于与阳离子配伍时的协同作用。

（3）阳离子型表面活性剂与阴离子型表面活性剂配伍　在水溶液中，带有相反电荷的离子型表面活性剂的适当配伍可形成具有较高表面活性的分子复合物，对润湿、增溶、起泡、杀菌等均有增效作用。两种离子型表面活性剂的碳氢链长度越相近或碳氢链越长，增效作用也越强。另外，为了提高表面活性剂的增效作用，阴、阳离子型表面活性剂的混合比例和混合方法都是起重要作用的因素，否则由于强烈的静电中和作用，溶解度较小的离子化合物会从溶液中沉淀出来。

### （五）表面活性剂的生物学性质

**1. 表面活性剂对药物吸收的影响**

在药物中表面活性剂可能增进药物的吸收，也可能降低药物的吸收，它取决于多种因素，如表面活性剂的浓度、表面活性剂对生物膜的溶解、表面活性剂对胃排空的影响等。

（1）表面活性剂浓度对药物吸收的影响　如果药物被增溶在胶束内，药物从胶束中扩散的速度和程度及胶束与胃肠生物膜融合的难易程度直接影响药物的吸收。如果药物可以顺利地从胶束内扩散或胶束本身迅速与胃肠黏膜融合，则增加药物的吸收。当表面活性剂浓度较低时，胶束少，药物容易通过生物膜，其吸收度增大；当表面活性剂的浓度升高时，特别是大于 CMC 时，胶束增多，药物难以通过生物膜，其吸收度降低。

（2）表面活性剂对生物膜的影响　表面活性剂可以通过溶解生物膜脂质增加上皮细胞的通透性来改善药物的吸收。如十二烷基硫酸钠可以改进四环素等药物的吸收，但长期的类脂质的损失可能造成肠黏膜的损害。

（3）表面活性剂对胃排空的影响　表面活性剂可以通过在胃中形成高黏度团块而降低胃的排空速率，如吐温 80 等。但当聚氧乙烯类或纤维素类表面活性剂增加胃液黏度而阻止药物向黏膜面扩散时，则吸收速度随黏度上升而降低。

**2. 表面活性剂与蛋白质的相互作用**

表面活性剂可以使蛋白质发生变性。蛋白质结构中所含的氨基酸的羧基在碱性条件下发生解离而带有负电荷，在酸性条件下则结构中的氨基或胍基发生解离而带有正电荷。因此在两种不同带电情况下，分别与阳离子型表面活性剂或阴离子型表面活性剂发生电性结合。此外，表面活性剂还可能破坏蛋白质二维结构中的盐键、氢键和亲油键，从而使蛋白质各残基间的交联作用减弱，螺旋结构变得无序或受到破坏，最终使蛋白质发生变性。

**3. 表面活性剂的毒性和溶血性**

一般而言，阳离子型表面活性剂的毒性最大，其次是阴离子型表面活性剂，非离子型和两性离子型表面活性剂的毒性较离子型表面活性剂的要低。通常情况下，表面活性剂因不同的浓度、不同的给药途径或不同的剂型，其毒性大小也不一。如小鼠在口服 1% 二辛基琥珀酸磺酸钠时仅有轻微毒性，而口服相同浓度的十二烷基硫酸钠则没有毒性。非离子型表面活性剂口服时一般认为无毒性，如成人每天口服 4.5~6 g 吐温 80，连服 28 d，甚至有的人服用达 4年之久，都未见有明显毒性。表面活性剂静脉给药时的毒性大于口服，其中仍以非离子型表面活性剂的毒性较低。

阴离子型及阳离子型表面活性剂不仅毒性较大，而且还有较强的溶血作用。例如，0.001%十二烷基硫酸钠溶液就有强烈的溶血作用。非离子型表面活性剂的溶血作用较轻微，在亲水基为聚氧乙烯非离子型表面活性剂中，以吐温类的溶血作用最小，故吐温类（如吐温80）可用于某些肌内注射液中。

**4. 表面活性剂的刺激性**

表面活性剂在渗入皮肤后改变了皮肤的原始结构状态，引起接触性皮炎、真皮皮炎，造成皮肤刺激作用和过敏性反应，或使皮肤的保温功能下降，使皮肤出现红斑或水肿现象，或与蛋白质结合造成蛋白质变性及改变皮肤的 pH 值。在外用制剂中常用到表面活性剂，但长期或高浓度使用可能使皮肤或黏膜受到损害。例如，季铵盐类化合物浓度高于 1% 时即可对皮肤产生损害，而十二烷基硫酸钠产生损害的浓度为 20%，吐温类对皮肤和黏膜的刺激性很小。表面活性剂对皮肤的刺激程度与其毒性大小相一致，阳离子型表面活性剂刺激性最大，阴离子型次之，非离子型表面活性剂因不带电荷，不会与蛋白质结合，所以刺激性最小。

## 任务实施

**（一）VR 沉浸式实训**

进入 VR 实训室，进入液体制剂车间，完成任务。

**（二）药物制剂 GMP 实训车间实训**

进入药物制剂 GMP 实训车间，进入液体制剂车间，完成任务。

**（三）多媒体展示**

分组上台用 PPT 展示"表面活性剂的基本性质及 HLB 值计算"。

## 任务强化

1. 什么是临界胶束浓度（CMC）？表面活性剂的胶束有哪些形状？胶束的作用有哪些？

2. 简述表面活性剂的 HLB 值的概念及计算方法。

3. 用司盘 80（HLB 值 4.3）和吐温 20（HLB 值 16.7）制备 100 g HLB 值为 9.5 的混合乳化剂，问两者应各用多少克？该混合乳化剂可作何用？

## 任务三 认知表面活性剂的作用

### 任务目标

1. 能识记增溶的概念及增溶剂的应用。
2. 能识记乳化的概念及乳化剂的应用。
3. 能识记润湿的概念及润湿剂的应用。
4. 能理解起泡与消泡的概念及起泡剂与消泡剂的应用。
5. 能理解去污的概念及去污剂的应用。
6. 能理解消毒与灭菌的概念及消毒剂与灭菌剂的应用。

### 任务卡

| 任务名称 | 认知表面活性剂的作用 | 学号 | | 姓名 | |
|---|---|---|---|---|---|
| 关键点 | 一、增溶及增溶剂的应用<br>二、乳化及乳化剂的应用<br>三、润湿及润湿剂的应用 | | | | |
| 开始时间 | | | 完成时间 | | |
| 执行人 | | | 审核人 | | |

### 任务场景

1. 场地：多媒体教室、VR 实训室、药物制剂 GMP 实训中心。
2. 材料：《中国药典》（2015 年版）、表面活性剂资料等。
3. 设备：计算机及分析检测设备。

### 任务准备

在药物制剂（如液体制剂、固体制剂、透皮吸收制剂等）中，表面活性剂的应用非常广泛，可作为增溶剂、乳化剂、润湿剂、起泡剂和消泡剂、去污剂、消毒剂和杀菌剂等。

#### （一）增溶剂

表面活性剂在水溶液中达到 CMC 后，一些水溶性或微溶性物质在胶束溶液中的溶解度可以显著增加，形成透明胶体溶液，这种作用就是表面活性剂量的增溶作用。增溶体系是溶剂、增溶剂和增溶质组成的三元体系，图4-16所示是薄荷油-吐温20-水三元相图，两曲线上的各点均为出现混浊或由浊变清的比例点，以曲线为分界线，表明在Ⅱ，Ⅳ两相区内的任一比例，均不能制得澄明溶液；在Ⅰ，Ⅲ两区域内任一比例均可制得澄明溶液，但只有在沿曲线的切线上方区域内的任意配比，如点A（代表7.5%薄荷油、42.5%吐温20和50%水），在加水稀释时才不会出现混

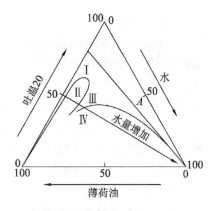

图4-16 薄荷油-吐温20-水三元相图（20℃）

浊。由于三相中各组分的加入顺序不同，增溶剂的增溶能力也有所差别。一般认为先将增溶质与增溶剂混合要比将增溶质与水混合的效果要好。

不解离的极性药物和非极性药物易被表面活性剂增溶并且有较明显的增溶效果。而解离的药物往往因其水溶性，进一步增溶的可能性较小甚至溶解度降低。当解离的药物与带有相反电荷的表面活性剂混合时，在不同配比下可能出现增溶、形成可溶性复合物和不溶性复合物等复杂情况。

制剂中存在多种组分时，对主药的增溶效果取决于各组分与表面活性剂的相互作用。当多种组分与主药竞争同一增溶位置时致使增溶量减小；当某一组分吸附或结合表面活性剂分子时造成对主药的增溶量减小；某些组分也可扩大胶束体积而增加对主药的增溶量。

抑菌剂或其他抗菌药物在表面活性剂溶液中往往被增溶而降低活性，在这种情况下必须增加抑菌剂的用量。

### （二）乳化剂

乳化是指将一种液体分散到另一种互不相溶的液体中的过程，得到的非均相制剂即乳剂。形成乳状液时由于两液体的界面积增大，所以这种体系在热力学上是不稳定的，为使乳状液稳定需要加入第三种组分——乳化剂，以降低体系的界面能，达到乳化的目的。有些表面活性剂具有此功能，所以可以作为乳化剂。一般HLB值在8～16的表面活性剂可作O/W型乳化剂，HLB值在3～8的表面活性剂可作W/O型乳化剂。阳离子型表面活性剂因毒性及刺激性大，不能用于内服制剂；阴离子型表面活性剂一般用于外用制剂中；两性离子型表面活性剂如卵磷脂可用于静脉注射乳剂中；非离子型表面活性剂不解离，稳定性好，毒性低，生物相容性好，可用于内服、外用乳剂中，个别品种如泊洛沙姆188也可用于静脉注射的乳剂中。

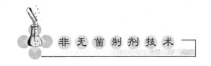

### （三）润湿剂

表面活性剂具有两亲性结构，能够在溶液表面发生定向吸附，降低液体的表面张力，因而可以改变体系的润湿性质，能使液体润湿或使固体表面润湿。在药剂生产过程中如混悬剂生产，难溶性粉末不易润湿，会飘浮在液体表面或下沉，加入表面活性剂可以降低固-液的界面张力和接触角，使固体润湿性增加，制得的制剂分散更均匀，质量也更稳定。起润湿作用的表面活性剂即为润湿剂。通常润湿剂的 HLB 值在 7 ~ 9，并有适宜的溶解度。

### （四）起泡剂和消泡剂

泡沫的产生是将气体分散到液体中产生的气-液相分散体，在泡沫的形成过程中，气液界面会急剧增加。表面活性剂具有明显降低液体表面张力的能力，使泡沫稳定，因此表面活性剂具有很强的起泡能力，可以作为起泡剂。除了起泡作用，表面活性剂还有较强的稳泡能力。它们通常具有较强的亲水性和较高的 HLB 值。表面活性剂作为起泡剂和稳泡剂主要用于腔道给药和皮肤给药。

虽然泡沫有不少用处，但在绝大多数生产过程中，泡沫会给生产带来许多麻烦，因此必须抑制和消除泡沫。能够消除泡沫的表面活性剂称为消泡剂，HLB 值为 1 ~ 3。其可与泡沫液面的起泡剂争夺液面膜，并吸附在泡沫表面上，取代原来的起泡剂，而其本身碳链短不能形成坚固的液膜，使泡沫破裂，如聚氧乙烯和聚硅氧烷等。

### （五）去污剂

表面活性剂具有去污作用，这与其结构的特殊性分不开。它是通过自身在非极性基团表面产生吸附，使被洗涤表面成为亲水表面后实现去污作用的。吸附量越大，去污能力会越好，但是洗涤温度、水的硬度、基质和污垢的种类及性质对表面活性剂的作用都有相当大的影响。去污剂最适合的 HLB 值是 13 ~ 16，去污能力以非离子型表面活性剂最强，其次是阴离子型。常用的去污剂有钠皂、钾皂、十二烷基硫酸钠等。

### （六）消毒剂和杀菌剂

表面活性剂的消毒和杀菌作用是因为它们可与细菌的生物膜蛋白质强烈作用而使之变形或破坏。大多数阳离子型和两性离子型表面活性剂可作消毒剂和杀菌剂，少数阴离子型也有类似作用。这些消毒剂在水中有较大的溶解度，如苯扎溴铵（新洁尔灭）、苯扎氯铵（洁尔灭）等。

## ◆ 任务实施

### （一）VR 沉浸式实训

进入 VR 实训室，进入液体制剂车间，完成任务。

**（二） 药 物 制 剂 GMP 实 训 车 间 实 训**

进入药物制剂 GMP 实训车间，进入液体制剂车间，完成任务。

**（三） 多 媒 体 展 示**

分组上台用 PPT 展示"表面活性剂的应用"。

## 任务强化

1. 表面活性剂的实际应用有哪些？

2. 简述增溶与乳化的区别。

3. 润湿剂的 HLB 值的一般范围是多少？

# 项目五 液体制剂的制备

## 任务一 认知液体制剂的处方

### 任务目标

1. 能识记液体制剂的概念、特点、分类和质量要求。
2. 能描述液体制剂的处方组成。
3. 能识记液体制剂的常用溶剂。
4. 能描述液体制剂的常用附加剂。

### 任务卡

| 任务名称 | 认知液体制剂的处方 | 学号 | | 姓名 | |
|---|---|---|---|---|---|
| 关键点 | 一、液体制剂的特点<br>二、液体制剂的分类<br>三、液体制剂的处方组成 | | | | |
| 开始时间 | | | 完成时间 | | |
| 执行人 | | | 审核人 | | |

### 任务场景

1. 场地：多媒体教室、VR 实训室、药物制剂 GMP 实训中心。
2. 材料：《中国药典》（2015 年版）、液体制剂资料等。
3. 设备：计算机及分析检测设备。

### 任务准备

**（一）液体制剂概述**

1. 定义

液体制剂（liquid preparation）系指药物以不同的分散方法、分散程度分散在适宜的分散介质中制成的液体制剂（图5-1）。

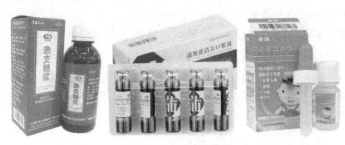

图5-1 液体制剂示例

2. 特点

① 分散度大，而分散度大直接影响药物的吸收速度与程度，同固体制剂比较，作用迅速、吸收快。

② 给药途径广泛，可内服、外用，服用方便，易于分剂量，适用于婴幼儿与老年患者。

③ 外用，用于皮肤黏膜和腔道，能减少某些药物的刺激性。

④ 固体药物制成液体制剂有利于提高药物的生物利用度。

液体制剂也存在稳定性差、易霉变（水性药剂需加入防腐剂）、不利于运输储存、产生配伍变化等问题。

3. 分类

（1）按分散系统分类

① 均相液体制剂：为均匀分散体系，外观为澄清溶液，如低分子溶液、高分子溶液，均属于热力学稳定体系。

② 非均相液体制剂：药物以微粒或微滴形式分散于液体介质中形成的不稳定的非均匀多相分散体系，为热力学不稳定体系。例如，溶胶剂（疏水胶体溶液）：药物的胶态微粒1～100 nm；乳剂：药物的微滴大于100 nm；混悬剂：药物的微粒大于500 nm，见表5-1。

表5-1 不同类型的微粒大小和特征

| 类型 | 微粒大小／nm | 特征 |
|---|---|---|
| 低分子溶液剂 | <1 | 以分子或离子分散的澄明溶液，稳定 |
| 高分子溶液剂 | 1～100 | 以高分子化合物溶解于水中的澄明溶液，稳定 |
| 溶胶剂 | 1～100 | 以胶态分散形成的多相体系，热力学不稳定 |
| 乳剂 | >100 | 以液滴分散形成的多相体系，热力学和动力学不稳定 |
| 混悬剂 | >500 | 以固体微粒分散形成的多相体系，热力学和动力学不稳定 |

（2）按给药途径分类　液体制剂有很多给药途径，由于制剂种类和用法不同，液体制剂的给药途径可分为以下两种：

① 内服液体制剂：如合剂、糖浆剂、乳剂、混悬液等。

② 外用液体制剂：a. 皮肤用液体制剂，如洗剂、搽剂、涂膜剂等；b. 五官科用液体制剂，如洗耳剂、滴耳剂、滴鼻剂、含漱剂、滴牙剂、口腔涂剂等；c. 直肠、阴道、尿道用液体制剂，如灌肠剂、灌洗剂等。

4. 质量要求

① 均匀相液体制剂应是澄明溶液。

② 非均匀相液体制剂药物粒子应小而分散均匀，浓度应准确。

③ 口服的液体制剂应外观好，口感适宜。

④ 外用液体制剂应无刺激性。

⑤ 液体制剂应质量稳定，有一定的防腐能力，保存和使用过程中不应发生霉变。

⑥ 包装容器应方便患者用药。

**（二）液体制剂的常用溶剂**

溶剂是液体制剂的重要组成部分，起到溶解、分散、稳定甚至还发挥药理作用，常用溶剂按介电常数的大小分为极性溶剂、半极性溶剂和非极性溶剂。

1. 极性溶剂

（1）水　水是最常用的溶剂，不具有任何药理与毒理作用，所以水是最常用的也是最为人体所耐受的极性溶剂。水能与乙醇、甘油、丙二醇等以任意比例混合。水能溶解无机盐及糖、蛋白质、树胶、鞣质、生物碱类等多种极性物质。但水本身无防腐性能，故不宜久贮，需要加入防腐剂以保证药剂质量。因常水中含有较多杂质，配制水性液体制剂时应使用蒸馏水或纯化水，不宜使用常水。

（2）甘油　即丙三醇，为黏稠状澄明液体、味甜、毒性小，与乙醇、丙二醇、水等以任意比例混合，可内服、外用，特别是外用制剂应用较多。含水10%的甘油无刺激性，在内服溶液制剂中，甘油含量在 12%（g/mL）以上，能防止鞣质的析出并兼有矫味作用。在外用制剂中，甘油常作黏膜给药的溶剂。甘油对皮肤有保湿、滋润及延长药物局部药效等作用，且对药物的刺激性有缓解作用。含甘油30%以上具有防腐作用。

（3）二甲基亚砜（DMSO）　为无色澄明液体，能与水、乙醇等溶剂任意混合，本品溶解范围广，对水溶性、脂溶性及许多难溶于水、甘油、乙醇、丙二醇等的药物均有溶解性，许多无机盐也能溶于其中，故有"万能溶剂"之称，常作为渗透促进剂用于外用制剂中，但对皮肤有轻度刺激性。

2. 半极性溶剂

（1）乙醇　一般情况下是指 95%（V/V）的乙醇，毒性较小，可与水、甘油、丙二醇以任意比例混合，具有较广泛的溶解性能，能溶解大部分有机药物和药材中的生物碱及其盐、挥发油、树胶、鞣质、有机酸等。含乙醇 20%以上即具有防腐作用，但乙醇本身具有药理作用，且易挥发、易燃烧。

（2）丙二醇　丙二醇的性质基本上同甘油相似，但黏度较小，药用丙二醇应为 1，2-丙二醇。丙二醇同样可与水、乙醇、甘油以任意比例混合，但不能与油脂相混溶，能溶解诸多有机药物。丙二醇毒性小，无刺激性，一定比例的丙二醇与水的混合物可抑制某些药物的水解，增加稳定性。丙二醇水溶液对药物在皮肤及黏膜上有促渗作用。

（3）聚乙二醇（PEG）　聚乙二醇分子量不同，性质也有差异。通常选用低聚合度的聚乙二醇（如 PEG 300～600）为溶剂。PEG 为无色透明液体，性质稳定，与水、乙醇、丙二醇、甘油等可以任意比例混合。聚乙二醇不同浓度的水溶液是一种良好的溶剂，能溶解许多水溶性无机盐及水不溶性有机药物。本品用于液体制剂，对易水解的药物具有一定的稳定作用，在洗剂中，有与甘油类似的保湿作用。

3. 非极性溶剂

（1）油脂　油脂能溶解油溶性药物，如挥发油、激素及许多芳香族药物等。本品多用于外用液体制剂，如洗剂、搽剂等。但油脂易氧化、酸败，也易与碱性药物发生皂化反应而影响制剂质量。

（2）液体石蜡　本品是从石油产品中分离得到的饱和液状烃的混合物，为无色澄明油状液体，无臭，化学性质稳定，分为轻质与重质两种；能与非极性溶剂混合，能溶解生物碱、挥发油及一些非极性药物等，在胃肠道代谢中不分解、不吸收，有润肠通便的作用。可作口服制剂与搽剂的溶剂。

（3）乙酸乙酯　本品为无色油状液体，微臭。能溶解挥发油、甾体药物及其他油溶性药物。在空气中易氧化、变色，故使用时常加入抗氧剂。常作为搽剂的溶剂。

**（三）常用附加剂**

液体制剂中，除含有药物与溶剂外，还根据需要加入附加剂，如防腐剂、着色剂、矫味剂等，以满足不同液体制剂对外观、口味、质量的不同要求。

1. 增溶剂

增溶是指某些难溶性药物在表面活性剂的作用下，使其在溶剂中（主要指水）的溶解度增大，并形成澄清溶液的过程。具有增溶能力的表面活性剂称增溶剂，被增溶的物质称为增溶质。每 1 g 增溶剂能增溶药物的克数称为增溶量。表面活性剂通常选用 HLB 值为 15～18 的物质，如吐温 80、卖泽类等。

甲酚在水中的溶解度仅为3%左右，限制了其应用，但在肥皂溶液中，却能增加到50%左右，这就是众所周知的用于环境、器械消毒的"甲酚皂"溶液。

2. 助溶剂

助溶系指难溶性药物与加入的第三种物质在溶剂中形成可溶性分子络合物、复盐或分子缔合物等，以增加药物在溶剂中溶解度的过程。当加入的第三种物质为低分子化合物（而不是胶体物质或非离子型表面活性剂）时，称为助溶剂。

助溶剂可分为三大类：① 有机酸及其钠盐，如苯甲酸钠、水杨酸钠、对氨基苯甲酸等；② 酰胺类化合物，如乌拉坦、尿素、烟酰胺、乙酰胺等；③ 无机盐，如碘化钾、氯化钠。

如碘化钾与碘形成 $KI_3$ 复合物，咖啡因可与苯甲酸钠形成分子复合物，以及乙二胺能与茶碱形成氨茶碱等均是通过助溶原理提高了难溶性药物在水中的溶解度。

3. 潜溶剂

当混合溶剂中各溶剂在某一比例时，药物的溶解度与在各单纯溶剂中的溶解度相比，出现极大值，这种现象称为潜溶，这种溶剂称为潜溶剂。潜溶剂通常为丙二醇、甘油、聚乙二醇、乙醇等与水以不同比例混合而得，如一定浓度的乙醇与水混合可增加苯巴比妥的溶解度，如图5-2所示。

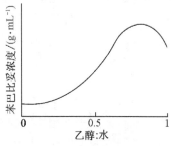

图5-2　苯巴比妥在不同浓度乙醇中的溶解度

4. 防腐剂

因水自身并无防腐性能，故水性液体制剂易被微生物污染。《中国药典》中规定口服溶液剂、乳剂混悬剂等液体制剂均需进行微生物限度检查，并应符合规定。常用防腐剂包括：

（1）对羟基苯甲酸酯类　又称尼泊金酯类，包括对羟基苯甲酸甲（乙、丙、丁）酯，随碳原子数增加，抑菌作用增强，但溶解度下降，广泛用于内服液体制剂中。其中以对羟基苯甲酸乙、丙酯（1:1）或对羟基苯甲酸乙、丁酯（4:1）合用时最多，其浓度均为0.01%～0.25%。由于它具有酚羟基结构，所以抗细菌性能比苯甲酸、山梨酸都强。此类防腐剂性质稳定，在酸性、中性溶液中均有效，但在弱碱性中酚羟基解离使作用减弱。吐温可与本品发生络合使其防腐能力下降甚至失去抑菌能力，如有5%吐温80存在时，可使80%的本品在水中被结合而失效，应用时应避免。本品还可被塑料吸附，有铁存在时本品可变色。

（2）苯甲酸和苯甲酸钠　此类对霉菌和细菌均有抑制作用，可内服，也可外用，是一种有效的防腐剂。常用浓度为 0.03% ~ 0.1%。其防腐作用来源于分子状态的苯甲酸，因此溶液的 pH 值在 4 以下抑菌效果好。苯甲酸钠的常用量为 0.1% ~ 0.25%，pH 值对抑菌作用的影响同苯甲酸。

（3）山梨酸　本品对霉菌和酵母菌作用强，毒性较苯甲酸低，常用浓度为 0.05% ~ 0.3%，在酸性溶液中效果好，pH 值为 4.5 时最佳。但在光、氧气、水中均不稳定，应与苯酚或没食子酸合用来增加其稳定性。与吐温类络合而降低防腐能力。山梨酸钾、山梨酸钙的作用与山梨酸相同，在水中的溶解度更大，需在酸性溶液中使用。

（4）苯扎溴铵　又称新洁尔灭，为阳离子型表面活性剂。本品作用快，刺激性小。在酸、碱中稳定，溶于水和乙醇。常用浓度为 0.01% ~ 0.1%，多外用。

（5）其他　醋酸氯己定，又称醋酸洗必泰，微溶于水，溶于乙醇、甘油、丙二醇等溶剂中，为广谱杀菌剂，用量为 0.02% ~ 0.05%。此外，还有 20% 的乙醇或 30% 以上的甘油、0.5% 的薄荷油或 0.01% 的桂皮醛，以及 0.01% ~ 0.05% 的桉叶油。

**5. 矫味剂**

制剂中加入矫味剂可掩盖药物的不良气味，改善制剂的气味和口感，提高患者顺应性。

（1）甜味剂

① 天然甜味剂：主要有蔗糖、单糖浆、果汁糖浆、桂皮糖浆、橙皮糖浆等，不但矫味，还能矫臭；甜菊苷有清凉甜味，甜度比蔗糖大约 300 倍，但甜中带苦，故常与蔗糖或糖精钠合用。

② 合成甜味剂：糖精钠，甜度为蔗糖的 200 ~ 700 倍，常用量为 0.03%（相当于蔗糖浓度的 10%），常与单糖浆或甜菊苷合用，作咸味药物的矫味剂；阿司帕坦，也称蛋白糖，又称天冬甜精，为二肽类甜味剂，其甜度为蔗糖的 150 ~ 200 倍，且无后苦味，不致龋齿，可以有效地降低热量，适用于糖尿病、肥胖症患者。

（2）芳香剂

① 天然香料：由植物中提取的芳香性挥发油，如薄荷油、橙皮油、桂皮油、橙皮酊及其芳香水剂如薄荷水、橙皮水等。

② 人造香料：经人工合成而得，如草莓香精、苹果香精、甜橙香精等。

（3）胶浆剂　胶浆剂黏稠，能干扰味蕾的味觉，因而可矫味，多用于矫正涩酸味，可降低药物的刺激性。常用的有羧甲基纤维素钠、甲基纤维素、淀粉、海藻酸钠、阿拉伯胶、西黄蓍胶、琼脂、明胶等。向胶浆中加入适量糖精钠或甜菊苷，可增加矫味效果。

（4）泡腾剂　制剂中常应用碳酸氢盐与有机酸（枸橼酸、酒石酸）作为泡腾剂，遇水后产生 $CO_2$，溶于水后呈酸性，能麻痹味蕾而矫味，常用于苦味、涩味、咸味制剂，与甜味剂、芳香剂配合使用，可得清凉佳味。

6. 着色剂

加入着色剂的目的主要是改善制剂外观，便于识别和区分。着色剂分天然色素和人工合成色素两类，只有食用色素才可作为内服液体制剂的着色剂。

（1）天然色素　可采用无毒植物性和矿物性色素，如叶绿素、苋菜汁、氧化铁。

（2）人工合成色素

① 食用色素：我国目前批准的合成食用色素有胭脂红、苋菜红、柠檬黄、靛蓝、日落黄、姜黄及亮蓝。这些色素均溶于水，一般用量为 0.000 5% ～ 0.001%（不宜超过 1/10 000）。

② 外用色素：外用液体药剂中常用的着色剂有伊红（或称曙红，适用于中性或弱碱性溶液）、品红（适用于中性、弱酸性溶液）及美蓝（或称亚甲蓝，适用于中性溶液）等合成色素。根据需要可将上述三种原色按适当比例混合，拼制各种不同的色谱。

7. 其他

有时为了增加液体制剂的稳定性，尚需加入 pH 调节剂、抗氧剂、金属离子络合剂等。

## 任务实施

**（一）VR 沉浸式实训**

进入 VR 实训室，进入液体制剂车间，完成任务。

**（二）药物制剂 GMP 实训车间实训**

进入药物制剂 GMP 实训车间，进入液体制剂车间，完成任务。

**（三）多媒体展示**

分组上台用 PPT 展示"液体制剂的处方"。

## 任务强化

1. 简述液体制剂的特点。
2. 简述液体制剂的分类方式及主要类别。
3. 液体制剂的常用溶剂有哪些？分别举例说明。
4. 简述液体制剂常用附加剂的应用。

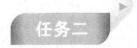

# 溶液型液体制剂的制备

## 任务目标

1. 能识记溶液型液体制剂的主要类别。
2. 能描述溶液剂、糖浆剂、芳香水剂、醑剂和甘油剂的概念。
3. 能识记溶液型液体制剂的制备方法。
4. 能描述溶液型液体制剂的主要生产设备。

## 任务卡

| 任务名称 | 溶液型液体<br>制剂的制备 | 学号 | | 姓名 | |
|---|---|---|---|---|---|
| 关键点 | 一、溶液型液体制剂的类别<br>二、溶液型液体制剂的制备方法<br>三、溶液型液体制剂的制备工艺 | | | | |
| 开始时间 | | | 完成时间 | | |
| 执行人 | | | 审核人 | | |

## 任务场景

1. 场地：多媒体教室、VR 实训室、药物制剂 GMP 实训中心。
2. 材料：《中国药典》（2015 年版）、溶液型液体制剂资料等。
3. 设备：计算机、口服溶液型液体制剂生产线相关设备。

## 任务准备

### （一）溶液型液体制剂的类型

溶液型液体制剂主要包括溶液剂、糖浆剂、芳香水剂、醑剂和甘油剂。

1. 溶液剂

溶液剂系指药物溶解于溶剂中所形成的澄明液体制剂。根据需要可加入助溶剂、抗氧剂、矫味剂、着色剂等附加剂。

溶液剂的制备有两种方法，即溶解法和稀释法。

（1）溶解法　其制备过程包含药物的称量、溶解、过滤、质量检查、包装等步骤。具体操作方法是取处方总量 1/2 ~ 3/4 量的溶剂，加入称好的药物，搅拌使其溶解。过滤，并通过滤器加溶剂至全量。过滤后的药液应进行质量检查。制得的药物溶液应及时分装、密封、贴标签及进行外包装。

（2）稀释法　稀释法系指将高浓度溶液或易溶性药物的浓贮备液稀释到治疗浓度范围内供临床应用的方法。稀释法操作时，应注意浓溶液的性质和浓度及稀释液的浓度，挥发性药物应防止挥发散失，如浓氨溶液稀释时，操作要迅速，量取后立即倒入水中，密封、轻微振摇。

【名称】　复方碘口服溶液（图5-3）

【处方】　碘50 g，碘化钾100 g，纯化水加至1000 mL。

【制法】　取碘化钾加纯化水溶解后，加入碘搅拌溶解，再加适量纯化水至1 000 mL，搅拌均匀，即得。

注：① 本品具有调节甲状腺的功能，主要用于甲状腺功能亢进的辅助治疗，外用作黏膜消毒。② 碘在水中溶解度为1∶2 950，加碘化钾作助溶剂，生成络合物易溶于水中，并能使溶液稳定。其反应式为 KI + $I_2 = KI \cdot I_2$。先将碘化钾加适量蒸馏水配成浓溶液，有助于加快碘的溶解速度。③ 本品具有刺激性，口服时宜用冷开水稀释后服用。

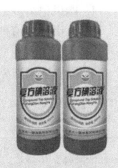

图5-3　复方碘口服溶液

2. 糖浆剂

糖浆剂系指含有药物或芳香物质的浓蔗糖水溶液，供口服应用。化学药物糖浆剂含蔗糖量应不低于45%（g/mL）。单糖浆浓度为85%（g/mL）或64.7%（g/g），用作矫味剂和助悬剂。

（1）质量要求　糖浆剂含糖量应不低于45%（g/mL）。糖浆剂应澄清，在贮存期间不得有酸败、异臭、产生气体或其他变质现象。含药材提取物的糖浆剂，允许含少量轻摇即散的沉淀。必要时糖浆剂中可添加适量的乙醇、甘油和其他多元醇作稳定剂。如需加入防腐剂，羟苯甲酯的用量不得超过0.05%，苯甲酸的用量不得超过0.3%。必要时可加入色素。

单糖浆，不含任何药物，除供制备含药糖浆外，一般可作矫味糖浆，如橙皮糖浆、姜糖浆等，有时也用作助悬剂，如磷酸可待因糖浆等。

（2）制备方法

① 热溶法：蔗糖在水中的溶解度随温度的升高而升高。将蔗糖加入沸纯化水中，溶解后，再加入药物，混合，溶解，过滤，从滤器上加适量纯化水至规定容量，即得。

此法适用于制备对热稳定的药物的糖浆剂。对热不稳定的药物，则在加热后，适当降温方可加入药物。此法的优点是蔗糖容易溶解，趁热容易滤过，所含高分子杂质如蛋白质加热凝固被滤除，制得的糖浆剂易于滤清，同时在加热过程中杀灭微生物，使糖浆易于保存。但加热过久或超过 100 ℃时，使转化糖含量增加，糖浆剂颜色容易变深。

② 冷溶法：在室温下将蔗糖（和药物）溶于纯化水中制成糖浆剂。冷溶法的优点是制成的糖浆剂颜色较浅，较适宜用于对热不稳定的药物和挥发性药物；缺点是制备过程易被微生物污染。

（3）糖浆剂配制注意事项

① 制备应在清洁避菌环境中进行，及时灌装于灭菌的洁净干燥容器中。

② 严格控制加热的温度、时间，并注意调节 pH，以防止蔗糖水解后生成转化糖。

③ 糖浆剂应在 30 ℃以下密闭贮存。

【名称】  磷酸可待因糖浆（图 5-4）

【处方】  磷酸可待因 5 g，蒸馏水 15 mL，加单糖浆至 1 000 mL。

【制法】  取磷酸可待因溶于蒸馏水中，加单糖浆至全量，即得。

【作用与用法】  镇咳药，用于剧烈咳嗽。口服，一次 2 ~ 10 mL，每日 10 ~ 15 mL。极量一次 20 mL，每日 50 mL。

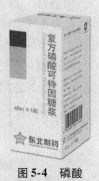

图 5-4  磷酸可待因糖浆

3. 芳香水剂

芳香水剂系指芳香挥发性药物（多为挥发油）的饱和或近饱和水溶液，亦可用水与乙醇的混合溶剂制成浓芳香水剂。芳香性植物药材经水蒸气蒸馏法制得的内服澄明液体剂型称为露剂。芳香水剂应澄明，具有与原药物相同的气味，不得有异臭、沉淀或杂质等。芳香水剂可作矫味、矫嗅、分散剂使用。芳香水剂大多易分解、氧化甚至霉变，所以不宜大量配制、久贮。

此类制剂的制备方法因原料不同而异。以挥发油、化学药物为原料时多用溶解法和稀释法；含挥发性成分的中药材则多用水蒸气蒸馏法。

4. 醑剂

醑剂系指挥发性药物的浓乙醇溶液，可供内服或外用。凡用于制备芳香水剂的药物一般都可制成醑剂。醑剂中的药物浓度一般为 5% ~ 10%，乙醇浓度一般为60%～90%。醑剂中的挥发油容易氧化、挥发，长期储存会变色等。醑剂应贮存于密闭容器中，但不宜长期储存。醑剂可用溶解法和蒸馏法制备。

5. 甘油剂

甘油剂系指药物溶于甘油中制成的专供外用的溶液剂。甘油剂用于口腔、耳鼻喉科疾病。甘油吸湿性较大，应密闭保存。

甘油剂的制备可用溶解法，如碘甘油；化学反应法，如硼酸甘油。

### （二）溶液型液体制剂的生产设备

1. 配液罐

低分子溶液剂的配制常采用配液罐来进行，内罐底部封头为凹凸型，采用偏壁式轴向流搅拌，罐体顶部设进水口、回流口、消毒口、清洗球、入孔填料口、呼吸口安装空气呼吸器、搅拌系统。罐体底部设凝水口、出料口、排污口、取样口、温度探头、液位传感器。设备配有控制柜操作，仪表显示药液温度、液位，提供上、下限报警功能，如图5-5所示。

配液罐可根据需要选择单层（图5-6）或夹层罐体（图5-7），可达到加热、搅拌、保温等要求。

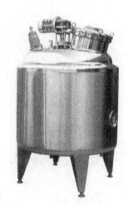

图5-5 配液罐实物图

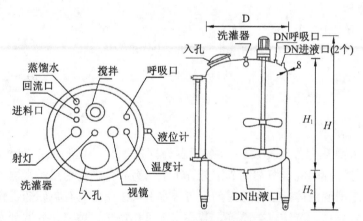

图5-6 单层配液罐

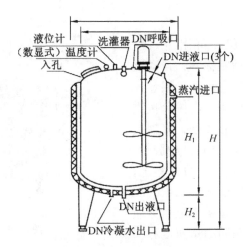

图 5-7　保温配液罐

### 2. 口服液灌装轧盖机

全自动口服液灌装轧盖机（图 5-8）用于口服液的灌装与轧盖，集理瓶、输瓶、定量灌装、理盖、送盖、轧盖、出瓶工序于一体，此机器灌装精度高、灌装形式独特，采用单针式定量注入，无气泡产生，产品保质期更长。灌装瓶进料装置及瓶盖装置的自动化排序程度高，有自动无瓶不灌装装置，安全可靠。灌装闷头采用防漏滴及特殊的升降装置，灌装容量及灌装速度均可调节。

### 3. 理瓶机

理瓶机（图 5-9）的作用是对杂乱堆放的瓶子进行整理，并使其有次序、有方向地排列在输送带上，高速高效地传到其他机械进行下一道工序（如灌装、贴标、装箱等），以提高整个生产线的生产效率。

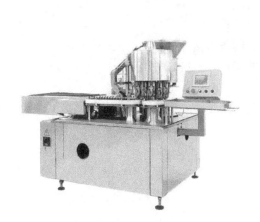

图 5-8　口服液灌装轧盖机

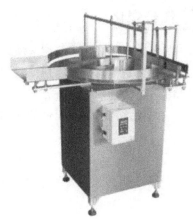

图 5-9　理瓶机

**4. 贴签机**

贴签机（图 5-10）可用于口服液、糖浆剂等的自动贴标签，自动化程度高。瓶子进入瓶盘后，受蜗卷片和送瓶盘摩擦力的作用，由拨盘拨进进瓶轨道，被推到分瓶盘处；浆糊被水轮从胶水盒中带起，通过硅橡胶轮，涂抹到吸附在吸气带轮上的标签上；标签被吸签拨叉从签台运送到吸气皮带轮，并被真空吸附在带轮上；分瓶盘与吸气皮带轮以相同的角速度相向

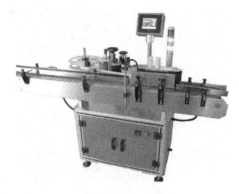

图 5-10　贴签机

运转，到达分瓶盘的瓶子被分瓶盘拨动且与吸附在吸气皮带轮上的标签一一对应，同时，吸气皮带轮上的"O"形三角带带动瓶子旋转，使粘在瓶子上的标签全部包裹到瓶子身上，最终推入出瓶轨道。

## ▶ 任务实施

### （一）VR 沉浸式实训
进入 VR 实训室，进入液体制剂车间，完成任务。

### （二）药物制剂 GMP 实训车间实训
进入药物制剂 GMP 实训车间，进入液体制剂车间，完成任务。

### （三）多媒体展示
分组上台用 PPT 展示"溶液型液体制剂的制备"。

## ▶ 任务强化

1. 什么是溶液剂？简述溶液剂的制备方法。
2. 什么是糖浆剂？简述糖浆剂的特点。
3. 简述糖浆剂的制备方法。
4. 比较芳香水剂、醑剂的异同点。

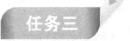

# 溶胶剂的制备

## 任务目标

1. 能识记溶胶剂的概念。
2. 能描述溶胶剂的性质。
3. 能描述溶胶剂的制备方法。

## 任务卡

| 任务名称 | 溶胶剂的制备 | 学号 | | 姓名 | |
|---|---|---|---|---|---|
| 关键点 | 一、溶胶剂的概念<br>二、溶胶剂的性质<br>三、溶胶剂的制备方法 | | | | |
| 开始时间 | | | 完成时间 | | |
| 执行人 | | | 审核人 | | |

## 任务场景

1. 场地：多媒体教室、VR 实训室、药物制剂 GMP 实训中心。
2. 材料：《中国药典》（2015 年版）、溶胶剂资料等。
3. 设备：计算机、溶胶剂制备相关设备。

## 任务准备

### （一）溶胶剂的定义

溶胶剂是指固体药物微细粒子分散在水中形成的非均匀状态的液体分散体系，又称疏水胶体，如氧化银溶胶、氢氧化铁溶胶等。溶胶剂中分散的微细粒子（胶粒）大小为 1 ～ 100 nm，属热力学不稳定体系（即相互聚集）。当药物以胶粒分散成溶胶状态，它们的药效会出现显著的变化。

目前溶胶剂很少使用，但溶胶微粒的特殊性质对于纳米制剂的发展具有十分重要的意义。

### （二）溶胶剂的性质

1. 丁达尔效应

当一束光线透过溶胶剂时，从入射光的垂直方向可以观察到胶体里出现的一条光亮的"通路"，这种现象被称为丁达尔现象，又称丁达尔效应。可用这一特性鉴别溶胶剂（图 5-11）。

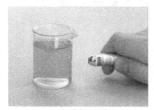
(a) 硫酸铜溶液

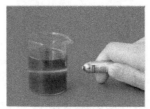
(b) 氢氧化铁胶体

**图 5-11　丁达尔效应**

**2. 布朗运动**

溶剂分子不停地做无规则的运动，不断地随机撞击胶体微粒，引起的胶粒无规则的运动就是布朗运动。布朗运动是溶胶剂保持稳定、胶粒不下沉的重要原因。

**3. 双电层与 ζ 电位**

与高分子溶液剂相似，溶胶剂中胶粒也会因自身分子解离而带电荷。若胶粒带有电荷，带电的微粒表面会吸引带相反电荷的离子，称为反离子；吸附的带电离子和反离子构成了吸附层；小部分反离子扩散到溶液中，形成扩散层；吸附层和扩散层是带相反电荷的带电层，称为双电层（图 5-12）。双电层之间的电位差称为 ζ 电位（Zeta 电位）。ζ 电位的高低取决于反离子在吸附层和溶液中分布量的多少。吸附

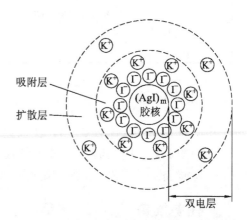

**图 5-12　溶胶剂的双电层结构**

层中反离子愈多，则溶液中的反离子愈少，电位就愈低。吸附层的反离子少，则 ζ 电位高，胶粒间的斥力大，溶胶剂则稳定。ζ 电位在 20 ~ 25 mV 时，溶胶不聚集而稳定。

**4. 稳定性**

溶胶剂属于热力学不稳定体系。因胶粒被粉碎的直径很小（1 ~ 100 nm），表面自由能大，有向一起聚集的趋势，而胶粒双电层 ζ 电位的存在可产生排斥力，阻碍了胶粒聚集，而胶粒周围电荷形成的水化膜也可使胶粒稳定。胶粒因重力作用有下沉趋势，而布朗运动使其不易下沉。因此，溶胶剂中胶粒的稳定性来源于电荷的排斥力及布朗运动。

向溶胶剂中加入一定量的电解质或加入相反电荷的高分子会破坏其稳定性，因吸附层反离子增加，$\zeta$ 电位降低，胶粒间排斥力也随之下降，且扩散层反离子数量减少，水化膜变薄，保护作用随之减弱，胶粒易聚集。为了维持溶胶剂稳定，可向其中加入亲水性高分子化合物作保护胶体（即亲水胶体），可使胶体溶液具有亲水胶体的性质而增加稳定性。

### （三）溶胶剂的制备

**1. 分散法**

系将粗分散物质分散成 1 ~ 100 nm 大小的微粒，使其达到溶胶粒子的分散范围。常用的方法有机械分散法、胶溶法、超声分散法。

（1）机械分散法　常采用胶体磨进行制备。

（2）胶溶法　系通过使新生的沉淀（粗分散粒子）重新分散而获得溶胶的方法。如新生成的 AgCl 粗分散粒子加稳定剂（$Ag^+$），经再分散可制得 AgCl 溶胶。

（3）超声分散法　利用超声波振荡使粒子分散。

**2. 凝聚法**

利用化学反应或改变物理条件使均相分散的物质，结合成胶体粒子的方法。常用的有化学凝聚法、物理凝聚法。

（1）物理凝聚法　改变分散介质或溶解温度使溶解的药物凝聚成溶胶。

（2）化学凝聚法　用氧化、还原、水解等化学反应，使溶解的药物凝聚成溶胶。

## 任务实施

### （一）VR 沉浸式实训

进入 VR 实训室，进入液体制剂车间，完成任务。

### （二）药物制剂 GMP 实训车间实训

进入药物制剂 GMP 实训车间，进入液体制剂车间，完成任务。

### （三）多媒体展示

分组上台用 PPT 展示"溶胶剂的制备"。

## 任务强化

1. 什么是溶胶剂？简述溶胶剂的制备方法。

2. 什么是丁达尔效应？

3. 什么是布朗运动？

4. 简述双电层与 $\zeta$ 电位的含义。

任务四 ▶ **乳剂的制备**

## ⊙ 任务目标

1. 能识记乳剂的概念。
2. 能识记乳剂的基本组成与类型。
3. 能描述乳剂的特点。
4. 能描述乳化剂的种类与选择。
5. 能理解乳剂的形成理论。
6. 能识记乳剂的稳定性问题。
7. 能描述乳剂的制备方法。
8. 能正确制备出乳剂。
9. 能正确进行乳剂的质量评价。

## ⊙ 任务卡

| 任务名称 | 乳剂的制备 | 学号 | | 姓名 | |
|---|---|---|---|---|---|
| 关键点 | 一、乳剂的概念<br>二、乳化剂的种类与选择<br>三、乳剂的制备方法 | | | | |
| 开始时间 | | | 完成时间 | | |
| 执行人 | | | 审核人 | | |

## ⊙ 任务场景

1. 场地：多媒体教室、VR 实训室、药物制剂 GMP 实训中心。
2. 材料：《中国药典》(2015 年版)、乳剂资料等。
3. 设备：计算机、乳剂制备相关设备。

## ⊙ 任务准备

### （一）乳剂概述

**1. 定义**

乳剂亦称乳浊液，系指两种不相混溶的液体混合，其中一种液体以液滴状态分散在另一种液体中，形成的非均匀分散的液体制剂，液滴直径在 0.25 ～ 25 μm。其中，液滴也称为分散相、内相、不连续相；包裹在液滴外面的液体也称为分散介质、外相、连续相（图 5-13）。

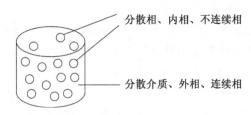

**图 5-13　乳剂示意图**

2. 乳剂的基本组成与类型

乳剂主要由三部分组成，即水相（W）、油相（O）和乳化剂，三者缺一不可。水相可为水或水溶液，油是与水不相混溶的有机液体，乳化剂是防止油水分层的稳定剂。乳剂中还可根据生产和临床需要，加入适量防腐剂、调味剂、抗氧剂等。

乳剂的常见类型有水包油型（O/W 型）、油包水型（W/O 型），以及复乳水包油包水型（W/O/W 型）、油包水包油型（O/W/O 型）。O/W 型中，分散相为油相，分散介质为水相；W/O 型与之相反。

药物制成复乳后，可以缓释或控释。复乳在体内具有淋巴系统的定向性，并与癌细胞有较强的亲和性，可以作为抗癌药物的良好载体。

3. 乳剂类型的鉴别方法

乳剂类型的鉴别方法见表 5-2。

**表 5-2　乳剂类型的鉴别方法**

| 项目 | O/W 型乳剂 | W/O 型乳剂 |
| --- | --- | --- |
| 外观 | 通常为乳白色 | 接近油的色 |
| 稀释 | 可用水稀释 | 可用油稀释 |
| 导电性 | 导电 | 不导电或几乎不导电 |
| 水溶性染料 | 外相染色 | 内相染色 |
| 油溶性染料 | 内相染色 | 外相染色 |
| 滤纸润湿法 | 液滴迅速铺展，中心留有油滴 | 不能铺展 |

4. 乳剂的特点

① 乳剂分散度大，药物吸收快，生物利用度高。

② 油溶性药物制成 O/W 型乳剂可掩盖其油腻性，并有利于吸收。

③ 水溶性药物制成 W/O 型乳剂有延长药效的作用。

④ 外用乳剂可改善对皮肤、黏膜的渗透性，减少刺激性。

⑤ 静脉注射乳剂在体内分布快，吸收迅速，可具有靶向性。

## （二）乳化剂

乳化剂是能使两种不相混溶的液体（如油和水）形成稳定乳浊液的物质，它对于乳剂的形成和稳定均起到非常重要的作用：① 可降低分散相的表面张力，在分散相的液滴表面形成薄膜或双电层以阻止液滴相互聚集、凝结；② 使乳剂保持一定的分散度和稳定性；③ 在乳剂制备过程中可减少能量消耗，经过振摇或搅拌，即可形成稳定的乳剂。

1. 乳化剂的种类

（1）天然乳化剂　一般为亲水性高分子化合物，常用于制备 O/W 型乳剂。制备时应注意防止污染，并加适量的防腐剂。

① 阿拉伯胶：主要成分为高分子多糖类及其钙、镁和钾盐，无臭、无味。常用于制备植物油、挥发油的 O/W 型乳剂，多内服，pH 值为 2 ～ 10 均稳定，用量 10% ～ 15%。但阿拉伯胶乳化能力较弱，常与西黄蓍胶、琼脂等合用。

② 西黄蓍胶：因乳化能力差，很少单独使用，一般与阿拉伯胶混合使用，pH 为 5 时，黏度最大，可形成 O/W 型乳剂。

③ 磷脂：用于 O/W 型乳剂，其无毒、无刺激性、无溶血作用，可用于内服、外用甚至静脉注射乳剂中。

④ 卵黄：常用于制备口服的 O/W 乳剂。其乳化能力强，等量卵黄乳化能力是阿拉伯胶的 10 倍，可乳化油脂 80 ～ 100 g、挥发油 40 ～ 50 g。

⑤ 明胶：用量为油量 1% ～ 2%，易受溶液 pH 及电解质影响产生絮凝作用，应注意防腐，常与阿拉伯胶联用。

⑥ 胆固醇：由羊毛脂经皂化分离而得，主要含羊毛醇，常用于制备 W/O 型乳剂。

（2）合成的表面活性剂类乳化剂　乳化能力强，用量较少，可用于制备 O/W 型或 W/O 型乳剂。

非离子型表面活性剂毒性小、刺激性小，可口服或外用，个别可注射用；阴离子型表面活性剂有一定的毒性和刺激性，一般用于外用制剂。

（3）固体粉末乳化剂　为不溶性细微的固体粉末，溶解度小，乳化时可被吸附于油、水界面，形成稳定的微粒乳化膜，形成乳剂。形成乳剂的类型由接触角 θ 的大小决定，一般当 θ < 90°，易被水润湿，形成 O/W 型乳剂，如 $Mg(OH)_2$、$Al(OH)_3$、二氧化硅等；当 θ > 90°，易被油润湿，形成 W/O 型乳剂，如 $Ca(OH)_2$、$Zn(OH)_2$、硬脂酸镁。

（4）辅助乳化剂　指与乳化剂合用能增加乳剂稳定性的乳化剂。辅助乳

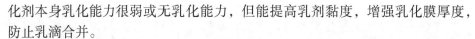

化剂本身乳化能力很弱或无乳化能力，但能提高乳剂黏度，增强乳化膜厚度，防止乳滴合并。

① 增加水相黏度的辅助乳化剂：甲基纤维素（MC）、羧甲基纤维素钠（CMC-Na）、海藻酸钠、琼脂、果胶、黄原胶、皂土等。

② 增加油相黏度的辅助乳化剂：十六烷醇、十八烷醇、单硬脂酸甘油酯、硬脂酸、蜂蜡等。

**2. 乳化剂的选择**

（1）根据乳剂的给药途径选择　内服乳剂应选用无毒、刺激性小的天然乳化剂、非离子型表面活性剂；外用乳剂可选用局部刺激性小、长期使用无毒的阴离子型或非离子型表面活性剂；注射用乳剂应选用无毒、无刺激性、溶血作用小或无溶血作用的天然乳化剂或非离子型表面活性剂中的品种，如磷脂、泊洛沙姆。

（2）根据乳剂的类型选择　乳化剂首先确定乳剂类型，O/W 型乳剂一般选用 HLB 值 8 ~ 18 范围内的表面活性剂、亲水性的天然乳化剂、与水的接触角小于 90° 的固体粉末乳化剂；W/O 型乳剂一般选用 HLB 值 3 ~ 8 范围内的表面活性剂、非亲水性的天然乳化剂、与水的接触角大于 90° 的固体粉末乳化剂。

**知识链接**

### 乳剂的形成理论

乳剂的形成理论至今有多种观点，各有其片面性，都不能普遍概括乳剂形成的机制。但结合起来也对学习和了解乳剂的形成有一定的帮助。

1. 界面张力学说

这种理论认为界面张力是影响乳状液稳定性的一个主要因素。因为乳状液的形成必然使体系界面积大大增加，从而增加了体系的界面能，这就是体系不稳定的来源。因此，为了增加体系的稳定性，可减少其界面张力，使总的界面能下降。由于表面活性剂能够降低界面张力，因此是良好的乳化剂。凡能降低界面张力的添加物都有利于乳状液的形成及稳定。降低界面张力虽使乳状液易于形成，但单靠界面张力的降低还不足以保证乳状液的稳定性。可以这样说，界面张力的高低主要表明了乳状液形成之难易，并非为乳状液稳定性的必然的衡量标志。

2. 界面吸附膜学说

（1）单分子膜：表面活性剂作乳化剂时被吸附在乳滴油-水界面，形成定向排列的单分子膜，明显降低了液滴与连续相的界面张力，乳滴表面的单分子膜可起机械保护作用，防止液滴间的合并，使乳剂稳定。离子型表面活性剂使单分子乳化膜带电，产生电斥力，进一步阻止液滴合并，使乳剂更加稳定。非离子型表面活性剂也有可能从溶液中吸附离子而带电，如聚山梨酯80从溶液中吸附十二烷酸钾的负离子，使液滴带电而稳定。

（2）多分子膜：天然的亲水性高分子化合物作乳化剂时，被吸附在乳滴的表面，形成高分子乳化膜。但其降低表面张力的作用不如表面活性剂显著，但它在界面上形成的高分子膜机械强度大，而且牢固，不仅能有效地阻止乳滴的合并，同时也能增加分散介质的黏度，使乳剂更稳定。如阿拉伯胶作乳化剂时就能形成高分子乳化膜。另外，高分子物质的带电性也可使液滴间产生斥力，使乳剂的稳定性提高。

（3）固体微粒膜：固体粉末作乳化剂，必须具备两个条件：一是固体粉末应足够细，在乳滴表面形成的乳化膜足以抵抗重力的作用而不易下沉；二是固体粉末应具有非零接触角，即有一定的润湿性。乳化时，当固体粉末被吸附于乳滴表面时，形成固体粒子乳化膜，不仅能不同程度地降低油-水表面张力，还可阻止液滴合并，增加乳剂的稳定性。

（4）复合凝聚膜：在乳剂中可形成复合凝聚膜，即由两种或两种以上的不同物质组成的界面膜。胆固醇（油溶液）在水中可形成胆固醇的不溶性单分子膜，将十六烷基硫酸钠水溶液恰好注入上述水层下的膜内，这样可使膜物质与注入物质之间结合而形成坚固的复合凝聚膜。常用的能形成不溶性单分子膜的物质有胆固醇、鲸蜡醇等；常用的水溶性物质有十六烷基硫酸钠、硬脂酸钠等。

3. 液滴的电斥力

对乳状液来说，若乳化剂是离子型表面活性剂，则在界面上，主要由于电离和吸附等作用，使得乳状液的液滴带有电荷，其电荷大小依电离强度而定；而对非离子型表面活性剂，则主要由于吸附和摩擦等作用，使得液滴带有电荷，其电荷大小与外相离子浓度及介电常数和摩擦常数有关。带电的液滴靠近时，产生排斥力，使之难以聚结，因而提高了乳状液的稳定性。

**（三）乳剂的稳定性**

乳剂因表面自由能大，易聚集，属热力学不稳定体系，在制备和储存过程中，常会发生下列稳定性问题。

1. 分层

分层又称乳析，系指在乳剂贮存过程中分散相液滴上浮或下沉的现象。乳剂分层的主要原因是油相、水相存在密度差。分层后轻轻振摇即能恢复成乳剂原来的状态，故是可逆过程。乳滴上浮或下沉的速度符合 Stokes 定律，可通过减小分散相半径、增加分散介质黏度，以及减少分散相与分散介质之间的密度差等来降低乳剂的分层速度。乳剂分层还与相容积比有关，通常分层速度与相容积比成反比，相容积比低于 25% 时乳剂很快分层，达 50% 时能明显降低分层速度。

2. 絮凝

乳剂中分散相液滴之间发生可逆的聚集现象称为絮凝。絮凝使分散相液滴距离很近，是液滴合并、乳剂破裂的前提。产生絮凝的主要原因是乳剂中电解质和离子型乳化剂的存在使乳滴的电荷减少，电位降低。同时，絮凝与乳剂的黏度、相容积比及流变性有密切关系。絮凝时乳滴及乳化膜完整，但稳定性降低，分层速度加快，是乳剂合并破裂的前提。

3. 转型

转型系指由于某些条件的变化而引起乳剂类型的改变，也称为转相。转型常因乳化剂性质改变、添加了相反类型的乳化剂或分散相体积过大所引起。例如，油酸钠是 O/W 型乳剂的乳化剂，向其中加入氯化钙，由于生成油酸钙，则使乳剂转变为 W/O 型。转型后乳剂的性质发生改变，不能再使用。

4. 合并与破裂

乳剂中乳滴周围的乳化膜被破坏导致液滴变大的现象称为合并，乳滴的合并进一步发展使乳剂分为油水两相的现象称为破裂。乳化膜被破坏是不可逆过程，振摇后不能恢复成原来的状态。升高温度、改变 pH 值，或向乳剂中加入两相均能溶解的溶剂，如丙酮，或加入电解质或脱水剂（乙醇）等均会引起乳剂的合并与破裂。

5. 酸败

乳剂受外界因素（光、热、空气或微生物等）影响，使油相或乳化剂发生化学或生物学变化称为酸败。可在乳剂中加入抗氧剂或防腐剂，防止氧化或酸败。

### （四）乳剂的制备

1. 乳剂的制备方法

（1）干胶法（油中乳化剂法） 将乳化剂与油相混合研磨均匀后，加入水相，急速研磨成初乳，再缓缓加水稀释至全量。在初乳中，油、水、胶的比例分别如下：乳化植物油时为 4∶2∶1，挥发油为 2∶2∶1，液体石蜡为 3∶2∶1。本法适合于乳化剂为细粉者，一般为阿拉伯胶或阿拉伯胶与西黄蓍胶的混合胶。本法制得的乳剂为 O/W 型，制备初乳时，添加水量不足或加水过慢，极易形成 W/O 型初乳，且很难转化成 O/W 型乳剂。

（2）湿胶法（水中乳化剂法） 将乳化剂分散到适量的水中，研磨均匀后，缓缓加入油相，边加边研至初乳形成，缓缓加水稀释至全量。在初乳中油、水、胶的比例与干胶法相同，湿胶法中乳化剂可不必是细粉，可制成胶浆（水2胶1）即可。此法加入的水是过量的，易形成O/W型乳剂。

（3）新生皂法　将生成肥皂的原料分别溶解在油相（如硬脂酸、油酸等有机酸）和水相（如氢氧化钠、氢氧化钙、三乙醇胺等碱）中，然后加热到70℃左右，将油、水两相混合，在油水界面上反应生成肥皂，经振摇或搅拌可制成乳剂。新生皂若为一价皂、有机胺皂，则形成O/W乳剂；若为二价皂则为W/O型乳剂。此法多用于乳膏剂的制备。

（4）直接乳化法　将油相、水相、乳化剂三者混合，经振摇或搅拌制成乳剂。本法借助机械提供的强大能量制成乳剂，可不考虑混合顺序。

（5）两相交替加入法　向乳化剂中每次少量交替加入水或油，边加边搅拌，即可形成乳剂。天然胶类、固体微粒乳化剂可使用本法。当处方中乳化剂用量较多时，本法较适合。

（6）两步乳化法　复合乳剂的制备采用此法制备：第一步先将油、水、乳化剂制成一级乳，第二步以一级乳为分散相，与含有乳化剂的油或水再乳化制成二级乳。

2. 药物及附加剂的加入方法

根据药物溶解性决定其加入方法：① 若药物溶于水或油时，可先将药物分别溶入，然后再经乳化形成乳剂；② 对不溶性的药物，可先粉碎成粉末，再用少量与之有亲和力的液体或少量乳剂与之研磨成糊状，然后与乳剂混合均匀；③ 防腐剂等应先溶解于合适液相中，使之更好地发挥作用。

3. 制备乳剂的设备

实验室小量制备可用乳钵，生产上常用图5-14所示的设备。

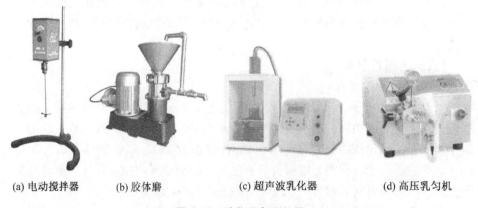

(a) 电动搅拌器　　　(b) 胶体磨　　　(c) 超声波乳化器　　　(d) 高压乳匀机

图5-14　乳化设备实物图

（1）电动搅拌器 有低速搅拌和高速搅拌装置，制得分散相液滴约10 μm。

（2）胶体磨 利用高速旋转的转子和定子之间的缝隙产生强大的剪切力使液体乳化，制得分散相大小约5 μm。

（3）超声波乳化器 利用10～50 kHz高频振动来制备乳剂，可制备W/O型和O/W型乳剂，但黏度大的乳剂不宜使用。

（4）高压乳匀机 借助强大推动力将两相液体通过乳匀机的细孔而形成乳剂，制备时先用其他方法初步乳化，再用乳匀机效果更好。制得的分散相液滴约0.3 μm。

4. 影响乳化的因素

（1）温度 升高温度可降低乳剂的黏度，节约乳化剂，易于乳化；但温度高促使乳剂分层、乳滴聚集，不利于稳定，所以稳定在70 ℃左右即可。

（2）相容积比 即油水两相的容积之比。从几何学角度计算，相容积比在40%～60%比较稳定，小于25%时乳滴容易分层，而超过60%时，乳滴之间距离很近，极易发生碰撞而合并或转相，因此也很不稳定。

（3）乳化剂的性质和用量 用量一般为乳剂量的0.5%～10%。

### （五）乳剂的质量评价

1. 乳滴大小的测定

乳滴的大小是衡量乳剂稳定性及治疗效果的重要指标。不同给药途径的乳剂对粒径大小的要求不同，如静脉注射乳剂要求粒径在0.5 μm以下。可采用光学显微镜测定法、库尔特计数器（Coulter counter）测定法、激光散射光谱法、透射电镜法（TEM）等来测定乳剂的粒子直径。

2. 分层现象观察

分层速度的快慢是评定乳剂质量的方法之一。可采用离心法加速其分层，4 000 r/min离心15 min，如不分层可认为乳剂质量稳定。此法可用于比较各种乳剂间的分层情况，以估计其稳定性。将乳剂在半径10 cm的离心管中以3 750 r/min离心5 h，相当于1年的自然分层效果。

3. 乳滴合并速度的测定

乳滴合并速度常数越大，稳定性越差。

## 任务实施

### （一）VR沉浸式实训

进入VR实训室，进入液体制剂车间，完成任务。

## （二）药物制剂 GMP 实训车间实训

进入药物制剂 GMP 实训车间，进入液体制剂车间，完成任务。

## （三）多媒体展示

分组上台用 PPT 展示"乳剂的制备"。

## 任务强化

1. 什么是乳剂？简述乳剂的基本组成与类型。
2. 简述乳剂类型的鉴别方法和特点。
3. 简述乳化剂的种类与选择。
4. 简述乳剂稳定性问题。
5. 简述乳剂的制备方法。

## 任务五　混悬剂的制备

## 任务目标

1. 能识记混悬剂的概念。
2. 能识记混悬剂的特点与质量要求。
3. 能描述混悬剂稳定性的影响因素。
4. 能描述混悬剂的制备方法和质量检查内容。
5. 能正确制备出混悬剂。
6. 能正确进行混悬剂的质量检查。

## 任务卡

| 任务名称 | 混悬剂的制备 | 学号 | | 姓名 | |
|---|---|---|---|---|---|
| 关键点 | 一、混悬剂的概念<br>二、混悬剂的特点与质量要求<br>三、混悬剂的制备方法 | | | | |
| 开始时间 | | | 完成时间 | | |
| 执行人 | | | 审核人 | | |

## 任务场景

1. 场地：多媒体教室、VR 实训室、药物制剂 GMP 实训中心。
2. 材料：《中国药典》（2015 年版）、混悬剂资料等。
3. 设备：计算机、混悬剂制备相关设备。

## 任务准备

### （一）混悬剂概述

1. 定义

混悬剂系指难溶性固体药物分散在液体介质中，形成的非均相分散体系。混悬剂中药物微粒的直径一般为 0.5 ～ 10 μm，小的可为 0.1 μm，最大可达 50 μm 或更大。混悬剂是不均匀的多相粗分散体系，包括液相和固相，属于热力学不稳定体系。

混悬剂中分散介质多为水，少数可为植物油。为提高混悬剂的稳定性，也有将难溶性药物按混悬剂的要求用适宜方法制成颗粒或粉末状制剂，临用时加水即迅速分散成混悬剂，称为干混悬剂，2015 年版《中国药典》中亦有收载。

2. 适合制成混悬剂的药物

① 难溶性药物需要制成液体制剂时。

② 药物的剂量超过了其溶解度而不能以液体形式应用时。

③ 两种溶液混合时药物的溶解度降低而析出固体药物时。

④ 为使药物产生缓释作用时。

为安全起见，剧毒药或剂量小的药物不可制成混悬剂。

3. 对混悬剂的质量要求

① 药物化学性质稳定，在储存和使用期间符合质量要求。

② 混悬剂中微粒大小符合制剂要求。

③ 粒子的沉降速度应很慢，沉降后不结块，具有良好的再分散性。

④ 有一定的黏度要求。

⑤ 外用混悬剂应容易涂布。

### （二）混悬剂的稳定性

混悬剂离子分散度大，表面自由能高，属于动力学不稳定体系，也是热力学不稳定的分散体系。其稳定性受下列因素影响。

1. 混悬微粒的沉降

混悬离子受重力作用会发生沉降，其沉降速度符合 Stokes 定律：

$$V = \frac{2r^2(\rho_1 - \rho_2)g}{9\eta} \tag{5-1}$$

式中，$V$ 为微粒沉降速度，cm/s；$r$ 为微粒半径，cm；$\rho_1$，$\rho_2$ 分别为微粒与分散介质的密度，g/mL；$\eta$ 为分散介质的黏度，Pa·s；$g$ 为重力加速度常数，cm/s$^2$。

由式 5-1 可以看出，混悬粒子的沉降速度与粒子半径的平方成正比，与微粒与分散介质的密度差成正比，而与分散介质的黏度成反比。微粒沉降速度越快，混悬剂动力稳定性越差。

因此，可通过以下方法，降低沉降速度，增加混悬剂的稳定性：① 通过研磨等方法降低微粒半径；② 减小微粒与分散介质的密度差；③ 增加分散介质黏度，如加入亲水性胶浆作助悬剂等。

**2. 微粒的增长与晶型的转变**

混悬剂中微粒大小在一定的范围内，大小不会完全均一，故在放置过程中小微粒会不断地溶解直至消失，大微粒会逐渐增大，大微粒增大后更易沉降，必然对混悬剂稳定性产生重要影响。可加入抑制剂阻止药物结晶不断地变大，以保持混悬剂的稳定性。

在结晶性药物中，同时存在多种晶型，有稳定型和亚稳定型。亚稳定型晶型会在一定的时间内转为稳定型，稳定型溶解度小，体内吸收慢，而亚稳定型溶解度大，在体内的吸收好，所以转型会影响药效。

**3. ξ 电位、表面自由能与絮凝**

混悬液中的微粒也具有双电层结构和 ξ 电位，电位越高，排斥力越强；同时微粒带电荷可使微粒周围存在水化膜，均会阻止微粒间的相互聚集，使混悬剂稳定。

混悬剂微粒同时受到两种力的作用，即因具有双电层电位而产生的排斥力和因表面自由能较大引起的聚集力，只有两力较平衡时混悬剂才稳定。当向混悬剂中加入适量电解质，使 ξ 电位降低为 20 ～ 25 mV，此时引力与斥力保持一定平衡，且引力稍大于斥力，混悬剂粒子呈现出疏松絮状聚集体，这种现象称为絮凝（图 5-15），加入的电解质称为絮凝剂。絮凝状态时，混悬剂虽沉降速度快，有明显的沉降面，沉降体积大，但经振摇后能够迅速恢复到混悬状态。

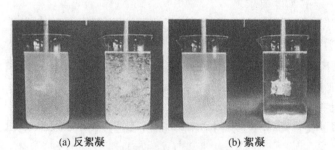

(a) 反絮凝　　　　　　(b) 絮凝

**图 5-15　絮凝与反絮凝**

混悬剂絮凝状态可逆转，即再向混悬剂中加入一定量的电解质，使电位改变，混悬剂即转变为非絮凝状态，加入的电解质称为反絮凝剂。反絮凝状态时，混悬剂易于倾倒。

4. 分散相的浓度和混悬剂的温度

若分散相（即药物微粒）的浓度增加，分散微粒彼此间碰撞的机会增加，则促进其聚集合并，使混悬液的稳定性降低。

温度变化使混悬微粒有一个重新溶解、析出的过程，该过程会导致结晶长大、转型等，它不仅改变药物的溶解度和溶解速度，还能改变微粒的沉降速度、絮凝速度等，所以温度的变化对混悬剂稳定性的影响较大。

**（三）混悬剂的稳定剂**

为了提高混悬剂的物理稳定性，可加入润湿剂、助悬剂、絮凝剂与反絮凝剂等稳定剂。

1. 助悬剂

助悬剂多是一些亲水胶体及低分子黏稠性物质。其作用是增加介质的黏度，从而降低混悬微粒的沉降速度；助悬剂吸附在混悬微粒的表面形成一层保护膜。

（1）低分子类 常用的有糖浆、甘油等。糖浆兼有矫味作用，用于内服制剂；甘油多外用，对皮肤有滋润、保湿作用。

（2）高分子类 天然高分子化合物常用的有阿拉伯胶、西黄蓍胶、琼脂、海藻酸钠、桃胶、淀粉浆等。此类物质易被微生物污染而发霉，故需添加防腐剂。

合成及半合成的高分子化合物常用的有聚乙烯吡咯烷酮、聚乙烯醇、卡波普、甲基纤维素、羧甲基纤维素钠等。此类助悬剂大多性质稳定，受 pH 影响较小，但应注意与其他附加剂的配伍变化。

硅皂土为胶体水合硅酸铝，在偏碱性药液中助悬效果更好，含量 5% 以上时有触变性。

具有凝胶-溶胶恒温转变性质的胶体称为触变胶。静置时形成凝胶防止微粒沉降，振摇时变成溶胶利于倾出。

2. 润湿剂

润湿剂系指能增加疏水性药物被水润湿能力的附加剂。许多疏水性药物如硫黄、阿司匹林等不易润湿，加之微粒表面吸附空气，给制备带来困难。润湿剂可吸于微粒表面，增加其润湿性，常用的有乙醇、甘油、HLB 值 7 ~ 11 的表面活性剂。

3. 絮凝剂与反絮凝剂

加入适量的絮凝剂，可使电位适当降低，提高稳定性。同一电解质可因用量不同起絮凝作用或反絮凝剂作用，如枸橼酸盐、枸橼酸氢盐、酒石酸盐、酒石酸氢盐、磷酸盐和一些氯化物等。

**（四）混悬剂的制备**

**1. 分散法**

分散法是将固体药物粉碎、研磨成符合混悬剂要求的微粒，再分散于分散介质中制成混悬剂。小量制备可用研钵，大量生产时可用乳匀机、胶体磨等机械。

分散法制备混悬剂要考虑药物的亲水性：① 对于亲水性药物如氧化锌、炉甘石、碱式碳酸铋、碳酸钙、碳酸镁、磺胺类等，一般可先将药物粉碎至一定的细度，再采用加液研磨法制备，即 1 份药物加入 0.4 ~ 0.6 份溶液，研磨至适宜的分散度，最后加处方中液体至全量。加液研磨可用处方中的液体，如水、芳香水、糖浆、甘油等。此法可使药物更容易粉碎，得到的混悬微粒可达到 0.1 ~ 0.5 $\mu m$。②对于质重、硬度大的药物，可采用"水飞法"制备。"水飞法"可使药物粉碎成极细的程度而有助于混悬剂的稳定。③ 疏水性药物制备混悬剂时，若药物与水的接触角大于 90°，不易被水润湿，很难制成混悬剂。可加入润湿剂与药物共研，改善其润湿性。④ 助悬剂、防腐剂、矫味剂等附加剂可先用溶剂制成溶液，制备混悬剂时作液体使用。

**2. 凝聚法**

凝聚法是借助物理方法或化学方法将离子或分子状态的药物在分散介质中聚集制成混悬剂。

（1）物理凝聚法　此法一般是选择适当溶剂将药物制成过饱和溶液，在急速搅拌下加至另一种药物难溶的液体中，使药物快速结晶，可得到 10 $\mu m$ 以下微粒，再将微粒分散于适宜介质中制成混悬剂。醋酸可的松滴眼剂就是采用该法制成的。

酊剂、流浸膏剂、醑剂等醇性制剂与水混合时，由于乙醇浓度降低，使原来醇溶性成分析出而形成混悬剂。配制时必须将醇性制剂缓缓注入或滴加至水中，并边加边搅拌，不可将水加至醇性药液中。

（2）化学凝聚法　将两种药物的稀溶液，在低温下相互混合，使之发生化学反应生成不溶性药物微粒混悬于分散介质中制成混悬剂。用于胃肠道透视的 $BaSO_4$，就是用此法制成的。化学凝聚法现已少用。

**（五）混悬剂的质量检查**

**1. 粒度**

混悬剂中粒度大小与混悬剂的稳定性、生物利用度和药效有密切关系。因此，测定混悬剂中粒度的大小、均匀状况，是对混悬剂进行质量评定的重要指标。可采用显微镜法、库尔特计数法进行测定。

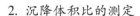 

2. 沉降体积比的测定

沉降体积比是指沉降物的体积与沉降前混悬剂的体积之比。检查方法：用具塞量筒盛供试品 50 mL，密塞，摇匀，记下混悬物开始高度 $H_0$，静置一定的时间，记下混悬的最终高度 $H$，沉降体积比按下式计算：

$$F = \frac{H}{H_0} \tag{5-2}$$

$F$ 值为 $0 \sim 1$，$F$ 值愈大说明微粒沉降缓慢，则混悬剂愈稳定。口服混悬剂（包括干混悬剂）的沉降体积比应不低于 0.90。

3. 絮凝度的测定

絮凝度是考察混悬剂絮凝程度的重要参数，用以评价絮凝剂的效果，预测混悬剂的稳定性。絮凝度用下式表示：

$$\beta = \frac{F}{F_\infty} = \frac{H/H_0}{H_\infty/H_0} = \frac{H}{H_\infty} \tag{5-3}$$

式中，$F$ 为絮凝混悬剂的沉降体积比；$F_\infty$ 为去絮凝混悬剂的沉降体积比；$\beta$ 为由絮凝作用所引起的沉降容积增加的倍数。$\beta$ 值愈大，絮凝效果愈好，则混悬剂稳定性愈好。

4. 重新分散试验

优良的混悬剂在储存后再经振摇，沉降微粒能很快重新分散，如此才能保证服用时混悬剂的均匀性和药物剂量的准确性。重新分散试验方法是将混悬剂置于带塞的 100 mL 量筒中，密塞，放置沉降，然后以 360° 及 20 r/min 的转速转动，经一定时间的旋转，量筒底部的沉降物应重新均匀分散。重新分散所需旋转次数愈少，表明混悬剂再分散性能愈好。

5. 流变学测定

采用旋转黏度计测定混悬液的流动曲线，根据流动曲线的形态确定混悬液的流动类型，以评价混悬液的流变学性质。如测定结果为触变流动、塑性触变流动和假塑性触变流动，就有效地减慢混悬剂微粒的沉降速度。

## 任务实施

**（一）VR 沉浸式实训**

进入 VR 实训室，进入液体制剂车间，完成任务。

**（二）药物制剂 GMP 实训车间实训**

进入药物制剂 GMP 实训车间，进入液体制剂车间，完成任务。

**（三）多媒体展示**

分组上台用 PPT 展示"混悬剂的制备"。

## 任务强化

1. 什么是混悬剂？简述混悬剂的特点与质量要求。
2. 简述影响混悬剂稳定性的主要因素。
3. 简述混悬剂的稳定剂类别。
4. 简述混悬剂的制备方法。
5. 简述混悬剂的质量检查类别和判断标准。

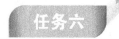

**任务六　认知其他液体制剂**

## 任务目标

1. 能识记合剂的概念。
2. 能描述滴耳剂的概念。
3. 能描述滴鼻剂的概念。
4. 能描述洗剂的概念。
5. 能描述搽剂的概念。
6. 能描述含漱剂的概念。
7. 能描述其他液体制剂的主要作用。

## 任务卡

| 任务名称 | 认知其他液体制剂 | 学号 | | 姓名 | |
|---|---|---|---|---|---|
| 关键点 | 一、其他液体制剂的概念<br>二、其他液体制剂的主要作用 | | | | |
| 开始时间 | | | 完成时间 | | |
| 执行人 | | | 审核人 | | |

## 任务场景

1. 场地：多媒体教室、VR 实训室、药物制剂 GMP 实训中心。

2. 材料：《中国药典》（2015 年版）、其他液体制剂资料等。

3. 设备：计算机、其他液体制剂制备相关设备。

## 任务准备

### （一）　合剂

合剂系指以水为分散介质，含有一种或多种药物成分专供内服的液体制剂。它包括溶液型、混悬型及乳浊型制剂。合剂的分散介质主要是水，有时为了溶解某种药物可以加少量的乙醇、甘油等。合剂即可用于局部作用，也可用于全身作用。

### （二）　滴耳剂

滴耳剂系指药物制成供滴耳用的澄清溶液、混悬液。滴耳剂一般作消毒、收敛、消炎之用。常用溶剂为水、甘油、油脂等，根据需要还可加入其他辅料。

### （三）　滴鼻剂

滴鼻剂系指药物制成供鼻腔用的澄清溶液、混悬液、乳状液。滴鼻剂能产生全身或局部效应，主要用于局部血管收缩、消炎等。

### （四）　洗剂

洗剂系指药物的澄清溶液、混悬液、乳浊液，供涂敷皮肤或冲洗用的制剂。洗剂主要用于局部消炎、止痒、收敛等。

### （五）　搽剂

搽剂系指药物用乙醇、油或适宜的溶剂制成的澄清溶液、混悬液、乳浊液，供无破损皮肤揉搽用。搽剂主要用于局部镇痛、收敛、杀菌、消炎等。

### （六）　含漱剂

含漱剂系指用于清洁口腔、咽喉的液体药剂，一般以水为溶剂，有时含有少量乙醇和甘油。含漱剂一般要求 pH 值呈微碱性，主要用于口腔清洗、杀菌、消毒。

## 任务实施

### （一）　VR 沉浸式实训

进入 VR 实训室，进入液体制剂车间，完成任务。

### （二）　药物制剂 GMP 实训车间实训

进入药物制剂 GMP 实训车间，进入液体制剂车间，完成任务。

### （三）　多媒体展示

分组上台用 PPT 展示"认知其他液体制剂"。

## ➲ 任务强化

1. 其他液体制剂包括哪些？分别简述各自的含义。
2. 简述其他液体制剂的主要作用。

# 第三篇

## 口服固体制剂的制备

# 项目六  固体制剂的前处理

## 任务一  粉碎

### 任务目标

1. 能看懂万能粉碎机的结构组成。
2. 能看懂粉碎生产指令单。
3. 能按 B 型万能粉碎机的标准操作规程进行操作。
4. 能按岗位操作规程对物料进行粉碎。
5. 能够进行生产工艺参数控制和质量控制。
6. 能按标准操作规程对设备进行清洁及清场操作。
7. 能对生产过程中出现的异常情况进行初步处理。
8. 能正确填写原始记录。

### 任务卡

| 任务名称 | 粉碎 | 学号 | | 姓名 | |
|---|---|---|---|---|---|
| 关键点 | 一、粉碎度<br>二、粉碎机的类别<br>三、粉碎操作工艺流程 | | | | |
| 开始时间 | | | 完成时间 | | |
| 执行人 | | | 审核人 | | |

### 任务场景

1. 场地：多媒体教室、VR 实训室、GMP 实训中心粉碎车间。
2. 材料：粉碎批生产记录、粉碎岗位及粉碎机相关 SOP 等。
3. 设备：B 型万能粉碎机、地秤、天平等设备。

## 任务准备

### （一）粉碎的定义

借助机械力将大块固体物料破碎成小块或粉末的过程称为粉碎。通常把粉碎前的粒度 $D_1$ 与粉碎后的粒度 $D_2$ 之比称为粉碎度或粉碎比。制备散剂用的固体原料药，除细度已达到药典要求外，均需进行粉碎，目的是调节药物粉末的流动性，改善不同药物粉末混合的均匀性，降低药物粉末对胃肠道创面的机械刺激性；并且减小药物的粒径，可增加药物的比表面积，提高生物利用度。所以散剂中药物都应有适宜的粉碎度，这不仅关系到它的外观、均匀性、流动性等性质，并可直接影响它的疗效。

> **知识链接**
>
> **散剂中药物的粉碎细度**
>
> 散剂中，易溶于水的药物可不必粉碎得太细，如水杨酸钠等。对于难溶性药物如布洛芬，为了加速其溶解和吸收，应粉碎得细些。不溶性药物如铝碳酸镁、氢氧化铝等用于治疗胃溃疡时，必须制成最细粉，以利于发挥其保护作用。对于有不良臭味、刺激性、易分解的药物制成散剂时，不宜粉碎太细，以免增加比表面积而加剧其臭味、刺激性及分解，如呋喃妥因等。红霉素在胃中不稳定，增加细度则加速其在胃液中降解，降低其疗效，故不宜过细。一般的散剂能通过六号筛（100 目，150 μm）的细粉含量不少于95%；难溶性药物、收敛剂、吸附剂、儿科或外用散能通过七号筛（120 目，125 μm）的细粉含量不少于95%；眼用散应全部通过九号筛（200 目，75 μm）等。

### （二）粉碎的注意事项

① 选择适宜的粉碎器械，即根据物料的性质、物料被粉碎的程度、粉碎量的多少等来选择器械。粉碎过程常用的机械力有冲击力、压缩力、剪切力、弯曲力、研磨力等。根据需处理物料的性质、粉碎程度的不同，选择不同的外力。

② 选用适宜的粉碎方法。

干法粉碎对平衡水分含量较高的物料易引起黏附作用，影响粉碎的进行，故粉碎前应进行干燥。在空气中干法粉碎时有可能引起氧化或爆炸的药品，应在惰性气体或真空状态下进行粉碎。干法粉碎时，当物料粉碎至一定的粒度以下，某些粉碎机的粉碎效能会降低，如球磨机内壁及球的表面会黏附一层细粉，起缓冲作用，降低粉碎的冲击力。

湿法粉碎是在药物中加入适量的水或其他液体再研磨粉碎的方法（即加液研磨法），可防止在粉碎过程中粒子产生凝聚作用。对某些难溶于水的药物可采用"水飞法"，即将药物与水一起研磨，使细粉末漂浮于液面或混悬于水中，然后将混悬液倾出，余下的粗粒加水反复操作，至全部药物研磨完毕。所得混悬液合并，沉降，倾去上层清液，将湿粉干燥，可得极细粉末。

将药物与辅料混合在一起粉碎称混合粉碎法，此时辅料细粉末能饱和药物粉末的表面能而阻止其聚结，有利于粉碎，可得到更细的粉末。此外，两种物质混合，彼此也有稀释作用，从而减少热的影响，可缩短混合时间。欲获得 10 μm 以下的微粉，可采用流能粉碎或选用微晶结晶法，即将药物的过饱和溶液在急速搅拌下骤然降低温度快速结晶，制得微粉。

③ 及时筛去细粉。药物只粉碎至所需的粉碎度，粉碎前和粉碎中应及时筛分，以免药物过度粉碎，以降低功率消耗和减少粉碎过程中药物的损失。

④ 中草药的药用部位必须全部粉碎应用。一般较难粉碎的叶脉和纤维等不应随意丢弃，以免损失有效部分或使药粉的含量相应增高。

⑤ 粉碎毒药或刺激性较强的药物时，应注意劳动防护，并避免交叉污染。

**（三）粉碎的主要设备**

粉碎设备可应用机械力对固体物料进行粉碎作业，使之变为小块、细粉或粉末。粉碎设备包括破碎设备和粉磨设备两类，通常按排料粒度的大小做大致的区分：排料中粒度大于 3 mm 的含量占总排料量 50% 以上者称为破碎设备；小于 3 mm 的含量占总排料量 50% 以上者则称为粉磨设备，通常将粉磨设备称为粉碎设备。粉碎设备的作用有截切、研磨、挤压、撞击、劈裂、锉削等，有时药物的粉碎是综合多种作用力的结果（表6-1）。

表 6-1　几种粉碎机的比较

| 粉碎机类型 | 粉碎作用力 | 粉碎后粒度/μm | 适应物料 |
|---|---|---|---|
| 球磨机 | 磨碎、冲击 | 20 ～ 200 | 可研磨性物料 |
| 滚压机 | 压缩、剪切 | 20 ～ 200 | 软性粉体 |
| 冲击式粉碎机 | 冲击 | 4 ～ 325 | 大部分医药品 |
| 胶体磨 | 磨碎 | 20 ～ 200 | 软性纤维状 |
| 气流粉碎机 | 撞击、研磨 | 1 ～ 30 | 中硬度物质 |

根据药物性质选用不同类型的粉碎设备，才能得到预期的粉碎效果。以撞击作用为主的设备有万能粉碎机、锤击式粉碎机、柴田式粉碎机等；以研磨为主的设备有研磨机、振动磨；以截切为主的设备有切药刀、切药机；其他有气

流粉碎机、滚压粉碎机等。以下列举几种常用的典型粉碎设备：

研钵：有瓷、玻璃、玛瑙、铁或铜制品。玻璃研钵不易吸附药物，易清洗，宜用于粉碎小剂量（毒、剧、贵重）药物；铁及铜制品应注意与药物可能发生作用。

球磨机：球磨机结构简单，密闭操作，常用于毒、剧或贵重药物，以及吸湿性或刺激性强的药物（图 6-1）。对结晶性药物、硬而脆的药物进行细粉碎的效果好；对易氧化药物，可在惰性气体条件下密闭粉碎。

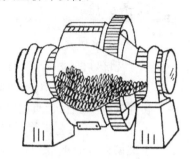

图 6-1　球磨机结构图

流能磨（fluid energy mill）：系利用高压气流（空气、蒸汽或惰性气体）使药物的颗粒之间及颗粒与室壁之间碰撞，而产生强烈的粉碎作用（图 6-2）。在粉碎过程中，被压缩的气流在粉碎室中膨胀产生的冷却效应与研磨产生的热相互抵消，故被粉碎药物温度不升高，适用于抗生素、酶、低熔点或热敏感药物的粉碎。而且在粉碎的同时进行了分级，可得到 5 μm 以下的微粉。

冲击式粉碎机（impact mill）：适用于脆性、韧性物料及中碎、细碎、超细碎等，粉碎结构有锤击式和冲击柱式（也称转盘式粉碎机）。

万能粉碎机：主要由加料斗、钢齿、环状筛板、水平轴、抖动装置、出粉口、放气袋等构成（图 6-3）。以撞击为主，属于中、细粉碎机。通过钢齿的冲击、剪切和研磨，经筛板出料。适于多种干燥物料的粉碎，如结晶性药物，非组织块状脆性药物，干浸膏颗粒，中药的根、茎、叶等，因此有"万能"之称，其粉碎过程高速旋转，容易产热，不适宜腐蚀性大、剧毒、贵重药物，以及含挥发成分和黏性药物的粉碎。

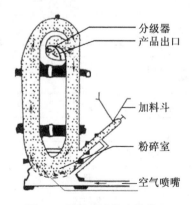

图 6-2　轮胎形流能磨结构图

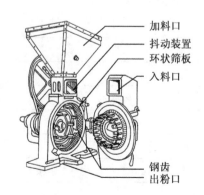

图 6-3　万能粉碎机结构图

## ◎ 任务实施

### （一）岗位职责

① 严格执行《粉碎岗位操作法》和《万能粉碎机标准操作规程》。

② 严格执行生产指令，保证粉碎物料的名称、数量、规格、质量准确无误，粉碎物料质量符合质量要求。

③ 自觉遵守工艺纪律，保证粉碎岗位不发生混药、错药或对药品造成污染，发现偏差及时上报。

④ 负责粉碎岗位所有设备的安全使用及日常保养，防止生产事故发生。

⑤ 认真如实填写生产记录，做到字迹清晰、内容真实、数据完整，不得任意涂改和撕毁，做好交接记录，顺利进入下一道工序。

⑥ 工作结束或更换品种时应及时做好清洁卫生并按有关 SOP 进行清场工作，认真填写相应记录。做到岗位生产状态标识、设备所处状态标识、清洁状态标识清晰明了。

### （二）生产资料

① 批生产指令单（表6-2）。

②《粉碎岗位操作法》。

③《万能粉碎机标准操作规程》。

④《万能粉碎机标准清洁、保养操作规程》。

⑤《D级洁净区操作间清洁标准操作规程》。

⑥ 物料交接单。

⑦ 粉碎操作生产记录。

⑧ 清场记录。

表6-2　批生产指令单

| 产品名称： | | | 产品批号： | | |
|---|---|---|---|---|---|
| 产品代码： | | | 批量： | | |
| 原辅料 | 名称 | 批号 | 规格 | 粉碎量 | 实际用量 |
| | | | | | |
| 生产开始时间： | | | 生产结束时间： | | |
| 填表人 | | 审核人 | | 监督人 | |
| 填表日期 | | 审核日期 | | 监督日期 | |
| 备注： | | | | | |

### （三）粉碎岗位操作法

#### 1. 生产前准备

① 检查设备和工作场所是否有上批遗留的产品、文件或与本批生产无关的物料；检查是否有上次生产的"清场合格证"（副本），是否有质检员或检查员签名。

② 检查操作间、工具、器具、设备等是否已更换"已清洁"或"合格"状态标识，并核对是否在有效期内。

③ 检查操作间的温度、相对湿度、压差是否与要求相符，并记录。

④ 检查水、电供应是否正常。

⑤ 根据生产指令填写领料单，从物料间领取待制粒物料，并核对名称、代码、批号、规格、质量、数量是否相符。

⑥ 操作前检查设备各部件是否松动。

⑦ 检查无异常后挂本次运行状态标识，进入粉碎操作。

#### 2. 粉碎操作

① 设备空运行。空车运行 2 ～ 3 min，操作人员要仔细观察控制柜上的各种仪表，待空载电流稳定后，方可投料。

② 投料。加料于进料斗，通过抖动装置控制进料量，设备运转过程中不允许电流超过额定值，否则应减少给料量，确保正常运转排料。

③ 停机。药材全部投完，待料斗内无剩余药材后，不要立即停机，待出料口粉末全部排出后，空转 2 ～ 3 min 再停机。

#### 3. 质量控制要求

① 设备空运行时要注意观察各紧部件是否有松动现象，如有要加以紧固，以免粉碎过程发生故障。

② 粉碎过程加料不能太多，以免引起设备故障，影响粉碎效果。

③ 设备运行过程中要时刻注意设备的振动情况，有异常要及时停机处理。

#### 4. 如实填写生产操作记录

粉碎批生产记录见表 6-3。

#### 5. 清场

① 操作间、设备、容器、器具更换成"待清洁"标识。

② 将中间产品称重并做好记录，填写请验单报质检部检验。

③ 将中间产品加盖密闭，置于中间站存放，待检验合格后转入筛分工序。

④ 生产过程中产生的废弃物按标准操作规程进行集中处理。

⑤ 清理本批生产所用生产文件。

⑥ 按设备、容器的清洁操作规程对生产设备、容器、器具进行清洁消毒，QA 复核签字，并更换"已清洁"标识。

⑦ 按《D 级洁净区操作间清洁标准操作规程》对生产操作的整个区域（包括天花板、墙面、地面、操作台等）进行清洁，及时填写清场记录。

⑧ 清场结束后，经 QA 人员复核并签字，发"清场合格证"一式两份。正本纳入本批生产记录，副本留下作为下批生产凭证。

⑨ 将操作间更换为"已清洁"标识。

⑩ 操作人员退出洁净区，按进入洁净区时的相反程序执行。

表 6-3　粉碎批生产记录

| 产品名称 | | 产品批号 | | 制剂规格 | |
|---|---|---|---|---|---|
| 生产日期 | | | | 生产批量 | |
| 生产前检查 | | | | | |
| 现场 | | | 物料 | | |
| 有无与本批无关的记录、凭证 | | 无 □ | 品种齐全 | | 齐全 □ |
| 现场 | | | 物料 | | |
| 有无与本批无关的遗留品 | | 无 □ | 数量准确 | | 准确 □ |
| 设备、计量器具、容器清洁 | | 清洁 □ | 物料合格 | | 合格 □ |
| 清洁、清场合格 | | 合格 □ | 包装完好 | | 完好 □ |
| 检查人 | | | 复核人 | | |
| 工艺参数 | | | | | |
| 物料名称 | | | 筛网细度 | | 目 |
| 得率 | | ≥　　% | 物料平衡 | | %≤物料平衡≤　% |
| 具体操作 | | | | | |
| 物料名称 | | 筛网目数 | | 投料量 | |
| 药粉量 | | 可回收量 | | 不可回收量 | |
| 得率 | 药粉得率 = 药粉量（kg）÷投料量（kg）×100% =　　% | | | | |
| 物料平衡 | 物料平衡 =（药粉量 + 可回收量 + 不可回收量）÷投料量（kg）×100% =　　% | | | | |
| 操作人 | | | 复核人 | | |
| 偏差分析 | | | | | |
| QA 检查员 | | | | | |
| 备注 | | | | | |

**（四）生产工艺管理要点**

① 粉碎操作室符合 D 级（30 万级）要求。室内相对室外呈正压，温度

18 ～ 26 ℃、相对湿度 45% ～ 65% 。

② 万能粉碎机不得用水洗，以免发生短路。

③ 粉碎过程经常观察物料外观，定时测物料粒度。

④ 生产过程中所有物料均应有标示，防止发生混药、混批。

**（五）质量控制关键点**

① 外观。

② 粒度（粉碎度）。

③ 均匀度。

**（六）质量判断**

粉碎后所得物料粒度符合生产要求，均匀度好。按照制药企业 GMP 要求进行抽检。

## 任务考核

| 考核内容 | | 技能要求 | 分值 | 考核结果 |
|---|---|---|---|---|
| 生产前准备 | 生产工具准备 | 1. 检查核实清场情况，检查清场合格证<br>2. 对设备状况进行检查，确保设备处于合格状态<br>3. 对计量容器、衡器进行检查核准<br>4. 对生产用工具的清洁状态进行检查 | 10 | |
| | 物料准备 | 1. 按生产指令领取生产原辅料<br>2. 按生产工艺规程制定标准核实所用原辅料（检验报告单、规格、批号） | | |
| 粉碎 | | 1. 正确调试及使用万能粉碎机（按设备 SOP 操作）<br>2. 正确计算药粉得率和物料平衡 | 40 | |
| 质量控制 | | 1. 外观整洁，色泽均匀<br>2. 粒度符合要求<br>3. 药粉得率、物料平衡符合要求<br>4. 均匀度符合要求 | 20 | |
| 记录 | | 生产记录准确完整 | 10 | |
| 生产结束清场 | | 1. 作业场地清洁<br>2. 工具和容器清洁<br>3. 生产设备清洁<br>4. 清场记录 | 10 | |
| 其他 | | 正确回答考核人员的提问 | 10 | |

## 任务强化

1. 什么是粉碎度？
2. 粉碎的方法有哪些？
3. 常见的粉碎设备有哪些？

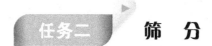

任务二　　筛　分

## 任务目标

1. 能看懂旋振筛的结构组成。
2. 能看懂筛分生产指令单。
3. 能按 ZS 型旋振筛的标准操作规程进行操作。
4. 能按岗位操作规程对物料进行筛分。
5. 能够进行生产工艺参数控制和质量控制。
6. 能按标准操作规程对设备进行清洁及清场操作。
7. 能对生产过程中出现的异常情况进行初步处理。
8. 能正确填写原始记录。

## 任务卡

| 任务名称 | 筛分 | 学号 | | 姓名 | |
|---|---|---|---|---|---|
| 关键点 | 一、筛分及筛分的目的<br>二、筛分规格与粉末的分等标准<br>三、筛分设备 | | | | |
| 开始时间 | | | 完成时间 | | |
| 执行人 | | | 审核人 | | |

## 任务场景

1. 场地：多媒体教室、VR 实训室、GMP 实训中心筛分车间。
2. 材料：筛分批生产记录、筛分岗位及旋振筛相关 SOP 等。
3. 设备：ZS 型旋振筛、地秤、不锈钢桶等设备。

## 任务准备

### （一）筛分的定义

筛分是医药工业中应用广泛的分级操作，是借助筛网孔径大小将物料进行分离的方法，目的是获得较均匀的粒子群，即或筛除粗粉取细粉，或筛除细粉取粗粉，或筛除粗、细粉取中粉等。这在混合、制粒、压片等单元操作中，对混合度、粒子流动性、充填性、重量差异、片剂硬度、裂片等具有显著的影响，对药品质量及制剂生产的顺利进行有重要的意义。

### （二）筛分的目的

根据药物制剂的要求，通过筛分将细度适宜、粒度均匀的物料进行分离，以得到符合要求目数的粉末，使得制剂生产顺利进行。通过筛分，可除去粗粒或异物，还能将物料按照粒度大小进行分等；还能起到混合作用，保证组分的均匀性，满足散剂、丸剂等制剂要求；将合格的药粉筛分出来减少粉碎过程中的能耗，而筛分出来的粗粉可继续进行粉碎。另外，颗粒剂及片剂的制备过程中可通过筛分进行整粒，筛除多余的细粉，便于压片，利于片面整洁光亮。

### （三）筛分规格与粉末的分等标准

#### 1. 药筛种类与规格

筛分用的药筛分为冲眼筛和编织筛两种。冲眼筛系在金属板上冲出圆形的筛孔而成，其筛孔坚固，不易变形，多用于高速旋转粉碎机的筛板及药丸等粗颗粒的筛分。编织筛是由具有一定机械强度的金属丝（如不锈钢、铜丝、铁丝等），或其他非金属丝（如丝、尼龙丝、绢丝等）编织而成，优点是单位面积上的筛孔多、筛分效率高，可用于细粉的筛选。用非金属制成的筛网具有一定的弹性。尼龙丝对一般药物较稳定，在制剂生产中应用较多。但编织筛易位移，致使筛孔变形，分离效率下降。

药筛的孔径大小用筛号表示。对于筛的孔径规格，我国有药典标准（表6-4）和工业标准。

表6-4　《中国药典》标准筛规格与工业筛目对照表

| 筛号 | 一号筛 | 二号筛 | 三号筛 | 四号筛 | 五号筛 | 六号筛 | 七号筛 | 八号筛 | 九号筛 |
|---|---|---|---|---|---|---|---|---|---|
| 筛孔平均 | 2 000 | 850 | 355 | 250 | 180 | 150 | 125 | 90 | 75 |
| 内径/$\mu m$ | ±70 | ±29 | ±13 | ±9.9 | ±7.6 | ±6.6 | ±5.8 | ±4.6 | ±4.1 |
| 工业筛/目数 | 10 | 24 | 50 | 65 | 80 | 100 | 120 | 150 | 200 |

#### 2. 粉末的分等标准

通过筛分后的药粉，因粒径不同而分成了不同的粉末等级，如《中国药典》

把固体粉末分为最粗粉、粗粉、中粉、细粉、最细粉和极细粉六级（表6-5）。

表6-5　粉末的分等标准

| 等级 | 分等标准 |
|---|---|
| 最粗粉 | 指能全部通过一号筛，但混有能通过三号筛不超过20%的粉末 |
| 粗粉 | 指能全部通过二号筛，但混有能通过四号筛不超过40%的粉末 |
| 中粉 | 指能全部通过四号筛，但混有能通过五号筛不超过60%的粉末 |
| 细粉 | 指能全部通过五号筛，并含能通过六号筛不少于95%的粉末 |
| 最细粉 | 指能全部通过六号筛，并含能通过七号筛不少于95%的粉末 |
| 极细粉 | 指能全部通过八号筛，并含能通过九号筛不少于95%的粉末 |

工业用标准筛常用"目"数表示筛号，即以每一英寸（25.4 mm）长度上的筛孔数目表示，孔径大小常用 μm 表示。筛分设备有振动筛、滚筒筛、多用振动筛等。振动筛是常用的筛，根据运动方式分为摇动筛和振荡筛。

**（四）筛分的注意事项**

（1）药粉的运动方式与运动速度　在静止情况下，由于药粉相互摩擦和表面能的影响，往往形成不易通过筛孔的粉堆。粉末在振动情况下产生滑动和跳动，滑动增加粉末与筛孔接触的机会，跳动可增加粉末的间距，且粉末的运动路线与筛孔成直角，使筛孔暴露易于通过筛孔，小于筛孔的粉末可通过筛孔。但运动速度不宜过快，否则粉末来不及与筛孔接触而混在不可过筛的粉末之中；运动速度过慢，则降低过筛的生产效率。

（2）药粉厚度　药筛内的药粉不宜堆积过厚，否则上层小粒径的物料来不及与筛孔接触，混在不可过筛的粉末之中；药粉堆积过薄，影响过筛效率。

（3）粉末干燥程度　药粉的湿度及油脂量越大，较细粉末越易黏结成团，所以药粉中水分含量较高时，应充分干燥后再筛选。富含油脂的药粉，应先行脱脂，或掺入其他药粉一起过筛。

**（五）筛分主要设备**

筛分设备就是利用旋转、振动、往复、摇动等动作将各种原料和各种初级产品经过筛网按物料粒度大小分成若干个等级，或是将其中的水分、杂质等去除，再进行下一步加工和提高产品品质时所用的机械设备。

根据药剂生产对物料的分级分离要求不同，选择适宜的筛分设备，对保证药品生产质量有着极其重要的意义。以下列举几种常用的典型筛分设备。

摇动筛：根据药典规定的筛序，按孔径大小从上到下排列，最上为筛盖，最下为接收器。把物料放入最上部的筛上，盖上盖，进行摇动和振荡，即可完成对物料的分级（图6-4）。常用于测定粒度分布或少量剧毒药、刺激性药物的筛分。

振荡筛：筛网的振荡方向有三维性，物料加在筛网中心部位，筛网上的粗料由上部排出口排出，筛分的细料由下部的排出口排出（图6-5）。振荡筛具有分离效率高、单位筛面处理能力大、维修费用低、占地面积小、质量轻等优点。

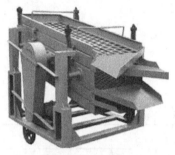

图6-4 摇动筛

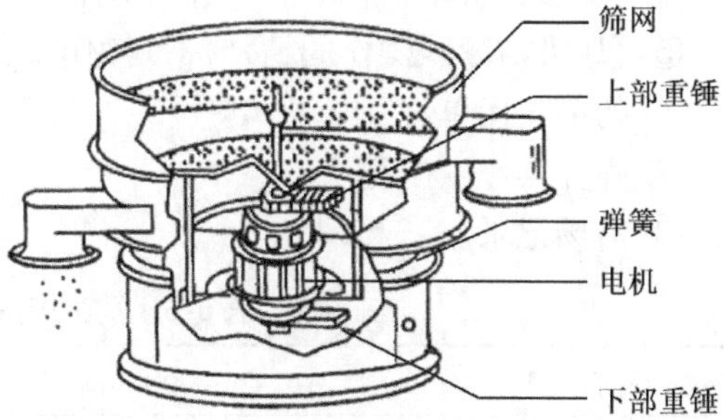

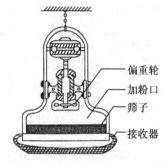

图6-5 圆形振荡筛粉机结构示意图

筛网
上部重锤
弹簧
电机
下部重锤

悬挂式偏重筛分机（图6-6）：主要由主轴、偏重轮、加粉口、筛子及接收器等组成。筛分机悬挂于弓形铁架上，开动电机时带动主轴，偏重轮即产生高速的旋转，因偏重轮一侧有偏重铁，使两侧质量不平衡而产生簸动，故筛网中的药粉能很快地通过筛网落入接收器中。适用于矿物药、化学药及无显著黏性药物的筛分。

偏重轮
加粉口
筛子
接收器

图6-6 悬挂式偏重筛分机

## 任务实施

### （一）岗位职责

① 严格执行《筛分岗位操作法》和《旋振筛标准操作规程》。

② 严格执行生产指令，保证筛分物料的名称、数量、规格、质量准确无误，筛分的粉末质量符合质量要求。

③ 自觉遵守工艺纪律，保证筛分岗位不发生混药、错药或对药品造成污染，发现偏差及时上报。

④ 负责筛分岗位所有设备的安全使用及日常保养，防止生产事故发生。

⑤ 认真如实填写生产记录，做到字迹清晰、内容真实、数据完整，不得任意涂改和撕毁，做好交接记录，顺利进入下一道工序。

⑥ 工作结束或更换品种时应及时做好清洁卫生并按有关SOP进行清场工作，认真填写相应记录。做到岗位生产状态标识、设备所处状态标识、清洁状

态标识清晰明了。

## （二）生产资料

① 批生产指令单（表6-6）。

②《筛分岗位操作法》。

③《旋振筛标准操作规程》。

④《旋振筛标准清洁、保养操作规程》。

⑤《D级洁净区操作间清洁标准操作规程》。

⑥ 物料交接单。

⑦ 筛分操作生产记录。

⑧ 清场记录。

表6-6　批生产指令单

| 产品名称： | | | 产品批号： | | |
|---|---|---|---|---|---|
| 产品代码： | | | 批量： | | |
| 原辅料 | 名称 | 批号 | 规格 | 筛分量 | 实际用量 |
| | | | | | |
| 生产开始时间： | | | 生产结束时间： | | |
| 填表人 | | 审核人 | | 监督人 | |
| 填表日期 | | 审核日期 | | 监督日期 | |
| 备注： | | | | | |

## （三）筛分岗位操作法

1. 生产前准备

① 检查设备和工作场所是否有上批遗留的产品、文件或与本批生产无关的物料；检查是否有上次生产的"清场合格证"（副本），是否有质检员或检查员签名。

② 检查操作间、工具、器具、设备等是否已更换"已清洁"或"合格"状态标识，并核对是否在有效期内。

③ 检查操作间的温度、相对湿度、压差是否与要求相符，并记录。

④ 检查水、电供应是否正常。

⑤ 根据生产指令填写领料单，从物料间领取原辅料，并核对名称、代码、批号、规格、质量、数量是否相符。

⑥ 开机前检查各压紧螺栓的紧固程度，各料口的位置是否与接料器对正，观察振动电机是否能正常转动及弹簧受力有无障碍，检查各层筛网是否压紧。

⑦ 当旋振筛接入电器控制盘之前，应先对电气控制盘进行检查。线路接

通后观察振动电机旋转方向是否是顺时针方向，运转是否正常，有无异常噪声。

⑧ 调节振动电机上下偏心块的相位角，以适应各种物料的筛分情况。

⑨ 检查无异常后挂本次运行状态标识，进入筛分操作。

2. 筛分操作

（1）开机

① 搬开上盖的四个压紧手柄，将上盖打开，便可拿下第一层筛，依次是第二层筛、第三层筛，可按物料的工艺要求更换筛网。然后按其过程安装第三、二、一层筛，盖严上盖。② 接通电源，按动启动按钮，空机振动，检查是否有异常。③ 振幅可根据所加物料进行调节。调节时按停止按钮，停机，然后打开机座上的门，即可调节偏心锤调节器获得所需振幅。④ 在偏心锤部件上有一个刻度盘，当上下偏心锤、偏心角等于零时，筛子运动是单线旋转运动，无垂直振幅，当偏心角不等于零时，随偏差角的增大产生垂直振幅和旋转运动，使筛子内物料产生旋涡效果。

（2）筛分　加入物料进行筛分，物料筛分过程注意观察筛分效果。

（3）关机　物料走尽后按停止按钮停机。

3. 质量控制要求

① 设备空运行时要注意观察各紧部件是否有异常情况，以免筛选过程中发生故障。

② 筛分过程加料要适宜，以达到最佳的筛分效果。

③ 设备运行过程中要时刻注意设备的振动情况，有异常要及时停机处理。

4. 如实填写生产操作记录

筛分批生产记录见表6-7。

5. 清场

① 操作间、设备、容器、器具更换成"待清洁"标识。

② 将中间产品称重并做好记录，填写请验单报质检部检验。

③ 将中间产品加盖密闭，置于中间站存放，待检验合格后转入混合工序。

④ 生产过程中产生的废弃物按标准操作规程进行集中处理。

⑤ 清理本批生产所用生产文件。

⑥ 生产完毕后，打开上盖，将物料清除干净，并按本设备的清洁规程进行清洁消毒，QA复核签字，并更换"已清洁"标识。

⑦ 按《D级洁净区操作间清洁标准操作规程》对生产操作的整个区域（包括天花板、墙面、地面、操作台等）进行清洁，及时填写清场记录。

⑧ 清场结束后，经QA人员复核并签字，发"清场合格证"一式两份。正本纳入本批生产记录，副本留下作为下批生产凭证。

⑨ 将操作间更换为"已清洁"标识。

⑩ 操作人员退出洁净区，按进入洁净区时的相反程序执行。

表 6-7　筛分批生产记录

| 产品名称 | | 产品批号 | | | 制剂规格 | |
|---|---|---|---|---|---|---|
| 生产日期 | | | | | 生产批量 | |
| 生产前检查 | | | | | | |
| 现场 | | | 物料 | | | |
| 有无与本批无关的记录、凭证 | | 无 □ | 品种齐全 | | | 齐全 □ |
| 有无与本批无关的遗留品 | | 无 □ | 数量准确 | | | 准确 □ |
| 设备、计量器具、容器清洁 | | 清洁 □ | 物料合格 | | | 合格 □ |
| 清洁、清场合格 | | 合格 □ | 包装完好 | | | 完好 □ |
| 检查人 | | | 复核人 | | | |
| 筛分设备 | | | 设备编码 | | | |
| 物料名称 | | | | | | |
| 筛分次数 | | | | | | |
| 筛分时间/min | | | | | | |
| 每次递加量/kg | | | | | | |
| 累计筛分量/kg | | | | | | |
| 操作人 | | | 复核人 | | | |
| 操作 | 混合时间 | | | | | |
| | 投料量　kg | 可回收量　kg | | 不可回收量　kg | 混合分量　kg | |
| | 筛分得率 = 筛分粉量(kg) ÷ 投料量(kg) × 100% =　　% | | | | | |
| | 物料平衡 = (筛分粉量 + 不可回收量) ÷ 投料量(kg) × 100% =　　% | | | | | |
| 操作人 | | | 复核人 | | | |
| 偏差分析 | | | | | | |
| QA 检查员 | | | | | | |
| 备注 | | | | | | |

**（四）生产工艺管理要点**

① 筛分操作室符合 D 级（30 万级）要求。室内相对室外呈正压，温度 18 ~ 26 ℃、相对湿度 45% ~ 65%。

② 旋振筛不得用水洗，以免发生短路。

③ 筛分过程经常观察不同出口出来的物料粒径及均匀度。

④ 生产过程中所有物料均应有标示，防止发生混药、混批。

**（五）质量控制关键点**

① 外观。

② 粒度（粉碎度）。

③ 均匀度。

**（六）质量判断**

筛分后所得物料粒度符合生产要求，均匀度好。按照制药企业 GMP 要求进行抽检。

## 任务考核

| 考核内容 | 技能要求 | | 分值 | 考核结果 |
|---|---|---|---|---|
| 生产前准备 | 生产工具准备 | 1. 检查核实清场情况，检查清场合格证<br>2. 对设备状况进行检查，确保设备处于合格状态<br>3. 对计量容器、衡器进行检查核准<br>4. 对生产用工具的清洁状态进行检查 | 10 | |
| | 物料准备 | 1. 按生产指令领取生产原辅料<br>2. 按生产工艺规程制定标准核实所用原辅料（检验报告单、规格、批号） | | |
| 筛分 | 1. 正确调试及使用旋振筛（按设备 SOP 操作）<br>2. 正确计算筛粉得率和物料平衡 | | 40 | |
| 质量控制 | 1. 外观整洁，色泽均匀<br>2. 粒度符合要求<br>3. 筛分得率、物料平衡符合要求<br>4. 均匀度符合要求 | | 20 | |
| 记录 | 生产记录准确完整 | | 10 | |
| 生产结束清场 | 1. 作业场地清洁<br>2. 工具和容器清洁<br>3. 生产设备清洁<br>4. 清场记录 | | 10 | |
| 其他 | 正确回答考核人员的提问 | | 10 | |

## 任务强化

1. 简述药筛的分类和特点。

2. 简述《中国药典》（2015 年版）中药筛的常用规格。

3. 简述《中国药典》（2015 年版）中规定的粉末等级。

4. 简述常见的筛分设备。

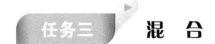

## 任务三　混　合

### 任务目标

1. 能看懂三维运动混合机的结构组成。

2. 能看懂生产指令单。

3. 能按 SYH 型三维混合机的标准操作规程进行运行操作。

4. 能按岗位操作规程对物料进行混合操作。

5. 能够进行生产工艺参数控制和质量控制。

6. 能按标准操作规程对设备进行清洁及清场操作。

7. 能对生产过程中出现的异常情况进行初步处理。

8. 能正确填写原始记录。

### 任务卡

| 任务名称 | 混合 | 学号 | | 姓名 | |
|---|---|---|---|---|---|
| 关键点 | 一、混合及其机理<br>二、混合原则及混合方法<br>三、混合设备 | | | | |
| 开始时间 | | | 完成时间 | | |
| 执行人 | | | 审核人 | | |

### 任务场景

1. 场地：多媒体教室、VR 实训室、GMP 实训中心混合车间。

2. 材料：混合批生产记录、混合岗位及混合机相关 SOP 等。

3. 设备：SYH 型三维混合机、地秤、不锈钢桶等设备。

## 任务准备

### （一）混合的定义

混合是由两种或两种以上的不均匀组分的物料，在外力作用下均质化的操作过程。混合是固体制剂不可缺少的一道工序，尤其是在散剂、颗粒剂、胶囊剂和片剂等的生产中，特别是在生产处方中含有毒剧药的复方制剂时，混合操作至关重要。由于片剂的含量差异、崩解时限、硬度等问题多数是因混合不均匀引起，因而制粒时主药与辅料要经过多次混合使其均匀。混合还使制剂色泽均一、剂量准确，用药更安全。

### （二）混合的机理

混合过程是不同性质的物料或粒子相互交换位置的过程。混合时要求所有参与混合的物料均匀分布，混合的程度分为理想混合、随机混合和完全不相混三种状态。混合的好坏程度与混合机理有关，混合作用的机理分以下三种：

1. 对流混合

对流混合是粉体在外力作用下相互交换位置，经过多次位移使粉末达到均质化的过程。

2. 剪切混合

剪切混合是由于物料群体中的粒子相互间形成剪切面的滑移和冲撞作用，引起局部混合。切变方向可平行于或垂直于粉末交界面。

3. 扩散混合

扩散混合是指在混合器中相邻粉粒间位置互换的紊乱运动。混合器内的粉末无规则运动，改变了它们之间的相对位置，如搅拌操作实现扩散混合。

通常在混合操作中，并非只依赖于单一混合机理，而是多种混合方式共存。

### （三）混合的原则

混合操作是否得当，直接影响到混合结果的均匀性，甚至影响药物制剂的质量。粉末混合的均匀性与多种因素（如粒度、密度、比例、形状、黏性、吸附性及混合时间等）相关。

1. 等量递增

对于不同组分，若剂量相差悬殊的配方很难混匀，这种情况可采用"等量递增法"（也称配研法），即取小量的组分和等量的量大的组分，同时置于混合机械中混合均匀，再加入同混合物等量的量大的组分混合均匀，如此倍量增加直至量大的组分加完全为止。

2. 打底套色

对于不同组分，色泽或质地相差悬殊的配方，当药物的堆密度相差较大时，应将"轻"者先置研钵中作为底料（打底），再加等量"重"者研匀，利用粉末"轻者上浮飞扬，重者下沉于底"的特点交叉混匀。当药物色泽相差较大时，应先将色深者置于研钵中，再加等量的色浅者研匀，这称为"套色"。

### （四）混合的方法

混合的方法有搅拌混合法、研磨混合法和过筛混合法三种。

1. 搅拌混合法

将待混合物料共置一容器中，用适宜的器具进行搅拌使之混合，适用于量、色泽和质地相近的不同组分药物粉末的混合。

2. 研磨混合法

将处方中各药粉共置于乳钵或电动钵中研磨混合，此法适用于小量混合，较适用于结晶性药物粉末的混合，吸湿性、氧化还原性药物则不适合应用此法。

3. 过筛混合法

不同组分的药物粉末一起反复过筛至混合均匀，但对于质地相差较大的药物粉末不宜单独使用该法，可与搅拌混合合用。

### （五）混合主要设备

1. 槽型混合机

槽型混合机（图6-7）用以混合粉状或糊状的物料，使不同质的物料混合均匀。主药结构为混合槽，槽内轴上装有"⌒"形搅拌桨，搅拌时与旋转方向成一定的角度，槽上有盖，可避免混合时粉尘飞扬，混合槽可自动旋转倒料。常用的混合干燥物料的设备，也可用于湿物料的混合，如用于冲剂、片剂、丸剂、软膏剂等原辅材料团块的捏合和混合。

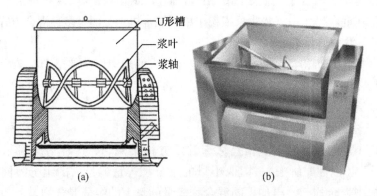

图6-7　槽型混合机

2. V形混合机

V形混合机（图6-8）为高效不对称混合机，应用广泛。在旋转混合时，可将药粉分成两部分，然后将两部分药粉再混合在一起，这样反复循环进行混合，物料可做纵横方向流动，混合均匀度达99%以上，可实现无粉尘操作。适用于物料流动性良好、物性差异小的粉粒体的混合，以及混合度要求不高而又要求混合时间短的物料混合。由于V形混合容器内的物料流动平稳，不会破坏物料原形，因此V形混合机也适用于易破碎、易磨损的粒状物料的混合，或较细的粉粒、块状及含有一定水分的物料混合之用。

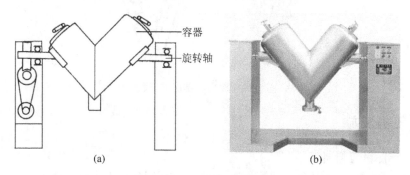

图6-8　V形混合机

### 3. 三维运动混合机

三维运动混合机（图6-9）由机座、电器控制系统、多向运动机构、混合桶等部件组成。该机在运行中，由于混合桶具有多方向运转动作，使各种物料在混合过程中，加速了流动和扩散作用，同时避免了一般混合机因离心力作用所产生的物料比重偏析和积累现象，混合无死角，能有效确保混合物料的最佳品质。其混合效率偏高，混合时间短，混合率达99%以上，且简体装料率大，最高可大90%（普通混合机仅为40%），是目前各种混合机中的一种较理想产品。

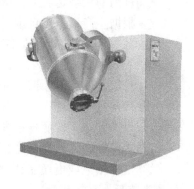

图6-9　三维运动混合机

### 4. 双螺旋锥形混合机

双螺旋锥形混合机（图6-10）的搅拌部件为两条不对称悬臂螺旋，它们在绕自己的轴线运动（自转）的同时，还环绕锥形容器的中心轴，借助转臂的回转在锥体壁面附近又做公转运动；该设备通过螺旋的公、自转使物料反复提升，在锥体内产生剪切、对流、扩散等复合运动，从而达到混合的目的。本设备混合过程出料快、干净不积料，可使物料在短时间内获得均匀的高精度的混合，对混合物料适应性广，适用于物料比重悬殊、粉体颗粒相当大的物料和热敏性物料。

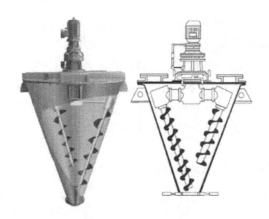

图 6-10　双螺旋锥形混合机

## 任务实施

### （一）岗位职责

① 严格执行《混合岗位操作法》和《混合设备标准操作规程》。

② 进岗前按规定着装，做好操作前的一切准备工作。

③ 根据生产指令按规定程序领取原辅料，核对所混合物料的品名、规格、产品编号、数量、生产企业名称、物理外观、检验合格等准确无误，混合产品均匀，符合要求。

④ 自觉遵守工艺纪律，保证混合岗位不发生差错和污染，发现问题及时上报。

⑤ 严格按工艺规程及混合标准操作程序进行原辅料处理。

⑥ 生产完毕，按照规定进行物料移交，并认真填写生产记录。

⑦ 工作期间，严禁串岗、离岗，不得做与本岗位无关之事。

⑧ 工作结束或更换品种时，严格按本岗位清场 SOP 进行清场，经质检员检查合格后，挂标识牌。

⑨ 注意设备保养，经常检查设备运转情况，操作时发现故障及时排除并上报。

### （二）生产资料

① 批生产指令单（表6-8）。

②《混合岗位操作法》。

③《三维运动混合机标准操作规程》。

④《三维运动混合机标准清洁、保养操作规程》。

⑤《D 级洁净区操作间清洁标准操作规程》。

⑥ 物料交接单。

⑦ 混合操作生产记录。

⑧ 清场记录。

表6-8　批生产指令单

| 产品名称： | | | 产品批号： | | |
|---|---|---|---|---|---|
| 产品代码： | | | 批量： | | |
| 原辅料 | 名称 | 批号 | 规格 | 筛分量 | 实际用量 |
| | | | | | |
| | | | | | |
| 生产开始时间： | | | 生产结束时间： | | |
| 填表人 | | 审核人 | | 监督人 | |
| 填表日期 | | 审核日期 | | 监督日期 | |
| 备注： | | | | | |

### （三）混合岗位操作法

1. 生产前准备

① 检查操作间、工具、容器、设备等是否有清场合格标志，并核对是否在有效期内。否则按清场标准程序进行清场并经 QA 人员检查合格后，填写清场合格证，进入本操作。

② 根据要求选择适合的混合设备，设备要有"合格"标牌、"已清洁"标牌，并对设备状况进行检查，确保设备正常，方可使用。

③ 根据生产指令填写领单，冰箱中间站领取物料，并核对品名、证号、规格。数量、质量无误后，进行下一步操作。

④ 按《混合设备消毒规程》对设备及所需容器、人员进行消毒。

⑤ 挂本次运行状态标志，进入操作。

2. 混合操作

① 湿法制粒混合根据所需用量，称取相应的黏合剂、溶媒（两人核对），并将溶媒置配制锅内。

② 将黏合剂加入溶媒内，搅拌，溶解，混匀，保存备用。

③ 启动设备空转运行，声音正常后停机，加料，进行混合操作。

④ 混合机必须保证混合运行足够的时间。

⑤ 已混合完毕的物料，盛装于洁净的容器中密封，交中间站。称量贴签，填写请验单由化验室检测，每件容器均应附有物料状态标记，注明品号、批号、数量、日期、操作人等。

⑥ 运行过程中用听、看等办法判断设备性能是否正常，一般故障自己排除，自己不能排除的通知维修人员，维修正常后方可使用。

3. 操作控制要点与结果判断

① 运转过程要注意观察设备各部件是否有异常情况，以免混合过程发生故障。

② 注意设置合适的混合时间。

③ 混合过程加料要适宜，观察是否已达到最佳的混合效果。

④ 进料和出料要调节好理想的进出料状态再进行。

4. 如实填写生产操作记录

混合批生产记录见表6-9。

表6-9　混合批生产记录

| 产品名称 | | | | 产品批号 | | | |
|---|---|---|---|---|---|---|---|
| 工序名称 | | | 生产日期 | | | 批量 | |
| 生产场所 | | | 主要设备 | | | | |
| 序号 | 指令 | | 工艺参数 | | 操作参数 | | 操作人 |
| 1 | 生产环境检查 | | 室内温度：18～26 ℃ | | 符合□　不符□ | | |
| | | | 相对湿度：45%～65% | | 符合□　不符□ | | |
| | | | 压差 | | 符合□　不符□ | | |
| | | | 清场合格证 | | 有□　　无□ | | |
| | | | 生产状态牌填写完整 | | 是□　　否□ | | |
| 2 | 设备安装与检查 | | 设备清洁情况 | | 清洁□　未清洁□ | | |
| | | | 将设备部件按要求安装到位 | | 是□　　否□ | | |
| | | | 检查水、电、气是否正常 | | 是□　　否□ | | |
| 3 | 领料 | | 核对：品名 | | 符合□　　不符□ | | |
| | | | 批号 | | 符合□　　不符□ | | |
| | | | 质量 | | 符合□　　不符□ | | |
| 4 | 混合 | | 给料情况 | | 符合□　　不符□ | | |
| | | | 混合时间 | | 符合□　　不符□ | | |
| | | | 出料情况 | | 符合□　　不符□ | | |
| 5 | 质量检查 | | 混合物的均匀性 | | 符合□　　不符□ | | |
| 6 | 中间产品 | 桶号 | 产品名称 | 产品质量 | 操作人 | | 审核人 |
| | | 1 | | | | | |
| | | 2 | | | | | |
| | 与中转站管理员交接，并接受核对，并在递交单上签名 | | | | 已签□　未签□ | | |
| | 写请验单报检 | | | | 是□　否□ | | |
| 生产日期 | | | | 核对人 | | | |
| 物料平衡 | | | | | | | |
| 备注： | | | | | | | |

5. 清场

① 操作间、设备、容器、器具更换成"待清洁"标识。

② 将生产所剩物料收集，标明状态，交中间站，并填写好记录。

③ 生产过程中产生的废弃物按标准操作规程进行集中处理。

④ 清理本批生产所用生产文件。

⑤ 按设备、容器的清洁操作规程对生产设备、容器、器具进行清洁消毒，QA 复核签字，并更换"已清洁"标识。

⑥ 按《D 级洁净区操作间清洁标准操作规程》对生产操作的整个区域（包括天花板、墙面、地面、操作台等）进行清洁，及时填写清场记录。

⑦ 清场结束后，经 QA 人员复核并签字，发"清场合格证"一式两份。正本纳入本批生产记录，副本留下作为下批生产凭证。

⑧ 将操作间更换为"已清洁"标识。

⑨ 操作人员退出洁净区，按进入洁净区时的相反程序执行。

**（四）生产工艺管理要点**

① 混合操作室符合 D 级（30 万级）要求。室内相对室外呈正压，温度 18 ~ 26℃、相对湿度 45% ~ 65%。

② 三维混合机不得用水洗，以免发生短路。

③ 混合过程经常观察混合后物料均匀度。

④ 生产过程中所有物料均应有标示，防止发生混药、混批。

**（五）质量控制关键点**

① 外观。

② 性状。

③ 均匀度。

**（六）质量判断**

混合后所得物料均匀度符合生产要求。按照制药企业 GMP 要求进行抽检。

## 任务考核

| 考核内容 | | 技能要求 | 分值 | 考核结果 |
|---|---|---|---|---|
| 生产前准备 | 生产工具准备 | 1. 检查核实清场情况，检查清场合格证<br>2. 对设备状况进行检查，确保设备处于合格状态<br>3. 对计量容器、衡器进行检查核准<br>4. 对生产用工具的清洁状态进行检查 | 10 | |
| | 物料准备 | 1. 按生产指令领取生产原辅料<br>2. 按生产工艺规程制定标准核实所用原辅料（检验报告单、规格、批号） | | |

续表

| 考核内容 | 技能要求 | 分值 | 考核结果 |
|---|---|---|---|
| 混合 | 正确调试及使用三维混合机（按设备 SOP 操作） | 40 | |
| 质量控制 | 1. 外观整洁，色泽均匀<br>2. 性状符合要求<br>3. 均匀度符合要求 | 20 | |
| 记录 | 生产记录准确完整 | 10 | |
| 生产结束清场 | 1. 作业场地清洁<br>2. 工具和容器清洁<br>3. 生产设备清洁<br>4. 清场记录 | 10 | |
| 其他 | 正确回答考核人员的提问 | 10 | |

## ▷ 任务强化

1. 混合的方法有哪些？
2. 混合的原则有哪些？
3. 常见混合设备有哪些？

## 任务四　称　量

## ▷ 任务目标

1. 能看懂台秤的结构组成。
2. 能看懂称量生产指令单。
3. 能按 MT 型台秤的标准操作规程进行操作。
4. 能按岗位操作规程对物料进行称重。
5. 能够进行生产工艺参数控制和质量控制。
6. 能按标准操作规程对设备进行清洁及清场操作。
7. 能对生产过程中出现的异常情况进行初步处理。
8. 能正确填写原始记录。

## 任务卡

| 任务名称 | 称量 | 学号 | | 姓名 | |
|---|---|---|---|---|---|
| 关键点 | 一、称量及称量的原理<br>二、称量的方法<br>三、称量的设备 | | | | |
| 开始时间 | | 完成时间 | | | |
| 执行人 | | 审核人 | | | |

## 任务场景

1. 场地：多媒体教室、VR 实训室、GMP 实训中心称量车间。
2. 材料：称量批生产记录、称量岗位及台秤相关 SOP 等。
3. 设备：MT 型台秤、不锈钢桶等设备。

## 任务准备

### （一）称量的定义

称量是医药工业中应用广泛的常规操作，是借助称量设备来测量物体的轻重，对药品质量及制剂生产的顺利进行有重要的意义。

### （二）称量的原理

电子天平采用现代电子控制技术，利用电磁力平衡原理实现称重，即测量物体时采用电磁力与被测物体重力相平衡的原理实现测量，当称盘加上或除去被称物时，天平则产生不平衡状态，此时可以通过位置检测器检测到线圈在磁钢中的瞬间位移，经过电磁力自动补偿电路使其电流变化以数字方式显示出被测物体质量。天平在使用的过程中会受到所处环境温度、气流、震动、电磁干扰等因素影响，因此要尽量避免或减少在这些环境下使用天平。

### （三）称量的方法

将物体和砝码在天平上进行比较以求得物体的质量的过程，称为称量。称量是分析化学实验的重要操作。要取得准确称量结果，操作者必须遵守天平使用规则。化学药品和试样的称量都要在专用的容器中进行。

称量方法有以下两种：

1. 增量法

先将容器（如小皿、称量纸等）的质量称出，然后调整砝码至所需质量，再将被称物体加入容器中，调整天平至平衡状态，即称得物体质量。

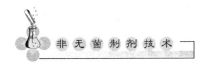
## 2. 减量法

被称物体置于专用容器称量瓶中，先称出总质量，然后取出称量瓶，按规定操作倾倒出适量被称物后再做称量，通过几次倾倒，最后称得一份符合预定要求质量的样品。被称物的准确质量由最初一次质量减去最后一次质量求得。这一方法适用于称量不能暴露于空气中的物体（如易吸潮的物体和挥发性液体等），定量分析中的试样和基准物质大都用此法称量。采用此法，可以连续称出多个样品，操作简便。

### （四）称量的注意事项

① 请勿超载。

② 请勿侧向撞击秤体。

③ 使用时应空秤开机。

④ 仪表留意防水防尘。

⑤ 定期校准。

⑥ 秤体四角应落实在地面，如有不平请调整四角支撑。

### （五）称量主要设备

称量设备就是天平、台秤等称重设备对处方中不同原辅料的质量进行确定，方便后续制剂的生产。以下列举几种常用的典型称量设备：

托盘天平：常用的精确度不高的天平（图6-11），由托盘、横梁、平衡螺母、刻度尺、指针、刀口、底座、分度标尺、游码、砝码等组成。精确度一般为0.1 g或0.2 g。由支点（轴）在梁的中心支着天平梁而形成两个臂，每个臂上挂着或托着一个盘，其中一个盘（通常为右盘）里放着已知质量的物体（砝码），另一个盘（通常为左盘）里放待称重的物体，游码则在刻度尺上滑动。固定在梁上的指针在不摆动且指向正中刻度时或左右摆动幅度较小且相等时，砝码质量与游码位置示数之和即为待称物体的质量。

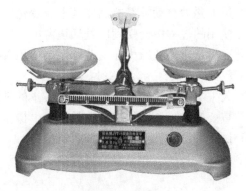

**图 6-11　托盘天平**

电子天平：用于称量物体质量（图6-12）。电子天平一般采用应变式传感器、电容式传感器、电磁平衡式传感器。应变式传感器，结构简单、造价低，但精度有限。

台秤：利用非电量电测原理的小型电子衡器，由承重台面、秤体、称重传感器、称重显示器和稳压电源等部分组成（图6-13）。称量时，被测物质量通过称重传感器转换为电信号，再由运算放大器放大并经单片微处理机处理后，以数码形式显示出称量值。电子台秤可放置在坚硬地面上或安装在基坑内使用，具有自重轻、移动方便、功能多、显示器和秤体用电缆连接、使用时可按需要放置等特点。除称重、去皮重、累计重等功能之外，还可与执行机构联机，设定上下限以控制快慢加料，可作小包装配料秤或定量秤使用。

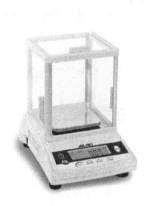
图6-12　电子天平

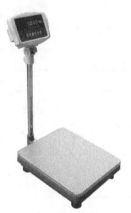
图6-13　台秤

## 任务实施

### （一）岗位职责

① 严格执行《称量岗位操作法》和《台秤标准操作规程》。

② 严格执行生产指令，保证称量物料的名称、数量、规格、质量准确无误，称量的物料质量符合质量要求。

③ 自觉遵守工艺纪律，保证称量岗位不发生混药、错药或对药品造成污染，发现偏差及时上报。

④ 负责称量岗位所有设备的安全使用及日常保养，防止生产事故发生。

⑤ 认真如实填写生产记录，做到字迹清晰、内容真实、数据完整，不得任意涂改和撕毁，做好交接记录，顺利进入下一道工序。

⑥ 工作结束或更换品种时应及时做好清洁卫生并按有关SOP进行清场工作，认真填写相应记录。做到岗位生产状态标识、设备所处状态标识、清洁状

态标识清晰明了。

## （二）生产资料

① 批生产指令单（表6-10）。

②《称量岗位操作法》。

③《台秤标准操作规程》。

④《台秤标准清洁、保养操作规程》。

⑤《D级洁净区操作间清洁标准操作规程》。

⑥ 物料交接单。

⑦ 称量操作生产记录。

⑧ 清场记录。

表6-10　批生产指令单

| 产品名称： | | | 产品批号： | | |
|---|---|---|---|---|---|
| 产品代码： | | | 批量： | | |
| 原辅料 | 名称 | 批号 | 规格 | 称质量 | 实际用量 |
| | | | | | |
| 生产开始时间： | | | 生产结束时间： | | |
| 填表人 | | 审核人 | | 监督人 | |
| 填表日期 | | 审核日期 | | 监督日期 | |
| 备注： | | | | | |

## （三）称量岗位操作法

### 1. 生产前准备

① 检查设备和工作场所是否有上批遗留的产品、文件或与本批生产无关的物料；检查是否有上次生产的"清场合格证"（副本），是否有质检员或检查员签名。

② 检查操作间、工具、器具、设备等是否已更换"已清洁"或"合格"状态标识，并核对是否在有效期内。

③ 检查操作间的温度、相对湿度、压差是否与要求相符，并记录。

④ 检查水、电供应是否正常。

⑤ 根据生产指令填写领料单，从物料间领取原辅料，并核对名称、代码、批号、规格、质量、数量是否相符。

⑥ 开机前检查台秤是否已经校正，调节水平。

⑦ 检查无异常后挂本次运行状态标识，进入称重操作。

### 2. 称量操作

① 开机。去皮，待台秤显示数值稳定5 min，打开捕尘设施。

② 称量。按照《台秤标准操作规程》对物料进行分批次称量，并记录和审核称量结果。

③ 关机。称量完成后，关闭电源。

3. 质量控制要求

① 设备空运行时要注意观察各紧部件是否有异常情况，以免称量过程中发生故障。

② 捕尘设施无异响，运行正常。

③ 设备运行过程中要时刻注意台秤数值的变化情况，如有异常要及时关机处理。

4. 如实填写生产操作记录

称量批生产记录见表6-11。

表 6-11　称量批生产记录

| 产品名称 | | 产品批号 | | 制剂规格 | |
|---|---|---|---|---|---|
| 生产日期 | | | | 生产批量 | |
| 生产前检查 | | | | | |
| 现场 | | | 物料 | | |
| 有无与本批无关的记录、凭证 | 无 □ | 品种齐全 | | 齐全 □ | |
| 有无与本批无关的遗留品 | 无 □ | 数量准确 | | 准确 □ | |
| 设备、计量器具、容器清洁 | 清洁 □ | 物料合格 | | 合格 □ | |
| 清洁、清场合格 | 合格 □ | 包装完好 | | 完好 □ | |
| 检查人 | | | 复核人 | | |
| 称量设备 | | | 设备编码 | | |
| 物料名称 | | | | | |
| 称量次数 | | | | | |
| 称量质量 | | | | | |
| 操作人 | | | 复核人 | | |
| 操作 | 称量时间 | | | | |
| | 投料量　　kg | | 可回收量　　kg | 不可回收量　　kg | |
| | 称量得率 = 称量粉量(kg) ÷ 投料量(kg) × 100% = 　%　 | | | | |
| | 物料平衡 = (称量粉量 + 可回收量 + 不可回收量) ÷ 投料量(kg) × 100% = 　%　 | | | | |
| 操作人 | | | 复核人 | | |
| 偏差分析 | | | | | |
| QA 检查员 | | | | | |
| 备注 | | | | | |

5. 清场

① 操作间、设备、容器、器具更换成"待清洁"标识。

② 将中间产品称重并做好记录，填写请验单报质检部检验。

③ 将中间产品加盖密闭，置于中间站存放，待检验合格后转入混合工序。

④ 生产过程中产生的废弃物按标准操作规程进行集中处理。

⑤ 清理本批生产所用生产文件。

⑥ 生产完毕后，将台秤附近物料清除干净，并按本设备的清洁规程进行清洁消毒，QA 复核签字，并更换"已清洁"标识。

⑦ 按《D 级洁净区操作间清洁标准操作规程》对生产操作的整个区域（包括天花板、墙面、地面、操作台等）进行清洁，及时填写清场记录。

⑧ 清场结束后，经 QA 人员复核并签字，发"清场合格证"一式两份。正本纳入本批生产记录，副本留下作为下批生产凭证。

⑨ 将操作间更换为"已清洁"标识。

⑩ 操作人员退出洁净区，按进入洁净区时的相反程序执行。

**（四）生产工艺管理要点**

① 称量操作室符合 D 级（30 万级）要求。室内相对室外呈正压，温度 18 ～ 26 ℃、相对湿度 45% ～ 65%。

② 台秤不得用水洗，以免发生短路。

③ 称量过程经常观察物料的外观等性状。

④ 生产过程中所有物料均应有标示，防止发生混药、混批。

**（五）质量控制关键点**

① 外观。

② 含水量。

③ 均匀度。

**（六）质量判断**

称量后所得物料外观等性状符合生产要求，均匀度好。按照制药企业 GMP 要求进行抽检。

## 任务考核

| 考核内容 | 技能要求 | | 分值 | 考核结果 |
|---|---|---|---|---|
| 生产前准备 | 生产工具准备 | 1. 检查核实清场情况，检查清场合格证<br>2. 对设备状况进行检查，确保设备处于合格状态<br>3. 对计量容器、衡器进行检查核准<br>4. 对生产用工具的清洁状态进行检查 | 10 | |
| | 物料准备 | 1. 按生产指令领取生产原辅料<br>2. 按生产工艺规程制定标准核实所用原辅料（检验报告单、规格、批号） | | |
| 称量 | 1. 正确调试及使用台秤（按设备 SOP 操作）<br>2. 正确计算称量得率和物料平衡 | | 40 | |
| 质量控制 | 1. 外观整洁，色泽均匀<br>2. 粒度符合要求<br>3. 称量得率、物料平衡符合要求<br>4. 均匀度符合要求 | | 20 | |
| 记录 | 生产记录准确完整 | | 10 | |
| 生产结束清场 | 1. 作业场地清洁<br>2. 工具和容器清洁<br>3. 生产设备清洁<br>4. 清场记录 | | 10 | |
| 其他 | 正确回答考核人员的提问 | | 10 | |

## 任务强化

1. 称量的方法有哪些？
2. 简述常见的称量设备。

# 项目七　散剂的制备

## 任务一　分剂量及包装

### 任务目标

1. 掌握散剂的概念、分类和特点等。
2. 掌握散剂的制备方法。
3. 掌握混合的原则。
4. 能够熟练操作粉碎、过筛、混合设备。
5. 能够进行分剂量。

### 任务卡

| 任务名称 | 分剂量及包装 | 学号 | | 姓名 | |
|---|---|---|---|---|---|
| 关键点 | 一、散剂的概念、分类和特点<br>二、散剂的制备方法<br>三、散剂分剂量与包装 | | | | |
| 开始时间 | | | 完成时间 | | |
| 执行人 | | | 审核人 | | |

### 任务场景

1. 场地：多媒体教室、VR 实训室、GMP 实训中心包装车间。
2. 材料：包装批生产记录、包装岗位及包装设备相关 SOP 等。
3. 设备：散剂包装机等设备。

### 任务准备

**（一）散剂概述**

1. 定义

散剂（powders）系指药物与适宜的辅料经粉碎、均匀混合制成的干燥粉末状固体（图7-1）。它可以是一种或数种药物均匀混合而制成，可外用也可内服。散剂除作为药物制剂直接应用于临床之外，也是制备其他剂型如片剂、丸剂、胶囊剂、颗粒剂等的原料形态。散剂应用历史久远，这种古老的传统固体剂型在化学药品中应用不多，但在中药制剂中仍有一定的应用。

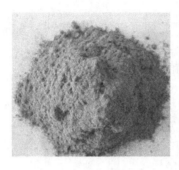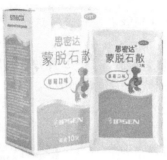

**图7-1　散剂示例**

2. 分类

散剂的分类方法很多，可分为很多类型。

（1）按组成药味的多少　可分为单散剂与复散剂。

（2）按剂量情况　可分为分剂量散与不分剂量散。

（3）按医疗用途　可分为溶液散、煮散、吹散、内服散、外用散等。

（4）按药物性质　可分为含共熔成分散剂如痱子粉、含液体成分散剂如蛇胆川贝散、含毒性成分如硫酸阿托品散、含浸膏散如姜黄浸膏散。

**（二）　散剂的特点**

1. 散剂的优点

① 粉碎程度大，比表面积大，易于分散起效快。

② 外用覆盖面积大，可以同时发挥保护和收敛等作用。

③ 储存、运输、携带比较方便。

④ 制备工艺简单，剂量易于控制，便于婴幼儿服用。

2. 散剂的缺点

① 药物的比表面积大，化学活性高，不良气味及刺激性增加。

② 飞散性大，不利于劳动保护。

③ 容易吸潮，药物稳定性差。

④ 挥发性成分易散失等。

因此，一些腐蚀性强、易吸湿变质的药物不适宜制成散剂。

**（三）　散剂的质量要求**

① 一般内服散剂应通过六号筛，用于消化道溃疡病、儿科和外用散剂应

通过七号筛，眼用量剂则应通过九号筛。

② 散剂一般应干燥、疏松、混合均匀、色泽一致。含毒性药、药物剂量小或贵重药的散剂，采用等量递增配研法混匀并过筛。

③ 用于深部组织创伤及溃疡面的外用散剂及眼用散剂应在清洁避菌环境下配制。

④ 散剂中可含有或不含辅料，根据需要可以加入矫味剂、芳香剂和着色剂等。

**（四） 散剂的制备工艺与特殊散剂的制法**

散剂的制备工艺流程如图7-2所示。

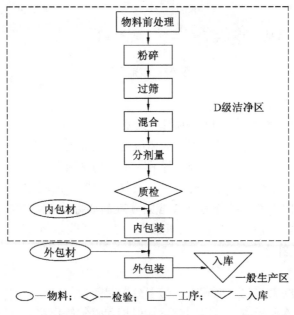

图7-2　散剂的制备工艺流程

粉碎、过筛、混合等单元操作已经在上一项目中介绍过，这里不再赘述，但有些特殊的散剂的制法需要强调一下：

**1. 含毒性药物的散剂**

毒性药物的剂量小，不易准确称取，剂量不准易致中毒。为保证复方散剂中毒性药的含量准确，多采用单独粉碎再以配研法与其他药粉混匀。此外，单味化学剧毒药要添加一定比例的稀释剂制成稀释散（或称倍散）。剂量在 0.01 ~ 0.1 g 者，可配制 1：10 倍散（取 1 份药物加入 9 份赋形剂）；如剂量在 0.01 g 以下，则应配成 1：100 或 1：1 000 倍散。倍散配制时应采用等量递增法稀释混匀后备用。倍散的赋形剂应选不与主药发生作用的惰性物质，常用的有乳糖、淀粉、糊精、蔗糖、葡萄糖、硫酸钙等，其中以乳糖为最佳。为了保证散剂的均匀性及易于与未稀释原药粉的区别，一般以食用色素如胭脂红、靛蓝等着色，且色素应在第一次稀释时加入，随着稀释倍数增大，颜色逐渐变浅。

**2. 含低共熔混合物的散剂**

低共熔现象系指当两种或多种药物混合后，有时出现润湿或液化的现象。一些低分子化合物混合且比例适宜时（尤其在研磨混合时）会出现此现象，如薄荷脑与樟脑、薄荷脑与冰片。含有这些物质时，可采用先形成低共熔物，再与其他固体粉末混匀或分别以固体粉末稀释低共熔组分，再轻轻混合均匀。

**3. 含液体药物的散剂**

在复方散剂中有时含有挥发油、非挥发性液体药物、酊剂、流浸膏、药物煎汁等液体组分。对这些液体组分应根据其性质、剂量及处方中其他固体粉末的多少而采用不同的处理方法：① 液体组分量较小，可利用处方中其他固体组分吸收后研匀；② 液体组分量较大，处方中固体组分不能完全吸收，可另加适量的赋形剂（如磷酸钙、淀粉、蔗糖等）吸收；③ 液体组分量过大，且有效成分为非挥发性，可加热蒸去大部分水分后再以其他固体粉末吸收，或加入固体粉末或赋形剂后，低温干燥后研匀。

**4. 眼用散剂**

一般配制眼用散剂的药物多经水飞法或直接粉碎成极细粉且通过九号筛，以减少机械刺激。眼用散剂要求无菌，故配制的用具应灭菌，配制操作应在清洁、避菌环境下进行。成品灭菌，密封保存。

**（五）分剂量**

分剂量系指将混合均匀的散剂，按需要的剂量分成等重份数的过程。常用的方法有目测法、重量法、容量法。

**1. 目测法**

先称取 10 份总量的散剂，根据眼力估量分成 10 等份。此法简便易行，适于药房小量配制或临时调配，但误差较大，可达 10% ~ 20%。毒性药或贵重细料药散剂不宜使用此法。

**2. 重量法**

按规定剂量用手秤或天平逐包称量。此法剂量准确，但效率低。含毒性药及贵重细料药散剂常用此法。

**3. 容量法**

容量法为目前应用最多的分剂量法。常用的散剂分量器是以木质、牛角、金属或塑料制成一种容量药匙。有的在匙内装有活动楔子，用以调节所需剂量。大量生产时用散剂自动分量机及散剂定量包装机。容量法方便，效率高，且误差较小，适用于一般散剂分剂量。采用容量法分剂量时，应注意粉末特性

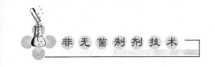

并保持铲粉条件一致，以减少误差。

## 知识链接

### 临界相对湿度（CRH）

水溶性药物在相对湿度较低的环境下，几乎不吸湿，而当相对湿度增大到一定的值时，吸湿量急剧增加，一般把这个吸湿量开始急剧增加的相对湿度称为临界相对湿度（critical relative humidity，CRH）。CRH 是水溶性药物固定的特征参数。

在药物制剂的处方中多数为两种或两种以上的药物或辅料的混合物。水溶性物质的混合物吸湿性更强，根据 Elder 假设，水溶性药物混合物的 CRH 约等于各成分 CRH 的乘积，而与各自成分的量无关。

测定 CRH 有如下意义：① CRH 值可作为药物吸湿性指标，一般 CRH 值愈大，愈不易吸湿；② 为生产、储藏的环境提供参考，应将生产及储藏环境的相对湿度控制在药物的 CRH 值以下，以防止吸湿；③ 为选择防湿性辅料提供参考，一般应选择 CRH 值大的物料作辅料。

### （六）散剂的包装与储存

#### 1. 包装

散剂的比表面积较大，易吸湿、结块，甚至变色、分解，从而影响疗效及服用，因此，应选用适宜的包装材料和储藏条件以延缓散剂的吸湿。散剂的包装应根据其吸湿性强弱采用不同的包装材料，包装材料的透湿性将直接影响散剂在储存期的物理、化学和生物稳定性。

（1）包装材料　散剂的包装用纸有包药纸（单面光纸、双面光纸、蜡纸和玻璃纸）、塑料袋、玻璃管和玻璃瓶等。

（2）包装方法　散剂可单剂量包装，也可多剂量包（分）装，多剂量包装者应附分剂量用具。分剂量散剂可用纸袋或塑料袋分装；不分剂量的外用散剂或非单剂量的散剂可用塑料盒、纸盒、玻璃瓶或玻璃管包装。

#### 2. 储存

散剂储藏的环境应阴凉干燥，且应分类保管，定期检查。

## ▶ 任务实施

### （一）VR 沉浸式实训

进入 VR 实训室，进入散剂包装车间，完成任务。

**（二）药物制剂 GMP 实训车间实训**

进入药物制剂 GMP 实训车间，进入散剂包装车间，完成任务。

**（三）多媒体展示**

分组上台用 PPT 展示"散剂的分剂量与包装"。

## 任务强化

1. 什么是散剂？简述散剂的分类与特点。
2. 简述散剂的质量要求。
3. 简述散剂的制备工艺流程。
4. 简述散剂分剂量的方法。
5. 简述散剂的包装与储存要求。

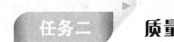

# 任务二　质量检查

## 任务目标

1. 能识记散剂检查的项目。
2. 能描述散剂外观均匀度要求。
3. 能描述散剂粒度要求。
4. 能描述散剂干燥失重要求。
5. 能描述散剂装量差异要求。
6. 能正确进行散剂的质量检查。

## 任务卡

| 任务名称 | 质量检查 | 学号 | | 姓名 | |
|---|---|---|---|---|---|
| 关键点 | 一、散剂质量检查的项目<br>二、散剂外观均匀度要求<br>三、散剂粒度检查要求<br>四、散剂干燥失重要求<br>五、散剂装量差异要求 | | | | |
| 开始时间 | | | 完成时间 | | |
| 执行人 | | | 审核人 | | |

## 任务场景

1. 场地：多媒体教室、VR 实训室、GMP 实训中心质检车间。
2. 材料：散剂质检批生产记录、质检岗位及质检设备相关 SOP 等。
3. 设备：分析天平、七号筛、干燥箱等质检设备。

## 任务准备

散剂的质量检查项目如下：

1. 外观均匀度

取供试品适量，置光滑纸上，平铺约 5 cm，将其表面压平，在亮处观察，应呈现均匀色泽，无花纹和色斑。

2. 粒度

取供试品 10 g，精密称量，置七号筛，筛上加盖，并在筛下配有密合的接收容器，按照《中国药典》2015 年版粒度和粒度分布测定法检查，精密称定通过筛网的粉末质量，应不低于 95%。

3. 干燥失重

在 105 ℃干燥至恒重，减失质量不得超过 2%。

4. 装量差异

单剂量包装的散剂，按照《中国药典》2015 年版散剂的装量差异检查法检查，即取散剂 10 袋，分别称定每袋内容物的质量，每袋内容物的质量与标示装量（或平均装量）相比较，超出装量差异限度的散剂不得多于 2 袋，并不得有 1 袋超出装量差异限度的 1 倍（表 7-1）。

表 7-1　单剂量包装散剂装量差异限度要求

| 标示装量/g | 装量差异限度/% |
|---|---|
| ≤0.1 | ±15 |
| 0.1～0.5 | ±10 |
| 0.5～1.5 | ±8 |
| 1.5～6.0 | ±7 |
| >6.0 | ±5 |

凡规定检查含量均匀度的散剂，一般不再进行装量差异的检查。

5. 装量

多剂量包装的散剂应检查装量，按照最低装量检查法检查，应符合规定。

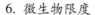 

6. 微生物限度

按照微生物限度检查法检查，应符合规定。

7. 无菌检查

烧伤或严重创伤用的散剂要求无菌，按照无菌检查法检查，应符合规定。

## 任务实施

### （一） VR 沉浸式实训

进入 VR 实训室，进入散剂质检车间，完成任务。

### （二） 药物制剂 GMP 实训车间实训

进入药物制剂 GMP 实训车间，进入散剂质检车间，完成任务。

### （四） 多媒体展示

分组上台用 PPT 展示"散剂的质量检查"。

## 任务强化

1. 散剂的质量检查项目有哪些？

2. 简述散剂粒度检查要求。

3. 现有散剂每包 0.5 g，分配称取 10 包质量为 0.478 0, 0.489 7, 0.498 6, 0.502 1, 0.488 1, 0.512 5, 0.522 1, 0.445 6, 0.487 3, 0.500 4 g。请判断其重量差异是否合格，并说明原因。

# 项目 颗粒剂的制备

## 任务一 制 粒

### 一、任务目标

1. 能识记颗粒剂的定义、处方及制备工艺。
2. 能看懂颗粒剂的生产工艺流程图。
3. 能看懂制粒生产指令单。
4. 能按制粒设备的标准操作规程进行操作。
5. 能按岗位操作规程对物料进行制粒。
6. 能够进行生产工艺参数控制和质量控制。
7. 能按标准操作规程对设备进行清洁及清场操作。
8. 能对生产过程中出现的异常情况进行初步处理。
9. 能正确填写原始记录。

### 任务卡

| 任务名称 | 制粒 | 学号 | | 姓名 | |
|---|---|---|---|---|---|
| 关键点 | 一、颗粒剂的定义、处方及制备工艺<br>二、制粒方法及设备 | | | | |
| 开始时间 | | 完成时间 | | | |
| 签发人 | | 执行人 | | | |

### 任务场景

1. 场地：多媒体教室、VR实训室、GMP实训中心制粒车间。
2. 材料：制粒批生产记录、制粒岗位及制粒设备相关SOP等。
3. 设备：流化床制粒机、高速混合制粒机等设备。

### 任务准备

#### （一）颗粒剂的定义

颗粒剂（granules）系指药物与适宜的辅料制成具有一定粒度的干燥颗粒

状制剂，供口服用，分为可溶颗粒（通称为颗粒）、混悬颗粒、泡腾颗粒、肠溶颗粒、缓释颗粒和控释颗粒等。其中，粒径范围在 105～500 μm 的颗粒剂又称细（颗）粒剂。与散剂相比，颗粒剂的飞散性、附着性、团聚性、吸湿性等均较低；服用方便，根据需要可制成色、香、味俱全的颗粒剂；必要时对颗粒进行包衣，根据包衣材料的性质可使颗粒具有防潮性、缓释性或肠溶性等，但包衣时需注意颗粒大小的均匀性及表面光洁度，以保证包衣的均匀性。但多种颗粒的混合物，如各种颗粒的大小或粒密度差异较大时易产生离析现象，会导致剂量不准确。另外，颗粒剂在贮存与运输过程中也容易吸潮。

**（二）颗粒剂的处方**

颗粒剂中的辅料主要有填充剂、黏合剂与润湿剂，根据需要可加入适宜的矫味剂、芳香剂、着色剂、分散剂和防腐剂等添加剂。制粒辅料的选用应根据药物性质、制备工艺、辅料的价格等因素来确定。

填充剂主要作用是增加制剂的质量或体积，有利于制剂成形，常用的有淀粉、糖粉、乳糖、微晶纤维素、无机盐类等。

润湿剂是指本身没有黏性，但能诱发待制粒物料的黏性，以利于制粒的液体。常用的润湿剂有纯化水和乙醇。

黏合剂是指本身具有黏性，能增加无黏性或黏性不足的物料的黏性，从而有利于制粒的物质。常用作黏合剂的有① 淀粉浆，常用浓度为 5%～10%，主要有煮浆和冲浆两种制法；② 纤维素衍生物，如羧甲基纤维素钠（CMC-Na）、羟丙基纤维素（HPC）、羟丙基甲基纤维素（HPMC）、甲基纤维素（MC）；③ 聚维酮 K30（PVP）、聚乙二醇（PEG）、2%～10% 明胶溶液、50%～70% 蔗糖溶液等。

---

**知识链接**

**混悬颗粒、肠溶颗粒、泡腾颗粒、缓释颗粒和控释颗粒**

混悬颗粒系指难溶性固体药物与适宜辅料制成一定粒度的干颗粒剂。临用前加水或其他适宜的液体振摇即可分散成混悬液供口服。

肠溶颗粒系指采用肠溶材料包裹或其他适宜方法制成的颗粒剂。肠溶颗粒耐胃酸而在肠液中释放活性成分，可防止药物在胃内分解失效，避免对胃的刺激或控制药物在肠道内定位释放。

泡腾颗粒系指含有碳酸氢钠和有机酸，遇水可放出大量气体而呈泡腾状的颗粒剂。泡腾颗粒中的药物应是易溶性的，加水产生气泡后应能溶解。有机酸一般用枸橼酸、酒石酸等。

缓释颗粒系指在水或规定的释放介质中缓慢地非恒速释放药物的颗粒剂。

控释颗粒系指在水或规定的释放介质中缓慢地恒速或接近于恒速释放药物的颗粒剂。

### （三） 颗粒剂的制备流程

制粒是药物制剂生产的重要技术之一，分为湿法制粒、干法制粒两大类。湿法制粒是指向物料加入润湿剂或液态黏合剂进行制粒的方法，目前应用广泛。干法制粒是将物料混合均匀，压缩成大片或板状后，粉碎成所需大小颗粒的方法，常用于热敏性物料、遇水易分解的药物及易压缩成型的药物制粒。不同的制粒技术所制得颗粒的形状、大小等有所差异，应根据制粒目的、物料性质等来选择。这里介绍湿法制粒，主要有挤压制粒、高速混合制粒、流化（沸腾）制粒、喷雾干燥制粒等方法。颗粒剂的生产中，药物与辅料应均匀混合；挥发性药物或遇热不稳定的药物应注意控制适宜的温度，遇光不稳定的药物应遮光操作。一般湿法制粒的工艺流程如下：原辅料→制软材→制粒→干燥→整粒→（包衣）→分剂量→包装→质量检查。

1. 制软材

将药物与适当的稀释剂（如淀粉、蔗糖或乳糖等）、崩解剂（如淀粉、纤维素衍生物等）充分混匀，加入适量的水或其他黏合剂制软材，像这种大量固体粉末和少量液体的混合过程称为捏合。淀粉、纤维素衍生物兼具黏合和崩解两种作用，是常用的颗粒剂黏合剂。

2. 制粒

制粒是把粉末、熔融液、水溶液等状态的物料经加工制成具有一定形状与大小粒状物的操作。通过制粒可以起到改善物料的流动性、减少粉尘飞扬等作用。几乎所有的固体制剂的制备过程都离不开制粒过程。所制成的颗粒可能是最终产品，如颗粒剂；也可能是中间产品，如片剂。

### （四） 制粒的方法

1. 挤压制粒

挤压制粒是先将处方中的原辅料混合均匀后加入黏合剂制软材，然后将软材用强制挤压的方式通过具有一定大小的筛孔而制粒的方法。常用的制粒设备有螺旋挤压式、旋转挤压式、摇摆挤压式制粒机等（图8-1）；颗粒大小由筛网的孔径大小调节，粒径范围在 0.3 ~ 30 mm；粒子形状多为圆柱状、角柱状；颗粒的松软程度可用不同黏合剂及其加入量调节。但制粒前必须进行混合、制软材等工序，劳动强度大，制备小粒径颗粒时筛网的寿命短。

制软材是传统湿法挤压制粒的关键技术。首先，应根据物料的性质选择适当的黏合剂或润湿剂，以能制成适宜软材最小用量为原则；其次，选择适当的揉混强度、混合时间、黏合剂温度。制软材时的揉混强度越大、混合时间越长，物料的黏性越大，制成的颗粒越硬；黏合剂的温度高时，黏合剂用量可酌情减少，反之可适量增加。软材的质量往往靠经验来控制，即"轻握成团，轻压即散"，可靠性与重现性较差。但这种制粒方法简单，使用历史悠久。

挤压制粒过程中，易出现的问题及原因：① 颗粒过粗、过细、粒度分布范围过大，主要原因有筛网选择不当等；② 颗粒过硬，主要原因是黏合剂黏性过强或用量过多等；③ 色泽不均匀，主要原因是物料混合不匀或干燥时有色成分的迁移等；④ 颗粒流动性差，主要原因有黏合剂或润滑剂的选择不当、颗粒中细粉太多或颗粒含水量过高等；⑤ 筛网"疙瘩"现象，主要原因是黏合剂的黏性太强、用量过大等。

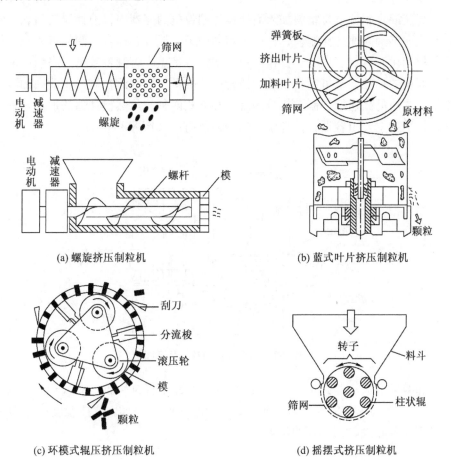

(a) 螺旋挤压制粒机　　　　　　(b) 蓝式叶片挤压制粒机

(c) 环模式辊压挤压制粒机　　　(d) 摇摆式挤压制粒机

**图8-1　挤压制粒机示意图**

### 2. 转动制粒

转动制粒是在药物粉末中加入一定量的黏合剂，在转动、摇动、搅拌等作用下使粉末结聚成球形粒子的方法（图8-2）。转动制粒过程经历母核形成、母核成长、压实三个阶段。① 母核形成阶段：在粉末中喷入少量液体使其润湿，在滚动和搓动作用下使

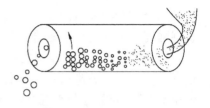

**图 8-2　离心转动制粒示意图**

粉末聚集在一起形成母核，在中药生产中称为起模；② 母核成长阶段：在转动过程中向母核表面均匀喷撒一定量的水和药粉，使药粉层积于母核表面，如此反复，可得一定大小的药丸，在中药生产中称为泛制；③ 压实阶段：停止加入液体和药粉，在继续转动过程中，颗粒被压实得具有一定的机械强度。

### 3. 高速混合制粒

高速混合制粒系将物料加入高速搅拌制粒机的容器内，搅拌混匀后加入黏合剂或润湿剂高速搅拌制粒，在一个容器内进行混合、捏合、制粒过程；与挤压制粒相比，具有工序少、操作简单、快速等优点，可制备致密、高强度的适于胶囊剂的颗粒，也可制备松软的适合压片的颗粒，因此在制药工业中的应用广泛。常用的高速搅拌制粒机分为卧式和立式两种，虽然搅拌器的形状多种多样，但结构主要由容器、搅拌桨、切割刀所组成（图8-3）。

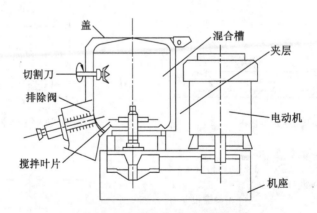

**图 8-3　高速混合制粒机示意图**

影响粒径大小与致密性的主要因素：① 黏合剂的种类、加入量、加入方式；② 原料粉末的粒度（粒度越小，越有利于制粒）；③ 搅拌速度；④ 搅拌器的形状与角度、切割刀的位置等。

### 4. 流化床制粒

流化床制粒系利用气流作用，使容器内物料粉末保持悬浮状态时，润湿剂

或液体黏合剂向流化床喷入使粉末聚结成颗粒的方法。该法可在一台机器内完成混合、制粒、干燥，甚至包衣等操作，工艺简单、操作时间短、劳动强度低，因此称为"一步制粒法"，制得的颗粒松散、密度小、强度小、粒度分布均匀、流动性与可压性好。常用的设备是流化床制粒机（图8-4）。

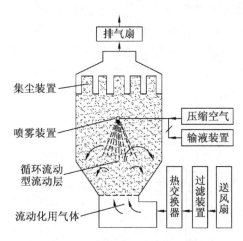

**图8-4　流化床制粒机结构示意图**

流化床制粒机的主要结构由容器、气体分布装置（如筛板等）、喷嘴、气固分离装置（袋滤器）、空气进口和出口、物料排出口等组成。操作时，把药物粉末与各种辅料装入容器中，从床层下部通过筛板吹入适宜温度的气流，使物料在流化状态下混合均匀，然后开始均匀喷入液体黏合剂，粉末开始聚结成粒，经过反复的喷雾和干燥，当颗粒的大小符合要求时停止喷雾，形成的颗粒继续在床层内送热风干燥，出料送至下一步工序。

控制干燥速度和喷雾速率是流化床制粒操作的关键。进风量与进风温度影响干燥速度，一般进风量大、进风温度高，干燥速度快，颗粒粒径小，易碎；但若进风量太小，进风温度太低，物料过湿结块，使物料不能成流化状态；故应根据溶剂的种类（水或有机溶剂）和物料对热的敏感程度，选择适当的进风量与进风温度。若喷雾速度太快，物料不能及时干燥，则物料不能成流化状态；若喷雾速度过慢，颗粒粒径小，细粉多，而且雾滴粒径的大小也会影响颗粒的质量，故除选择适当喷雾速度外，还应使雾滴粒径大小适中。

5. 喷雾干燥制粒

喷雾干燥制粒是将物料溶液或混悬液喷雾于干燥室内，在热气流的作用下，使雾滴中的水分迅速蒸发，以直接获得球状干燥细颗粒的方法。喷雾制粒法的原料液含水量可达70%～80%，可由液体原料直接干燥得到粉状固体颗粒，干燥速度非常快（通常只需数秒至数十秒），物料的受热时间极短，适合于热敏性物料的处理。如以干燥为目的时称为喷雾干燥，以制粒为目的时称为喷雾制粒。喷雾干燥制粒能连续操作，所得颗粒多为中空球状粒子，具有良好的溶解性、分散性和流动性。但设备庞大、汽化液体量多，设备费用高，能量消耗大，操作费用高；黏性较大料液易黏壁，需用特殊喷雾干燥设备。

喷雾制粒的原料液由贮槽进入雾化器喷成液滴分散于热气流中，空气经蒸气加热器及电加热器加热后，沿切线方向进入干燥室与液滴接触，液滴中的水分迅速蒸发，液滴经干燥后形成固体粉末落于器底，干品可连续或间歇出料，废气由干燥室下方的出口流入旋风分离器，进一步分离固体粉末，然后经风机和袋滤器放空（图8-5）。

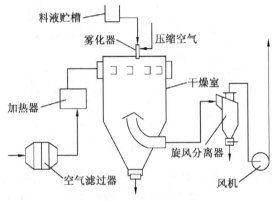

**图 8-5　喷雾干燥制粒机示意图**

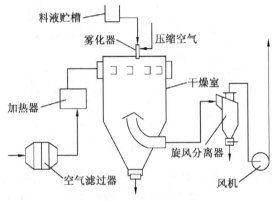

**知识链接**

### 复合型制粒方法与设备

　　复合型制粒机是将搅拌制粒、转动制粒、流化床制粒等各种制粒法结合在一起，使混合、捏合、制粒、干燥、包衣等多个单元操作在一个机器内进行的新型设备。复合型制粒方法以流化床为母体进行多种组合，即搅拌和流化床组合的搅拌流化床型，转盘和流化床组合的转动流化床型，搅拌、转动和流化床组合在一起的搅拌转动流化床型。这种方法综合了各种设备的机能特点，功能多，占地面积小，省功省力。搅拌转动流化制粒机包含多种制粒功能，具有在制粒过程中不易出现结块、喷雾效率高、制粒速度快等优点，可用于颗粒的制备、包衣、修饰及球形化颗粒的制备等。

## 任务实施

### （一）岗位职责

① 严格执行《制粒岗位操作法》和《高速混合制粒机标准操作规程》。

② 严格执行生产指令，保证待制粒物料的名称、数量、规格、质量准确无误，待制粒物料质量符合质量要求。

③ 自觉遵守工艺纪律，保证制粒岗位不发生混药、错药或对药品造成污染，发现偏差及时上报。

④ 生产过程中，按状态标志管理程序做好状态标志管理工作，做到状态标志清晰、明了。

⑤ 负责制粒岗位所有设备的安全使用及日常保养，防止生产事故发生。

⑥ 认真如实填写生产记录，做到字迹清晰、内容真实、数据完整，不得任意涂改和撕毁，做好交接记录，顺利进入下一道工序。

⑦ 工作结束或更换品种时应及时做好清洁卫生并按有关 SOP 进行清场工作，认真填写相应记录。做到岗位生产状态标识、设备所处状态标识、清洁状态标识清晰明了。

### （二）生产资料

① 批生产指令单（表8-1）。

②《制粒岗位操作法》。

③《高速混合制粒机标准操作规程》。

④《高速混合制粒机标准清洁、保养操作规程》。

⑤《D级洁净区操作间清洁标准操作规程》。

⑥ 物料交接单。

⑦ 制粒操作生产记录。

⑧ 清场记录。

**表 8-1　批生产指令单**

| 产品名称： | | | 产品批号： | | |
|---|---|---|---|---|---|
| 产品代码： | | | 批量： | | |
| 原辅料 | 名称 | 批号 | 规格 | 制粒量 | 实际用量 |
| | | | | | |
| 生产开始时间： | | | 生产结束时间： | | |
| 填表人 | | 审核人 | | 监督人 | |
| 填表日期 | | 审核日期 | | 监督日期 | |
| 备注： | | | | | |

### （三）制粒岗位操作法

1. 生产前准备

① 检查设备和工作场所是否有上批遗留的产品、文件或与本批生产无关的物料；检查是否有上次生产的"清场合格证"（副本），是否有质检员或检查员签名。

② 检查操作间、工具、器具、设备等是否已更换"已清洁"或"合格"状态标识，并核对是否在有效期内。

③ 检查操作间的温度、相对湿度、压差是否与要求相符，并记录。

④ 检查水、电供应是否正常。

⑤ 根据生产指令填写领料单，从物料间领取待制粒物料，并核对名称、代码、批号、规格、质量、数量是否相符。

⑥ 操作前检查设备各部件是否松动。

⑦ 检查无异常后挂本次运行状态标识，进入制粒操作间。

2. 制粒操作

① 工序班长依据批生产指令填写中间品领料单，标明工序名称、品名、批号、数量、日期，一式两份，交中间站管理员。

② 相关人员按领料单逐项核对物料是否无误，是否有检验合格证、合格的检验报告单。检查物料外包装清洁后，双方在中间品领料单上签字，将颗粒或药粉领回。

③ 操作人员戴好口罩和洁净手套，将配好的各种待制粒物料按照工艺要求加入搅拌缸内进行混合，加入黏合剂（崩解剂和润湿剂视情况而定）进行制粒。按照《高速混合制粒机标准操作规程》进行操作。

④ 利用不锈钢托盘或者不锈钢桶收集制好的颗粒，待干燥。

⑤ 记录。操作过程中及时填写批生产记录、设备运行记录，要求字迹清晰、内容真实、数据完整，并由操作人及复核人签名。记录应保持清洁，不得撕毁和任意涂改；更改时，在更改处签字，并使原数据仍可辨认。

⑥ 操作过程中出现异常时，按《生产过程偏差处理管理规程》处理。

3. 质量控制要求

① 制软材时注意黏合剂的用量，过多则黏性强，制成的湿颗粒多呈条状，且质地紧密；过少则细粉较多，颗粒合格率低。

② 制得的湿颗粒应立即干燥，避免黏结成块。

③ 颗粒的质量要求为细粉少、颗粒完整、色泽均匀。

④ 控制干燥后颗粒含水量。

4. 如实填写生产操作记录

制粒批生产记录见表8-2。

表 8-2　制粒批生产记录

| 品名 | | 批号 | | 生产日期 | | | 页 | |
|---|---|---|---|---|---|---|---|---|
| 岗位 | | 批次量 | | 工艺规程号 | | | 版 | |
| 操作前的检验 | 检查项目 | | | | 检查结果 | | | |
| | 是否有清场合格证记录 | | | | 是□　否□ | | | |
| | 剩余尾料废料是否清除 | | | | 是□　否□ | | | |
| | 容器、器具是否清洁 | | | | 是□　否□ | | | |
| | 衡器是否校正 | | | | 是□　否□ | | | |
| | 环境及设备是否清洁 | | | | 是□　否□ | | | |
| | 电是否正常 | | | | 是□　否□ | | | |
| | 检查时间 | | 检查人 | | 复核人 | | | |
| 操作前的准备 | 空机运行，若无异常挂运行牌，填写运行卡，房间标明生产状态 | | | | 领料人 | | | |
| | 领取并逐项核对物料名称、批号、质量、操作者、生产日期 | | | | | | | |
| | 安装_____目的药筛 | | | | 复核人 | | | |
| | 放好接料容器 | | | | | | | |
| 物料 | 桶号 | | | | | | | |
| | 质量 | | | | | | | |
| | 操作人 | | 复核人 | | 日期 | | | |
| 操作 | 设备 | | 操作人 | | 复核人 | | | |
| | 操作步骤 | | | | | | | |
| | 开启振动筛加料操作，开机时间 | | | | 时　分 | | | |
| | 工作结束时间 | | | | 时　分 | | | |
| | 合格颗粒 | | | | kg　桶 | | | |
| | 细颗粒 | | | | kg　桶 | | | |
| | 粗颗粒 | | | | kg　桶 | | | |

5. 清场

① 操作间、设备、容器、器具更换成"待清洁"标识。

② 将中间产品称重并做好记录，填写请验单报质检部检验。

③ 将中间产品加盖密闭，置于中间站存放，待检验合格后转入干燥工序。

④ 生产过程中产生的废弃物按标准操作规程进行集中处理。

⑤ 清理本批生产所用生产文件。

⑥ 按设备、容器的清洁操作规程对生产设备、容器、器具进行清洁消毒，QA 复核签字，并更换"已清洁"标识。

⑦ 按《D 级洁净区操作间清洁标准操作规程》对生产操作的整个区域（包括天花板、墙面、地面、操作台等）进行清洁，及时填写清场记录。

⑧ 清场结束后，经 QA 人员复核并签字，发"清场合格证"一式两份。正本纳入本批生产记录，副本留下作为下批生产凭证。

⑨ 将操作间更换为"已清洁"标识。

⑩ 操作人员退出洁净区，按进入洁净区时的相反程序执行。

### （四）生产工艺管理要点

① 制粒操作室符合 D 级（30 万级）要求。室内相对室外呈正压，温度 18 ~ 26 ℃、相对湿度 45% ~ 65%。

② 制粒过程经常观察物料外观，定时检测制粒效果。

③ 生产过程中所有物料均应有标示，防止发生混药、混批。

### （五）质量控制关键点

① 外观。

② 符合"轻握成团，一触即散"的要求。

③ 均匀度。

### （六）质量判断

制粒后所得物料粒度符合生产要求，均匀度好。按照制药企业 GMP 要求进行抽检。

## 任务考核

| 考核内容 | | 技能要求 | 分值 | 考核结果 |
|---|---|---|---|---|
| 生产前准备 | 生产工具准备 | 1. 检查核实清场情况，检查清场合格证<br>2. 对设备状况进行检查，确保设备处于合格状态<br>3. 对计量容器、衡器进行检查核准<br>4. 对生产用工具的清洁状态进行检查 | 10 | |
| | 物料准备 | 1. 按生产指令领取待制粒物料<br>2. 按生产工艺规程制定标准核实特制粒物料（检验报告单、规格、批号） | | |

续表

| 考核内容 | 技能要求 | 分值 | 考核结果 |
|---|---|---|---|
| 制粒 | 1. 正确调试及使用高速混合制粒机（按设备 SOP 操作）<br>2. 正确计算湿颗粒得率和物料平衡 | 40 | |
| 质量控制 | 1. 外观整洁，色泽均匀<br>2. 符合软材"轻握成团，一触即散"的要求<br>3. 湿颗粒得率、物料平衡符合要求<br>4. 均匀度符合要求 | 20 | |
| 记录 | 生产记录准确完整 | 10 | |
| 生产结束清场 | 1. 作业场地清洁<br>2. 工具和容器清洁<br>3. 生产设备清洁<br>4. 清场记录 | 10 | |
| 其他 | 正确回答考核人员的提问 | 10 | |

## 任务强化

1. 简述颗粒剂的定义和特点。

2. 简述颗粒剂的处方组成。

3. 制粒的方法有哪些？

4. 常见的制粒设备有哪些？

5. 简述颗粒剂的制备工艺流程。

任务二　干　燥

## 任务目标

1. 能描述干燥的方法。

2. 能描述干燥的设备。

3. 能看懂干燥生产指令单。

4. 能按干燥设备的标准操作规程进行操作。

5. 能按岗位操作规程对物料进行干燥。

6. 能够进行生产工艺参数控制和质量控制。

7. 能按标准操作规程对设备进行清洁及清场操作。

8. 能对生产过程中出现的异常情况进行初步处理。

9. 能正确填写原始记录。

## ▶ 任务卡

| 任务名称 | 干燥 | 学号 | | 姓名 | |
|---|---|---|---|---|---|
| 关键点 | 一、干燥的方法<br>二、干燥常用的设备 | | | | |
| 开始时间 | | | 完成时间 | | |
| 签发人 | | | 执行人 | | |

## ▶ 任务场景

1. 场地：多媒体教室、VR 实训室、GMP 实训中心干燥车间。

2. 材料：干燥批生产记录、干燥岗位及干燥设备相关 SOP 等。

3. 设备：热风循环烘箱等干燥设备。

## ▶ 任务准备

### （一） 干燥概述

利用热能使物料中的水分汽化，最终获得干燥物品的工艺操作称为干燥。干燥在固体制剂生产中应用十分广泛，如将粉末状药物湿法制粒，经干燥所得干颗粒可直接制成冲剂，也可进一步制成片剂或胶囊剂；又如中药浓缩液经喷雾干燥可获得浸膏粉，生物制品经冷冻干燥可获得冻干粉，经干燥所获得的干燥产品往往较湿产品更稳定。总之，干燥的目的在于提高产品稳定性，使药物具有一定的规格标准，以便于进一步加工处理。

1. 物料的干燥性能

干燥过程中，水分在物料内部的扩散与物料的性质有关，常见的物料状态可分为两类：

（1）颗粒状或结晶状固体 如硫酸钙、氧化锌、氧化镁等，水分吸附于固体孔隙的表面及粒子间的孔隙中。这种水分较容易扩散到固体表面，故较易除去。

（2）无定形固体 如淀粉、酵母、胰岛素等，水分存在于分子结构中或被截留在细小的毛细管或固体内部孔隙中。这种水分从物料内部扩散到表面的速度很慢，故难以除去。一般需要在低温、减压或较大空气流速条件下干燥。

2. 物料含水量的表示方法

湿物料是由绝干物料与水分所组成，含水量有两种表示方法。

（1）湿基含水量（$W$）　以湿物料为计算基准的含水量表示。

$$W = \frac{湿物料中水分的质量}{湿物料总质量} \times 100\% \qquad (8\text{-}1)$$

（2）干基含水量（$X$）　不含水分的物料通常称为绝干物料，以绝干物料为计算基准的湿物料的含水量，称干基含水量。

$$X = \frac{湿物料中水分的质量}{湿物料中绝干物料的质量} \times 100\% \qquad (8\text{-}2)$$

在工业生产中，通常是以湿基含水量来表示物料中含水分的多少。但是，湿物料的质量在干燥过程中因失去水分而逐渐减少，而绝干物料的质量在干燥过程中不变化，故用干基含水量计算较为方便。这两种含水量之间的换算关系如下：

$$X = \frac{W}{1 - W} \qquad (8\text{-}3)$$

$$W = \frac{X}{1 - X} \qquad (8\text{-}4)$$

3. 物料中水分的性质

（1）平衡水分与自由水分　物料中水分分为平衡水分与自由水分。平衡水分系指在一定的空气状态下，物料表面产生的水蒸气分压与空气中水蒸气分压相等时，物料中所含的水分。同样条件下，平衡水分是干燥所除不去的水分。自由水分系指物料中所含大于平衡水分的那一部分，或称游离水分，即在干燥过程中能除去的水分。各种物料的平衡含水量随空气中相对湿度（RH）的增加而增大，干燥器内空气的相对湿度必须低于干燥物品自身的相对湿度值。

（2）结合水分和非结合水分　物料中水分根据除去的难易程度划分为结合水分和非结合水分。结合水分系指主要以物理方式结合的水分，如动植物物料细胞壁内的水分、物料内毛细管中水分、可溶性固体中的水分等。这些水分与物料性质有关，有结合水分的物料称为吸水性物料。非结合水分系指主要以机械方式结合的水分，与物料的结合力很弱，仅含非结合水分的物料称为非吸水性物料。结合水分仅与物料性质有关，平衡水分与物理性质及空气状态有关。

4. 干燥速率及其影响因素

湿物料干燥时，有两个基本过程同时进行：① 热量由热空气传递给湿物料，物料表面上的水分即汽化，并通过物料表面的气膜，向气流主体中扩散；② 由于湿物料表面水分汽化，物料内部与表面之间产生水分浓度差。于是水分即由物料内部向表面扩散。因此，在干燥过程中，同时进行着传热过程和传质过程，方向相反。干燥过程的主要目的是除去水分，其重要条件是必须具备传质和传热的推动力，湿物料表面水分蒸气压一定要大于干燥介质中水分蒸气的分压。压差愈大，干燥过程进行得愈迅速。所以，干燥介质除应保持与湿物料的温度差及较低的含湿量外，尚须及时将湿物料汽化的水分带走，以保持一定的汽化推动力。

（1）干燥速率　即单位时间、单位干燥面积上被干物料所能汽化的水分量，即水分量的减少值。根据定义：

$$U = \frac{\mathrm{d}W}{A\mathrm{d}t} = -\frac{G\mathrm{d}x}{A\mathrm{d}t} \tag{8-5}$$

式中，$U$ 表示干燥速率，$kg/m^2 \cdot s$；$dW$ 表示在 $t$ 干燥时间内水分的蒸发量，$kg$；$A$ 表示被干物料的干燥面积，$m^2$；$t$ 表示干燥时间，$s$；$G$ 表示湿物料中所含绝干物料的质量，$kg$；$dx$ 为物料的干基含水量的变化，$kg$ 水分/$kg$ 绝干物。负号表示物料中的含水量随干燥时间的增加而减少。

（2）干燥速率的影响因素

据干燥原理可知，影响干燥速率的因素主要有以下几个方面：

① 物料的性质：决定干燥速率的主要因素，包括物料本身的结构、形状和大小、湿含量的结合方式等。一般颗粒状物料比粉末干燥快，结晶性物料和有组织细胞的药材比浸出液浓缩后的膏状物干燥快。过厚的膏状物铺层在干燥时易造成过热现象，可选用涂膜干燥方法。

② 干燥介质的温度：温度越高，干燥介质与湿料间温差越大，传热速率越高，干燥速度越快。但应在有效成分不被破坏的前提下升高干燥温度。

③ 干燥介质的湿度和流速：干燥介质的相对湿度愈低，湿度差愈大，愈易干燥。因此，烘箱或烘房内为避免相对湿度饱和而停止蒸发，常采用排风、鼓风装置加大空气流动更新，将汽化湿气及时带走。流化干燥采用热气流加热，常先将气流本身进行干燥或预热，以达到降低相对湿度的目的。

④ 干燥速度：干燥过程中，表面水分首先蒸发，然后内部水分扩散至表面继续蒸发。若干燥速度过快，即一开始干燥温度过高，则物料表面湿气很快蒸发，使表面的粉粒彼此黏着，甚至熔化结壳，阻碍内部水分的扩散和蒸发，使干燥不完全，形成"外干内湿"的现象。因而应根据干燥方法的特点，适当地控制干燥速度。静态干燥温度宜缓缓升高，以使内部湿气得以逐渐扩散到表面。而动态干燥因内部湿含量易扩散到表面，可适当提高干燥温度。

⑤ 干燥方式：静态干燥时（如烘箱、烘房等），气流掠过物料层表面，干燥暴露面积小，干燥效率差。因此，物料铺层的厚度要适宜，并适时地进行搅动和分散，以提高干燥速率。动态干燥时（如沸腾干燥、喷雾干燥等），物料跳动或悬浮于气流之中，粉粒彼此分开，大大增加了干燥暴露面积，进而提高了干燥效率。

⑥ 压力：压力与蒸发速度成反比，因而减压是加快干燥的有效手段。

## （二）干燥方法

干燥操作的分类方法有多种，如按操作方式可分为间歇式、连续式；按操作压力可分为常压式、真空式；按热能传递方式可分为热传导干燥、对流干燥、辐射干燥、介电加热干燥等。

按不同的热能传递方式，可将干燥方法分为四类：

1. 传导干燥

传导干燥是指热能通过与物料接触的壁面以传导方式传给物料，使其中的水分汽化而干燥的操作。常用的干燥器有滚筒干燥器、冷冻干燥器等。传导干燥的热能利用率较高，但与壁面接触的物料易过热而变质。

2. 对流干燥

对流干燥是指热能以对流方式由热气体传给与其接触的湿料，使物料中的水分汽化而干燥的操作。常用的干燥器有厢式干燥器、流化床干燥器、喷雾干燥器等。物料受热后，水分由物料表面扩散入空气中，热空气温度下降而湿度增加，所以此时的热空气既是载热体，又是载湿体。对流干燥器的热空气温度调节较方便，物料不致过热，但热能利用率比传导干燥的低。

3. 辐射干燥

辐射干燥是指热能以电磁波的形式由辐射器发射，入射至湿物料表面被吸收而转变为热能，使物料中的水分汽化而干燥的操作。常用的干燥器有红外线干燥器。

4. 介电加热干燥

介电加热干燥是指湿物料由于高频电场的交变作用而转变为热能，使物料中的水分汽化而干燥的操作。电场的频率低于 300 MHz 的称为高频加热，频率在 300 MHz ～ 300 GHz 的称为微波加热。如微波干燥器干燥速度快，干燥产品均匀而洁净，但设备费用高。

## （三）常用干燥设备

1. 厢式干燥器

按操作压力分类，厢式干燥器可分为常压厢式干燥器和减压厢式干燥器。

制剂生产中应用比较广泛的是热风循环烘箱（图8-6）。该设备是以蒸气或电为热源，采用热交换器对流换热的方式加热空气，热空气流经过烘盘与物料进行热量传递。为提高设备的热效率，多采用废气再循环与中间加热法相结合的热能补充形式。废

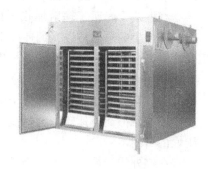

图8-6　热风循环烘箱

气再循环是将干燥室排出的废气中的一部分通过分风装置与新鲜空气混合重新进入干燥室。中间加热法是在干燥室内装有加热器，使每通过一次物料后热空气得到再次加热，然后再通入下一层物料，这样可保持烘箱内适当的相对湿度和降低上下温差。该设备可用于粉末、颗粒、块状、膏状、生药、中药饮片等的干燥。

减压干燥是在负压条件下进行干燥的方法。此法减轻了空气对产品的影响，干燥温度较低，干燥速度较快，被干燥物料呈疏松海绵状，易于粉碎。减压干燥的效果取决于负压的高低（真空度）和被干燥物料的堆积厚度。使用这类干燥器时，应适当控制被干燥物料的量，以免因装量过多导致起泡溢料。

2. 流化床干燥器

流化床干燥器是使热空气自下而上通过松散的粒状或粉状物料层形成"沸腾床"而进行干燥，也称沸腾床干燥器。

3. 喷雾干燥器

喷雾干燥是流化技术用于液态物料干燥的良好方法。喷雾干燥是将含水量可达50%～70%药物溶液或混悬液用雾化器喷雾于干燥室内的热气流中，使雾滴中水分迅速蒸发以制成粉状或颗粒状物料的方法。该法能在数秒钟内完成热交换，干燥过程一般在50℃左右，因此，特别适用于热敏性物料。

由于使用喷雾干燥机得到的制品疏松、溶解性能好，可以改善某些制剂的溶出速率，所以，在制药工业中得到了广泛的应用，如抗生素粉针剂的生产、微型胶囊的制备等。由于中药提取液的黏性较大且易黏壁，使用上受到了一定的限制，因而国内有些药物机械单位在原有喷雾设备上增加了一些特殊装置，如塔体及顶部设冷壁装置、气扫装置，物料经过处设自动冲洗装置等，在中药提取液的干燥中取得良好效果。

4. 红外线干燥器

红外线是介于可见光和微波之间的一种电磁波，其波长范围在 0.75～1 000 μm。工业上一般将波长 0.75～5.6 μm 的红外辐射称为近红外，将波长 5.6～1 000 μm 的红外辐射称为远红外。

红外线干燥属于辐射加热干燥（图8-7）。红外线干燥器是利用红外线辐射器所产生的电磁波以光的速度辐射至被干燥物料，当红外线的发射频率与物料中分子运动的固有频率相匹配时引起物料分子的强烈共振和转动，在物料内部分子间发生激烈的碰撞与摩擦而迅速转变为热能，从而达到干燥的目的。

在红外线干燥时，由于物质表面和内部的分子同时吸收红外线，受热均匀，干燥产

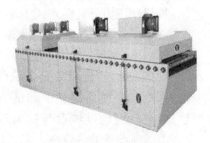

图8-7　红外线干燥器

品的外观、机械强度等质量指标均有所提高。很多有机物和水分子在远红外区有更多的吸收带，故利用远红外线干燥要优于近红外线干燥。

5. 微波干燥器

微波是指频率在 300 MHz ~ 300 GHz 的高频波。工业上使用的频率为 915 MHz 和 2 450 MHz 两种，后者在一定的条件下兼有灭菌作用。

微波干燥是利用磁控管产生所需要的微波能来干燥。其原理是湿物料中的水分子在微波电场的作用下，极性的水分子随着外加电场方向的交互变化而不断地迅速转动，并产生剧烈的碰撞和摩擦，部分微波能就转化为热能，从而达到物料干燥的目的。

微波干燥是一种高效的干燥方法，用于中草药及丸剂的干燥与灭菌等，有较好的效果，适于自动化连续生产。由于微波能穿透介质的深部，可使湿物料均匀加热，因此，微波干燥具有加热迅速、干燥速度快、产品质量好等优点。缺点是成本高，对有些物料的稳定性有影响，微波漏泄污染对人体有伤害，需加强劳动保护措施。

6. 吸湿干燥器

吸湿干燥系将干燥剂置于干燥柜的架盘下层，而将湿物料置于架盘上层进行干燥的方法。有些药品或制剂不能用较高温度干燥，采用真空低温干燥又会使某些制剂中的挥发性成分损失，应用适当的干燥剂进行吸湿干燥具有实用意义。此法适用于湿物料含湿量较少及某些含有芳香性成分的药材、吸湿极强的干燥物料的防潮。常用干燥剂有无水氧化钙（干燥石灰）、无水氯化钙、硅胶等，这些干燥剂大多可以有干燥解吸再生后可回收利用的特点。

7. 冷冻干燥器

冷冻干燥是利用升华的原理进行干燥的一种技术，是将被干燥的物质在低温下快速冻结，然后在适当的真空环境下，使冻结的水分子直接升华成为水蒸气逸出的方法。冷冻干燥器又称冷冻干燥机（图8-8），是将含水物质先冻结成固态，而后使其中的水分从固态升华成气态，以除去水分而保存物质的冷干设备。冷冻干燥器系由制冷系统、真空系统、加热系统、电器仪表控制系统所组成，主要部件为干燥箱、凝结器、冷冻机组、真空泵、加热/冷却装置等。

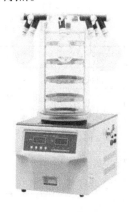

图8-8　冷冻干燥器

## 任务实施

### （一）岗位职责

① 严格执行《干燥岗位操作法》和《热风循环烘箱标准操作规程》。

② 严格执行生产指令，保证待干燥物料的名称、数量、规格、质量准确无误，待干燥物料质量符合质量要求。

③ 自觉遵守工艺纪律，保证干燥岗位不发生混药、错药或对药品造成污染，发现偏差及时上报。

④ 生产过程中，按状态标志管理程序做好状态标志管理工作，做到状态标志清晰、明了。

⑤ 负责干燥岗位所有设备的安全使用及日常保养，防止生产事故发生。

⑥ 认真如实填写生产记录，做到字迹清晰、内容真实、数据完整，不得任意涂改和撕毁，做好交接记录，顺利进入下一道工序。

⑦ 工作结束或更换品种时应及时做好清洁卫生并按有关 SOP 进行清场工作，认真填写相应记录。做到岗位生产状态标识、设备所处状态标识、清洁状态标识清晰明了。

**（二）生产资料**

① 批生产指令单（表 8-3）。

②《干燥岗位操作法》。

③《热风循环烘箱标准操作规程》。

④《热风循环烘箱标准清洁、保养操作规程》。

⑤《D 级洁净区操作间清洁标准操作规程》。

⑥ 物料交接单。

⑦ 干燥操作生产记录。

⑧ 清场记录。

表 8-3  批生产指令单

| 产品名称： | | | 产品批号： | | |
|---|---|---|---|---|---|
| 产品代码： | | | 批量： | | |
| 原辅料 | 名称 | 批号 | 规格 | 干燥量 | 实际用量 |
| | | | | | |
| 生产开始时间： | | | 生产结束时间： | | |
| 填表人 | | 审核人 | | 监督人 | |
| 填表日期 | | 审核日期 | | 监督日期 | |
| 备注： | | | | | |

**（三）干燥岗位操作法**

1. 生产前准备

① 检查设备和工作场所是否有上批遗留的产品、文件或与本批生产无关的物料；检查是否有上次生产的"清场合格证"（副本），是否有质检员或检查员签名。

② 检查操作间、工具、器具、设备等是否已更换"已清洁"或"合格"状态标识，并核对是否在有效期内。

③ 检查操作间的温度、相对湿度、压差是否与要求相符，并记录。

④ 检查水、电供应是否正常。

⑤ 根据生产指令填写领料单，从物料间领取待干燥物料，并核对名称、代码、批号、规格、质量、数量是否相符。

⑥ 操作前检查设备各部件是否松动。

⑦ 检查无异常后挂本次运行状态标识，进入干燥操作间。

2. 干燥操作

① 生产人员到中转站（室）按领料单逐项核对物料无误，领取待干燥物料。

② 操作人员戴好口罩和洁净手套，将待干燥的物料按照工艺要求摆放，放入热风循环烘箱内进行干燥。按照《热风循环烘箱标准操作规程》进行操作。

③ 利用不锈钢托盘或者不锈钢桶收集干燥好的颗粒，待整粒。

④ 记录。操作过程中及时填写批生产记录、设备运行记录，要求字迹清晰、内容真实、数据完整，并由操作人及复核人签名。记录应保持清洁，不得撕毁和任意涂改；更改时，在更改处签字，并使原数据仍可辨认。

⑤ 操作过程中出现异常时，按《生产过程偏差处理管理规程》处理。

3. 质量控制要求

① 干燥过程中，注意湿颗粒层不能堆积太高，尽量分散，定时翻动干燥物料。

② 控制好干燥温度和时间。

③ 颗粒的质量要求为细粉少、颗粒完整、色泽均匀。

④ 控制干燥后颗粒含水量。

4. 如实填写生产操作记录

干燥批生产记录见表8-4。

5. 清场

① 操作间、设备、容器、器具更换成"待清洁"标识。

② 将中间产品称重并做好记录，填写请验单报质检部检验。

③ 将中间产品加盖密闭，置于中间站存放，待检验合格后转入干燥工序。

④ 生产过程中产生的废弃物按标准操作规程进行集中处理。

⑤ 清理本批生产所用生产文件。

⑥ 按设备、容器的清洁操作规程对生产设备、容器、器具进行清洁消毒，QA复核签字，并更换"已清洁"标识。

⑦ 按《D级洁净区操作间清洁标准操作规程》对生产操作的整个区域（包括天花板、墙面、地面、操作台等）进行清洁，及时填写清场记录。

⑧ 清场结束后，经QA人员复核并签字，发"清场合格证"一式两份。

正本纳入本批生产记录，副本留下作为下批生产凭证。

⑨ 将操作间更换为"已清洁"标识。

⑩ 操作人员退出洁净区，按进入洁净区时的相反程序执行。

**表 8-4　干燥批生产记录**

| 品名 | | 批号 | | 生产日期 | | 页 | |
|---|---|---|---|---|---|---|---|
| 岗位 | | 批次量 | | 工艺规程号 | | 版 | |
| 操作前的检验 | 检查项目 | | | | 检查结果 | | |
| | 是否有清场合格证记录 | | | | 是□　否□ | | |
| | 剩余尾料废料是否清除 | | | | 是□　否□ | | |
| | 容器、器具是否清洁 | | | | 是□　否□ | | |
| | 衡器是否校正 | | | | 是□　否□ | | |
| | 环境及设备是否清洁 | | | | 是□　否□ | | |
| | 电是否正常 | | | | 是□　否□ | | |
| | 检查时间 | | 检查人 | | 复核人 | | |
| 操作前的准备 | 空机运行，若无异常挂运行牌，填写运行卡，房间标明生产状态 | | | | 领料人 | | |
| | 领取并逐项核对物料名称、批号、质量、操作者、生产日期 | | | | 复核人 | | |
| | 放好接料容器 | | | | | | |
| 物料 | 桶号 | | | | | | |
| | 质量 | | | | | | |
| | 操作人 | | 复核人 | | | | |
| 操作 | 设备 | | 操作人 | | 复核人 | | |
| | 操作步骤 | | | | | | |
| | 开启烘箱干燥，开机时间 | | | | 时　　分 | | |
| | 工作结束时间 | | | | 时　　分 | | |
| | 干燥前颗粒 | | | | kg　　桶 | | |
| | 干燥后颗粒 | | | | kg　　桶 | | |

## （四）生产工艺管理要点

① 干燥操作室符合 D 级（30 万级）要求。室内相对室外呈正压，温度 18 ～ 26 ℃、相对湿度 45% ～ 65%。

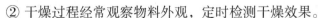

② 干燥过程经常观察物料外观，定时检测干燥效果。

③ 生产过程中所有物料均应有标示，防止发生混药、混批。

**（五）质量控制关键点**

① 外观。

② 符合《中国药典》（2015 年版）颗粒含水量要求。

③ 均匀度。

**（六）质量判断**

干燥后所得物料含水量符合生产要求，均匀度好。按照制药企业 GMP 要求进行抽检。

## 任务考核

| 考核内容 | 技能要求 | | 分值 | 考核结果 |
|---|---|---|---|---|
| 生产前准备 | 生产工具准备 | 1. 检查核实清场情况，检查清场合格证<br>2. 对设备状况进行检查，确保设备处于合格状态<br>3. 对计量容器、衡器进行检查核准<br>4. 对生产用工具的清洁状态进行检查 | 10 | |
| | 物料准备 | 1. 按生产指令领取待干燥物料<br>2. 按生产工艺规程制定标准核实待干燥物料（批生产记录、规格、批号） | | |
| 干燥 | 1. 正确调试及使用热风循环烘箱（按设备 SOP 操作）<br>2. 正确计算干颗粒得率和物料平衡 | | 40 | |
| 质量控制 | 1. 外观整洁，色泽均匀<br>2. 符合《中国药典》（2015 年版）颗粒含水量要求<br>3. 干颗粒得率、物料平衡符合要求<br>4. 均匀度符合要求 | | 20 | |
| 记录 | 生产记录准确完整 | | 10 | |
| 生产结束清场 | 1. 作业场地清洁<br>2. 工具和容器清洁<br>3. 生产设备清洁<br>4. 清场记录 | | 10 | |
| 其他 | 正确回答考核人员的提问 | | 10 | |

## 任务强化

1. 干燥的方法有哪些？

2. 常见的干燥设备有哪些？

## 任务三　　整　粒

### 任务目标

1. 能看懂整粒生产指令单。
2. 能按整粒设备的标准操作规程进行操作。
3. 能按岗位操作规程对物料进行整粒。
4. 能够进行生产工艺参数控制和质量控制。
5. 能按标准操作规程对设备进行清洁及清场操作。
6. 能对生产过程中出现的异常情况进行初步处理。
7. 能正确填写原始记录。

### 任务卡

| 任务名称 | 整粒 | 学号 | | 姓名 | |
|---|---|---|---|---|---|
| 关键点 | 一、整粒的方法<br>二、整粒的设备 | | | | |
| 开始时间 | | | 完成时间 | | |
| 签发人 | | | 执行人 | | |

### 任务场景

1. 场地：多媒体教室、VR 实训室、GMP 实训中心整粒车间。
2. 材料：整粒批生产记录、整粒岗位及整粒设备相关 SOP 等。
3. 设备：整粒机等设备。

### 任务准备

#### （一）整粒概述

整粒即将干燥好的颗粒通过整粒机使得干燥过程中结块、粘连的颗粒分散开，以得到大小均匀的颗粒。除另有规定外，一般颗粒剂要求不能通过一号筛和能通过五号筛的总和不得超过供试量的 15%。

#### （二）整粒主要设备

1. 摇摆式颗粒机

摇摆式颗粒机（图 8-9）将潮湿的粉料或块状的干料研制成所需的颗粒，

其筛网采用金属丝网,装拆简易,松紧可调。机械主要部件封闭在机体内,并附有润滑系统,生产过程运转平稳。整机外形采用不锈钢板。符合 GMP 标准,使颗粒的质量和经济效率明显提高。

2. 整粒机

整粒机(图 8-10)制粒快、效果好,设计特殊孔的滤网,仔细筛滤,其摩擦滤网杆能扎碎筛滤坚固粒子,在制药、化工、食品企业中广泛应用。该机整机外形全用优质不锈钢板封闭,整洁美观,特别是筛网采用金属丝网或不锈钢板网,使颗粒的质量和经济效率有较大的提高。该机能替代摇摆式颗粒机,是根据药品生产 GMP 的要求而设计制造的新机型。

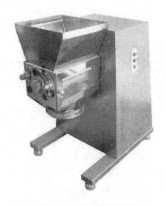 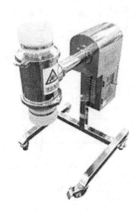

图 8-9 摇摆式颗粒机　　　　　图 8-10 整粒机

## 任务实施

### (一)岗位职责

① 严格执行《整粒岗位操作法》和《摇摆式颗粒机标准操作规程》。

② 严格执行生产指令,保证待整粒物料的名称、数量、规格、质量准确无误,待整粒物料质量符合质量要求。

③ 自觉遵守工艺纪律,保证整粒岗位不发生混药、错药或对药品造成污染,发现偏差及时上报。

④ 生产过程中,按状态标志管理程序做好状态标志管理工作,做到状态标志清晰、明了。

⑤ 负责整粒岗位所有设备的安全使用及日常保养,防止生产事故发生。

⑥ 认真如实填写生产记录,做到字迹清晰、内容真实、数据完整,不得任意涂改和撕毁,做好交接记录,顺利进入下一道工序。

⑦ 工作结束或更换品种时应及时做好清洁卫生并按有关 SOP 进行清场工

作，认真填写相应记录。做到岗位生产状态标识、设备所处状态标识、清洁状态标识清晰明了。

**（二）生产资料**

① 批生产指令单（表 8-5）。

②《整粒岗位操作法》。

③《摇摆式颗粒机标准操作规程》。

④《摇摆式颗粒机标准清洁、保养操作规程》。

⑤《D 级洁净区操作间清洁标准操作规程》。

⑥ 物料交接单。

⑦ 整粒操作生产记录。

⑧ 清场记录。

表 8-5　批生产指令单

| 产品名称： | | | 产品批号： | | |
|---|---|---|---|---|---|
| 产品代码： | | | 批量： | | |
| 原辅料 | 名称 | 批号 | 规格 | 整粒量 | 实际用量 |
| | | | | | |
| 生产开始时间： | | | 生产结束时间： | | |
| 填表人 | | 审核人 | | 监督人 | |
| 填表日期 | | 审核日期 | | 监督日期 | |
| 备注： | | | | | |

**（三）整粒岗位操作法**

1. 生产前准备

① 检查设备和工作场所是否有上批遗留的产品、文件或与本批生产无关的物料；检查是否有上次生产的"清场合格证"（副本），是否有质检员或检查员签名。

② 检查操作间、工具、器具、设备等是否已更换"已清洁"或"合格"状态标识，并核对是否在有效期内。

③ 检查操作间的温度、相对湿度、压差是否与要求相符，并记录。

④ 检查水、电供应是否正常。

⑤ 根据生产指令填写领料单，从物料间领取待整粒物料，并核对名称、代码、批号、规格、质量、数量是否相符。

⑥ 操作前检查设备各部件是否松动。

⑦ 检查无异常后挂本次运行状态标识，进入整粒操作间。

2. 整粒操作

① 生产人员到中转站（室）按领料单逐项核对物料无误，领取待整粒物料。

② 操作人员戴好口罩和洁净手套，将待整粒的物料按照工艺要求摆放，放入摇摆式颗粒机内进行整粒。按照《摇摆式颗粒机标准操作规程》进行操作。

③ 利用不锈钢托盘或者不锈钢桶收集整粒好的颗粒。

④ 记录。操作过程中及时填写批生产记录、设备运行记录，要求字迹清晰、内容真实、数据完整，并由操作人及复核人签名。记录应保持清洁，不得撕毁和任意涂改；更改时，在更改处签字，并使原数据仍可辨认。

⑤ 操作过程中出现异常时，按《生产过程偏差处理管理规程》处理。

3. 质量控制要求

① 整粒过程中，注意速度不能太快，防止影响颗粒粒度。

② 控制好整粒速度和时间。

③ 颗粒的质量要求为细粉少、颗粒完整、色泽均匀。

4. 如实填写生产操作记录

整粒批生产记录见表8-6。

表8-6　整粒批生产记录

| 品名 | | 批号 | | 生产日期 | | | 页 | |
|---|---|---|---|---|---|---|---|---|
| 岗位 | | 批次量 | | 工艺规程号 | | | 版 | |
| 操作 | 合格颗粒 | | | | | 回收颗粒/kg | | |
| | 桶号 | | | | | （粗） | | （细） |
| | 质量/kg | | | | | | | |
| 交接记录 | 交接数量 | 交料人 | | 收料人 | | | 时间 | |
| | kg　桶 | | | | | | | |
| 物料 | 粒度 | 分析人 | | 时间 | | | | |
| 操作 | 合格颗粒得率 $= \dfrac{合格颗粒（kg）}{领料量（kg）} \times 100\%$ <br> 物料平衡 $= \dfrac{合格颗粒（kg）＋粗颗粒（kg）＋细颗粒（kg）}{领料量（kg）} \times 100\%$ | | | | | | | |
| 备注 | | | | | | | | |

5. 清场

① 操作间、设备、容器、器具更换成"待清洁"标识。

② 将中间产品称重并做好记录，填写请验单报质检部检验。

③ 将中间产品加盖密闭，置于中间站存放。

④ 生产过程中产生的废弃物按标准操作规程进行集中处理。

⑤ 清理本批生产所用生产文件。

⑥ 按设备、容器的清洁操作规程对生产设备、容器、器具进行清洁消毒，QA 复核签字，并更换"已清洁"标识。

⑦ 按《D 级洁净区操作间清洁标准操作规程》对生产操作的整个区域（包括天花板、墙面、地面、操作台等）进行清洁，及时填写清场记录。

⑧ 清场结束后，经 QA 人员复核并签字，发"清场合格证"一式两份。正本纳入本批生产记录，副本留下作为下批生产凭证。

⑨ 将操作间更换为"已清洁"标识。

⑩ 操作人员退出洁净区，按进入洁净区时的相反程序执行。

**（四）生产工艺管理要点**

① 整粒操作室符合 D 级（30 万级）要求。室内相对室外呈正压，温度 18 ～ 26 ℃、相对湿度 45% ～ 65%。

② 整粒过程经常观察物料外观，定时检测整粒效果。

③ 生产过程中所有物料均应有标示，防止发生混药、混批。

**（五）质量控制关键点**

① 外观。

② 符合《中国药典》（2015 年版）颗粒粒度要求。

③ 均匀度。

**（六）质量判断**

整粒后所得物料粒度符合生产要求，均匀度好。按照制药企业 GMP 要求进行抽检。

## ▶ 任务考核

| 考核内容 | | 技能要求 | 分值 | 考核结果 |
|---|---|---|---|---|
| 生产前准备 | 生产工具准备 | 1. 检查核实清场情况，检查清场合格证<br>2. 对设备状况进行检查，确保设备处于合格状态<br>3. 对计量容器、衡器进行检查核准<br>4. 对生产用工具的清洁状态进行检查 | 10 | |
| | 物料准备 | 1. 按生产指令领取待整粒物料<br>2. 按生产工艺规程制定标准核实待整粒物料（批生产记录、规格、批号） | | |

续表

| 考核内容 | 技能要求 | 分值 | 考核结果 |
|---|---|---|---|
| 整粒 | 1. 正确调试及使用摇摆式颗粒机（按设备 SOP 操作）<br>2. 正确计算整粒得率和物料平衡 | 40 | |
| 质量控制 | 1. 外观整洁，色泽均匀<br>2. 符合《中国药典》（2015 年版）颗粒粒度要求<br>3. 整粒得率、物料平衡符合要求<br>4. 均匀度符合要求 | 20 | |
| 记录 | 生产记录准确完整 | 10 | |
| 生产结束清场 | 1. 作业场地清洁<br>2. 工具和容器清洁<br>3. 生产设备清洁<br>4. 清场记录 | 10 | |
| 其他 | 正确回答考核人员的提问 | 10 | |

## ◗ 任务强化

1. 整粒的方法有哪些？
2. 常见的整粒设备有哪些？

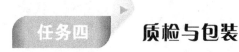

**任务四　质检与包装**

## ◗ 任务目标

1. 能看懂质检与包装生产指令单。
2. 能按质检设备的标准操作规程进行操作。
3. 能按岗位操作规程对物料或产品进行质检。
4. 能够进行生产工艺参数控制和质量控制。
5. 能按标准操作规程对设备进行清洁及清场操作。
6. 能对生产过程中出现的异常情况进行初步处理。
7. 能正确填写原始记录。

## 任务卡

| 任务名称 | 质检与包装 | 学号 | | 姓名 | |
|---|---|---|---|---|---|
| 关键点 | 一、颗粒剂质检的项目<br>二、颗粒剂质检的方法<br>三、颗粒剂质检所使用的设备 | | | | |
| 开始时间 | | | 完成时间 | | |
| 签发人 | | | 执行人 | | |

## 任务场景

1. 场地：多媒体教室、VR 实训室、GMP 实训中心质检与包装车间。

2. 材料：质检与包装批生产记录，质检岗位、包装岗位、质检设备及包装设备相关 SOP 等。

3. 设备：万分之一分析天平（精度 0. 000 1 g）、颗粒剂包装机等设备。

## 任务准备

颗粒剂的质量检查，除主药含量外，《中国药典》（2015 年版）四部通则中还规定了外观、粒度、溶化性及装量差异等检查项目。

**（一）外观**

颗粒剂应干燥、均匀、色泽一均，无吸湿、软化、结块、潮解等现象。

**（二）粒度**

除另有规定外，按照粒度和粒度分布测定法测定，不能通过一号筛（2 000 μm）与能通过五号筛（180 μm）的总和不得超过供试量的 15% 。

**（三）干燥失重**

除另有规定外，按照干燥失重测定，于 105 ℃干燥至恒重，含糖颗粒应在 80 ℃减压干燥，减失质量不得过 2.0% 。

**（四）溶化性**

除另有规定外，可溶颗粒和泡腾颗粒照下述方法检查，溶化性应符合规定。

可溶颗粒：供试品 10 g，加热水 200 mL，搅拌 5 min，可溶性颗粒应全部溶化，允许有轻微浑浊，但不得有异物。

泡腾颗粒：取单剂量包装的泡腾颗粒 6 袋，分别至盛有 200 mL 水的烧杯中，水温 5 ~ 25 ℃，应迅速产生气体而呈泡腾状。5 min 内 6 袋颗粒应完全分散或溶解在水中。

混悬性颗粒或已规定检查溶出度或释放度的颗粒剂，可不进行溶化性检查。

**（五）装量差异**

取供试品 10 袋（瓶），除去包装，分别精密称定每袋（瓶）内容物的质量，求出内容物的装量与平均装量。每袋装量与平均装量（凡无含量测定的散剂，每袋装量应与标示装量比较），超出装量差异限度的颗粒剂不得多于 2 袋（瓶），并不得有 1 袋（瓶）超出装量差异限度 1 倍。单剂量包装的颗粒剂装量差异限度应符合表 8-7 中的规定。

表 8-7　单剂量包装颗粒剂装量差异限度

| 标示装量/g | 装量差异限度/% | 标示装量/g | 装量差异限度/% |
| --- | --- | --- | --- |
| ≤1.0 | ±10 | 1.5 ~ 6.0 | ±7 |
| 1.0 ~ 1.5 | ±8 | >6.0 | ±5 |

注：凡规定检查含量均匀度的颗粒剂，一般不再进行装量差异的检查。

**（六）装量**

多剂量包装的颗粒剂，按照最低装量检查法检查，应符合规定。

**（七）包装**

目前，颗粒剂通常采用塑料袋进行分剂量包装或者塑料瓶装、复合膜包装等。

## 任务实施

**（一）岗位职责**

① 严格执行《质检岗位操作法》《包装岗位操作法》《万分之一分析天平标准操作规程》《颗粒剂包装机标准操作规程》。

② 严格执行生产指令，保证待质检与包装物料的名称、数量、规格、质量准确无误，待质检物料质量符合质量要求。

③ 自觉遵守工艺纪律，保证质检与包装岗位不发生混药、错药或对药品造成污染，发现偏差及时上报。

④ 生产过程中，按状态标志管理程序做好状态标志管理工作，做到状态标志清晰、明了。

⑤ 负责质检与包装岗位所有设备的安全使用及日常保养，防止生产事故发生。

⑥ 认真如实填写生产记录，做到字迹清晰、内容真实、数据完整，不得任意涂改和撕毁，做好交接记录，顺利进入下一道工序。

⑦ 工作结束或更换品种时应及时做好清洁卫生并按有关 SOP 进行清场工作，认真填写相应记录。做到岗位生产状态标识、设备所处状态标识、清洁状态标识清晰明了。

### （二）生产资料

① 批生产指令单（表8-8）。

②《质检与包装岗位操作法》。

③《万分之一分析天平标准操作规程、颗粒剂包装机标准操作规程》。

④《万分之一分析天平与颗粒剂包装机标准清洁、保养操作规程》。

⑤《D级洁净区操作间清洁标准操作规程》。

⑥ 物料交接单。

⑦ 质检与包装操作生产记录。

⑧ 清场记录。

**表8-8　批生产指令单**

| 产品名称： | | | 产品批号： | | |
|---|---|---|---|---|---|
| 产品代码： | | | 批量： | | |
| 待质检与包装物料 | 名称 | 批号 | 规格 | 质检量 | 实际用量 |
| | | | | | |
| 生产开始时间： | | | 生产结束时间： | | |
| 填表人 | | 审核人 | | 监督人 | |
| 填表日期 | | 审核日期 | | 监督日期 | |
| 备注： | | | | | |

### （三）质检岗位操作法

#### 1. 生产前准备

① 检查设备和工作场所是否有上批遗留的产品、文件或与本批生产无关的物料；检查是否有上次生产的"清场合格证"（副本），是否有质检员或检查员签名。

② 检查操作间、工具、器具、设备等是否已更换"已清洁"或"合格"状态标识，并核对是否在有效期内。

③ 检查操作间的温度、相对湿度、压差是否与要求相符，并记录。

④ 检查水、电供应是否正常。

⑤ 根据生产指令填写领料单，从物料间领取待质检物料，并核对名称、代码、批号、规格、质量、数量是否相符。

⑥ 操作前检查设备各部件是否松动。

⑦ 检查无异常后挂本次运行状态标识，进入质检操作间。

#### 2. 质检操作

① 生产人员到中转站（室）按领料单逐项核对物料无误，领取待质检物料。

② 操作人员戴好口罩和洁净手套，将待质检物料按照《中国药典》（2015年版）要求逐项进行质量检查。

③ 分别进行粒度、干燥失重、溶化性、装量差异及装量的检查。

④ 记录。操作过程中及时填写批生产记录、设备运行记录，要求字迹清晰、内容真实、数据完整，并由操作人及复核人签名。记录应保持清洁，不得撕毁和任意涂改；更改时，在更改处签字，并使原数据仍可辨认。

⑤ 操作过程中出现异常时，按《生产过程偏差处理管理规程》处理。

3. 包装操作

（1）领取物料　操作人员依据批内包装指令及日计划生产量，到中转站领取有绿色合格状态标记周转的待包装半成品。核对物料品名、规格、批号、数量、检验报告单或合格证等，确认无误后，交接双方在物料交接单上签字。注意在领取物料前应首先确认颗粒是否为"放行"状态标识，同时无检验合格证的物料应拒绝领取。

（2）包装

① 开启机器前，检查包装材料是否与包装工艺要求相符，机器中无其他遗留物。

② 操作人员依据生产工艺，在温控仪上设定横封温度和纵封温度。

③ 根据产品要求设定包装袋长度值，调节热封器上的螺栓来调整热封压力。

④ 操作人员在调整制袋器时需使制袋器中心线与两拉袋滚轮的对称轴线重合。

⑤ 调节计量盘下部的调节螺环调整量杯高度，以调节所包物料的多少。

⑥ 操作人员启动设备，空运转正常后，开始生产。

⑦ 开机运行后，操作人员随时观察是否出现包装材料被拉断、封口不严、连袋及包装袋长度不等等异常现象。

⑧ 经操作人员检查合格的成品装在洁净周转容器内，准确称取质量，认真填写周转卡片挂在物料容器上。

⑨ 生产完毕，将产品运往中转站，与中转站负责人进行复核交接，双方在中转站进出站台账上签字。

⑩ 将残料装在塑料袋内称重后，注明品名、批号、规格、质量等交材料员，依据（物料结料退料工作程序）办理退料手续。废料按照《生产废弃物处理管理规程》执行。

4. 质量控制要求

详见本任务"任务准备"中对应的要求与说明。

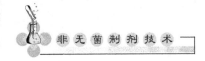 

5. 如实填写生产操作记录

质检批生产记录见表8-9。

**表8-9 质检批生产记录**

| 品名 | | 批号 | | 生产日期 | | | 页 | |
|---|---|---|---|---|---|---|---|---|
| 岗位 | | 批次量 | | 工艺规程号 | | | 版 | |
| 粒度检查表 | | | | | | | | |
| 检查粒重 | | | 不能通过一号筛粒重 | | | | | |
| 能通过五号筛粒重 | | | 合格粒重 | | | | | |
| 粒度合格率＝（合格粒重/检查粒重）×100%＝ | | | | | | | | |
| 结果判定 | | | | | | | | |
| 操作人 | | | 审核人 | | | | | |
| 干燥失重检查表 | | | | | | | | |
| 检查粒重 | | | 干燥温度 | | | | | |
| 干燥开始时间 | | | 干燥结束时间 | | | | | |
| 干燥粒重 | | | 减失质量 | | | | | |
| 干燥失重合格率＝（减失质量/检查粒重）×100%＝ | | | | | | | | |
| 结果判定 | | | | | | | | |
| 操作人 | | | 审核人 | | | | | |
| 溶化性检查表 | | | | | | | | |
| 检查粒重 | | | 热水温度 | | | | | |
| 热水体积 | | | 搅拌时间 | | | | | |
| 溶化情况 | | | | | | | | |
| 结果判定 | | | | | | | | |
| 操作人 | | | 审核人 | | | | | |
| 重量差异检查表 | | | | | | | | |
| 供试品序号 | 1 | | 2 | 3 | | 4 | | 5 |
| 质量 | | | | | | | | |
| 供试品序号 | 6 | | 7 | 8 | | 9 | | 10 |
| 质量 | | | | | | | | |
| 重量差异限度 | | | | | | | | |
| 结果判定 | | | | | | | | |
| 操作人 | | | 审核人 | | | | | |

颗粒剂内包装岗位生产记录见表8-10。

表 8-10　颗粒剂内包装岗位生产记录

| 产品名称 | | 规格 | | 批号 | |
|---|---|---|---|---|---|
| 代码 | | 批量 | | 日期 | |

| | 操作要求 | | | | 执行情况 | |
|---|---|---|---|---|---|---|
| 生产前检查 | 1. 生产相关文件是否齐全 | | | | 是□　　否□ | |
| | 2. 清场合格证是否在有效期内 | | | | 是□　　否□ | |
| | 3. 按包装指令领取待包装品，核对品名、规格、批号、数量 | | | | 是□　　否□ | |
| | 4. 按包装指令领取内包装材料，核对品名、规格、批号、数量 | | | | 是□　　否□ | |
| | 5. 设备是否完好 | | | | 是□　　否□ | |

| | 时间 | 装量准确 | 封口严密 | 时间 | 装量准确 | 封口严密 |
|---|---|---|---|---|---|---|
| 生产操作 | | 是□　否□ | 是□　否□ | | 是□　否□ | 是□　否□ |
| | | 是□　否□ | 是□　否□ | | 是□　否□ | 是□　否□ |
| | | 是□　否□ | 是□　否□ | | 是□　否□ | 是□　否□ |
| | | 是□　否□ | 是□　否□ | | 是□　否□ | 是□　否□ |
| | | 是□　否□ | 是□　否□ | | 是□　否□ | 是□　否□ |
| | | 是□　否□ | 是□　否□ | | 是□　否□ | 是□　否□ |
| | | 是□　否□ | 是□　否□ | | 是□　否□ | 是□　否□ |
| | 物料量 | 领取量 | | 剩余量 | 损耗量 | |
| | 颗粒 | | | | | |
| | 塑料袋（　　mL） | | | | | |
| | 塑料袋产地 | | | | | |
| | 包装规格 | 克/袋 | | 包装数量 | | |
| | 设备 | | | | | |
| | 操作人 | | | 审核人 | | |

| | 公式：<br>物料平衡 =（包装数量×每袋重量+余料量+损耗量）/领料量×100%<br>包材平衡 =（实用袋量+残损袋量+退回袋量）/领取袋量×100%<br>计算： | | | | | |
|---|---|---|---|---|---|---|
| 物料平衡 | | 计算人：　　　　　审核人： | | | | |
| | ≤限度≤　　实际为　　　% 　　符合限度□　　不符合限度□ | | | | | |

| | 移交人 | | 交接量 | | 日期 | |
|---|---|---|---|---|---|---|
| 传递 | 接收人 | | | 监控人 | | |
| QA | | | 岗位负责人 | | | |
| 备注 | | | | | | |

6. 清场

① 操作间、设备、容器、器具更换成"待清洁"标识。

② 生产过程中产生的废弃物按标准操作规程进行集中处理。

③ 清理本批生产所用生产文件。

④ 按设备、容器的清洁操作规程对生产设备、容器、器具进行清洁消毒，QA 复核签字，并更换"已清洁"标识。

⑤ 按《D 级洁净区操作间清洁标准操作规程》对生产操作的整个区域（包括天花板、墙面、地面、操作台等）进行清洁，及时填写清场记录。

⑥ 清场结束后，经 QA 人员复核并签字，发"清场合格证"一式两份。正本纳入本批生产记录，副本留下作为下批生产凭证。

⑦ 将操作间更换为"已清洁"标识。

⑧ 操作人员退出洁净区，按进入洁净区时的相反程序执行。

**（四）生产工艺管理要点**

① 质检操作室符合 D 级（30 万级）要求。室内相对室外呈正压，温度 18～26 ℃、相对湿度 45%～65%。

② 质检过程注意废品的处理。

③ 质检过程中所有物料均应有标示，防止发生混药、混批。

**（五）质量控制关键点**

① 设备仪器校准。

② 符合《中国药典》（2015 年版）颗粒剂质量检查要求。

③ 准确计算和填写记录。

**（六）质量判断**

质检后所得物料符合生产要求。按照制药企业 GMP 要求进行抽检。

## ▶ 任务考核

| 考核内容 | 技能要求 | | 分值 | 考核结果 |
|---|---|---|---|---|
| 生产前准备 | 生产工具准备 | 1. 检查核实清场情况，检查清场合格证<br>2. 对设备状况进行检查，确保设备处于合格状态<br>3. 对计量容器、衡器进行检查核准<br>4. 对生产用工具的清洁状态进行检查 | 10 | |
| | 物料准备 | 1. 按生产指令领取待质检物料<br>2. 按生产工艺规程制定标准核实待质检物料（批生产记录、规格、批号） | | |

续表

| 考核内容 | 技能要求 | 分值 | 考核结果 |
|---|---|---|---|
| 质检与包装 | 1. 正确调试及使用万分之一分析天平（按设备 SOP 操作）<br>2. 正确调试及使用其他检测设备和仪器（按设备 SOP 操作）<br>3. 正确调试及使用颗粒剂包装机（按设备 SOP 操作） | 40 | |
| 质量控制 | 1. 填写正确，无错误<br>2. 数据计算正确<br>3. 判定准确 | 20 | |
| 记录 | 生产记录准确完整 | 10 | |
| 生产结束清场 | 1. 作业场地清洁<br>2. 工具和容器清洁<br>3. 生产设备清洁<br>4. 清场记录 | 10 | |
| 其他 | 正确回答考核人员的提问 | 10 | |

## 任务强化

1. 颗粒剂质检的项目有哪些？
2. 颗粒剂质检的判定依据是什么？

# 项目九 片剂的制备

## 任务一 压 片

### 任务目标

1. 能看懂片剂的生产工艺流程。
2. 能描述压片机的基本结构和工作原理。
3. 能描述片剂的质量标准。
4. 能分析压片过程中出现的问题并提出解决办法。
5. 能看懂生产指令单。
6. 能进行生产前准备。
7. 能按岗位操作规程生产片剂。
8. 能进行设备清洁和清场工作。
9. 能正确填写原始记录。

### 任务卡

| 任务名称 | 压片 | 学号 | | 姓名 | |
|---|---|---|---|---|---|
| 关键点 | 一、压片的质量要求<br>二、压片的类型和方法<br>三、压片的设备 | | | | |
| 开始时间 | | 完成时间 | | | |
| 签发人 | | 执行人 | | | |

### 任务场景

1. 场地：多媒体教室、VR 实训室、GMP 实训中心压片车间。
2. 材料：压片批生产记录、压片岗位及压片机相关 SOP 等。
3. 设备：ZP-35B 旋转式压片机、不锈钢桶等设备。

## 任务准备

片剂（图9-1）创用于19世纪40年代，20世纪60年代以来，其生产技术、设备有很大发展，成为应用最广泛的剂型。片剂（tablets）系指药物与适宜的辅料混匀压制而成的圆片状或异形片状的固体制剂，密度较高、体积较小，质量稳定，剂量准确，携带、运输、贮存、应用方便。可根据使用目的和制备方法，改变片剂的大小、形状、片重、硬度、厚度、崩解和溶出及其他特性。片剂生产机械化、自动化程度高，成本较低，可以制成各种类型，如分散（速效）片、控释（长效）片、肠溶包衣片、咀嚼片及口含片等，从而满足临床医疗或预防的不同需要。但也存在婴、幼儿和昏迷患者服用困难的缺点，处方和工艺设计不妥时容易出现溶出和吸收等方面的问题。

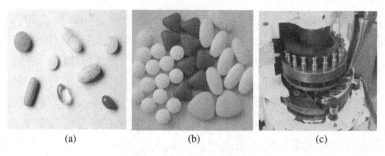

（a）　　　　　　　（b）　　　　　　　（c）

**图9-1　片剂及压片机局部图**

片剂按制法的不同，可分为压制片（compressed tablets）和模印片（molded tablets）两类。现广泛应用的片剂大多是压制片剂。按用途和用法的不同，片剂可分为口服片剂、口腔用片剂和其他途径应用的片剂。口服的普通片、包衣片、多层片、咀嚼片、可溶片、泡腾片、分散片等是应用最广的片剂，如未特指，通常所讨论的均为口服压制片；口腔用片剂有含片、舌下片、口腔贴片等；其他途径应用的片剂有阴道用片、植入片等。近年来还有口服速溶片或口融片（melt-in-mouth tablets），此类片剂吸收快，不用水送服亦易吞咽，适用于吞咽固体制剂困难、卧床患者和老、幼患者。

片剂质量的一般要求：① 含量准确，重量差异小；② 硬度适宜，应符合脆碎度的要求；③ 色泽均匀，完整美观；④ 在规定贮藏期内不得变质；⑤ 一般口服片剂的崩解时间和溶出度应符合要求；⑥ 符合微生物限度检查的要求。某些片剂有自身的要求，如小剂量药物片剂应符合含量均匀度检查要求，植入片应无菌，口含片、舌下片、咀嚼片应有良好的口感等。

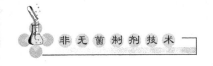

### （一）片剂的处方

片剂处方中由药物和辅料（excipient，adjuvant）组成。辅料系指片剂内除药物以外的一切附加物料的总称，亦称赋形剂，可提供填充作用、黏合作用、吸附作用、崩解作用和润滑作用等，根据需要可加入着色剂、矫味剂等。

1. 稀释剂（填充剂）

稀释剂（diluents）的主要作用是增加片剂的质量或体积，亦称填充剂（fillers）。片剂直径一般大于 6 mm，片重多在 100 mg 以上。稀释剂的加入不仅保证一定的体积，而且减小主药成分的剂量偏差，改善药物的压缩成形性。

（1）淀粉（starch）　淀粉有玉米淀粉、马铃薯淀粉、小麦淀粉，常用的是玉米淀粉。淀粉的性质稳定，可与大多数药物配伍，吸湿性小，外观色泽好，价格便宜，但可压性差，因此常与可压性较好的糖粉、糊精、乳糖等混合使用。

（2）糖粉（sugar）　系指结晶性蔗糖经低温干燥、粉碎而成的白色粉末。黏合力强，可用来增加片剂的硬度，使片剂的表面光滑美观，但吸湿性较强，长期贮存会使片剂的硬度过大，崩解或溶出困难。除口含片或可溶性片剂外，一般不单独使用，常与糊精、淀粉配合使用。

（3）糊精（dextrin）　淀粉水解的中间产物，在冷水中溶解较慢，较易溶于热水，不溶于乙醇。具有较强的黏结性，使用不当会使片剂表面出现麻点、水印及造成片剂崩解或溶出迟缓；如果在含量测定时粉碎与提取不充分，将会影响测定结果的准确性和重现性，所以常与糖粉、淀粉配合使用。

（4）乳糖（lactose）　本品为白色结晶性粉末，带甜味，易溶于水。常用的乳糖含有一分子结晶水（α-乳糖），无吸湿性，可压性好，压成的药片光洁美观，性质稳定，可与大多数药物配伍。由喷雾干燥法制得的乳糖为非结晶性球形乳糖，流动性、可压性良好，可供粉末直接压片。

（5）可压性淀粉　亦称为预胶化淀粉（pregelatinized starch），又称 α-淀粉。国产的可压性淀粉是部分预胶化淀粉。本品具有良好的流动性、可压性、自身润滑性和干黏合性，并有较好的崩解作用，可作为多功能辅料，常用于粉末直接压片。

（6）微晶纤维素（microcrystalline cellulose，MCC）　由纤维素部分水解而制得的结晶性粉末，具有较强的结合力与良好的可压性，亦有"干黏合剂"之称，可用作粉末直接压片。国外产品的商品名为 Avicel，根据粒径不同分为若干规格。

（7）无机盐类　一些无机钙盐，如硫酸钙、磷酸氢钙及碳酸钙等，其中二水硫酸钙较为常用，性质稳定，无臭无味，微溶于水，制成的片剂外观光洁，硬度、崩解性能均好，对药物也无吸附作用。但钙盐不宜作为四环素类药物的稀释剂。

（8）糖醇类　甘露醇、山梨醇呈颗粒或粉末状，具有一定的甜味，在口中溶解时吸热，有凉爽感，较适于咀嚼片，常与蔗糖配合使用。赤鲜糖（erythritol）溶解速度快，有较强的凉爽感，口服后不产生热能，在口腔内 pH 值不下降（有利于牙齿的保护）等，是制备口腔速溶片的辅料。

2. 润湿剂与黏合剂

润湿剂（moistening agent）系指本身没有黏性，但能诱发待制粒物料的黏性，以利于制粒的液体。黏合剂（adhesive）系指对无黏性或黏性不足的物料给予黏性，从而使物料聚结成粒的辅料。在制粒过程中常用的润湿剂、黏合剂如下：

（1）纯化水（purified water）　制粒中最常用的润湿剂，但干燥温度高、干燥时间长，对于水敏感的药物不利。水溶性成分较多时可能出现发黏、结块、湿润不均匀、干燥后颗粒发硬等现象，可选择适当浓度的乙醇水溶液，以克服上述不足。

（2）乙醇（ethanol）　可用于遇水易分解的药物或遇水黏性太大的药物。中药浸膏的制粒常用乙醇水溶液做润湿剂，随着乙醇浓度的增大，润湿后所产生的黏性降低，常用浓度为 30% ～ 70%。

（3）淀粉浆　淀粉浆的常用浓度为 8% ～ 15%。若物料的可压性较差，其浓度可提高到 20%。淀粉浆的制法主要有冲浆法和煮浆法：冲浆法是将淀粉混悬于少量（1 ～ 1.5 倍）水中，然后根据浓度要求冲入一定量的沸水，不断搅拌糊化而成；煮浆法是将淀粉混悬于全部量的水中，在夹层容器中加热并不断搅拌，直至糊化。由于淀粉价廉易得，且黏合性良好，因此是制粒中首选的黏合剂。

（4）纤维素衍生物　指将天然的纤维素经处理后制成的各种纤维素的衍生物。

① 甲基纤维素（methylcellulose，MC）：具有良好的水溶性，可形成黏稠的胶体溶液，应用于水溶性及水不溶性物料的制粒中，颗粒的压缩成形性好，且不随时间变硬。

② 羟丙基纤维素（hydroxypropylcellulose，HPC）：易溶于冷水，加热至 50 ℃发生胶化或溶胀现象，可溶于甲醇、乙醇、异丙醇和丙二醇。本品既可作湿法制粒的黏合剂，也可作粉末直接压片的干黏合剂。

③ 羟丙基甲基纤维素（hydroxypropyl methyl cellulose，HPMC）：易溶于冷水，不溶于热水，制备 HPMC 水溶液时，加入总体积 1/5 ～ 1/3 的热水（80 ～ 90 ℃），充分分散与水化，然后降温，不断搅拌使溶解，加冷水至总体积。

④ 羧甲基纤维素钠（carboxymethylcellulose sodium，CMC-Na）：本品在水中先在粒子表面膨化，然后慢慢地浸透到内部，逐渐溶解而成为透明的溶液。如果在初步膨化和溶胀后加热至 60 ～ 70℃，可加快其溶解过程。但制成片剂的崩解时间长，且随时间延长变硬，常用于可压性较差的药物。

⑤ 乙基纤维素（ethylcellulose，EC）：不溶于水，溶于乙醇等有机溶剂，可作对水敏感性药物的黏合剂。本品的黏性较强，且在胃肠液中不溶解，会对片剂的崩解及药物的释放产生阻滞作用。目前常用作缓、控释制剂的包衣材料。

（5）聚乙烯吡咯烷酮（polyvinylpyrrolidone，PVP）　又称聚维酮，根据分子量不同分为多种规格，其中最常用的型号是 $K_{30}$（分子量 60 000）。聚维酮既溶于水，又溶于乙醇，因此可用于水溶性或水不溶性物料及对水敏感性药物的制粒，还可用作直接压片的干黏合剂。常用于泡腾片及咀嚼片的制粒中，但吸湿性强。

（6）明胶（gelatin）　溶于水形成胶浆，黏性较大，制粒时明胶溶液应保持较高温度，以防止胶凝，缺点是制粒物随放置时间延长变硬。适用于松散且不易制粒的药物，以及在水中不需崩解或延长作用时间的口含片等。

（7）聚乙二醇（polyethylene glycol，PEG）　根据不同的分子量有多种规格，其中 PEG 4000 和 PEG 6000 常用于黏合剂。PEG 溶于水和乙醇中，制得的颗粒压缩成形性好，片剂不变硬，适用于水溶性与水不溶性物料的制粒。

（8）其他黏合剂　50% ～ 70% 的蔗糖溶液、海藻酸钠溶液等。

制粒时主要根据物料的性质及实践经验选择适宜的黏合剂、浓度及其用量等，以确保颗粒与片剂的质量。

3. 崩解剂

崩解剂（disintegrant）是促使片剂在胃肠液中迅速碎裂成细小颗粒的辅料。除了缓控释片、口含片、咀嚼片、舌下片、植入片等有特殊要求的片剂外，一般均需加入崩解剂。特别是难溶性药物的溶出便成为药物在体内吸收的限速阶段，其片剂的快速崩解更具意义。崩解剂总量一般为片重的 5% ～ 20%，加入方法如下：① 外加法：将崩解剂加入于压片之前的干颗粒中，片剂的崩解将发生在颗粒之间；② 内加法：将崩解剂于制粒过程加入，片剂的崩解将发生在颗粒内部；③ 内外加法：内加一部分（通常为 50% ～ 75%），外加一部分（通常为 25% ～ 50%），可使片剂的崩解既发生在颗粒内部又发生在颗粒之间，从而达到良好的崩解效果。常用的崩解剂如下：

（1）干淀粉　在 100 ～ 105 ℃下干燥 1 h，含水量在 8% 以下。干淀粉的吸水性较强，吸水膨胀率为 186% 左右。干淀粉适用于水不溶性或微溶性药物的片剂，而对易溶性药物的崩解作用较差。

（2）羧甲基淀粉钠（carboxymethyl starch sodium，CMS-Na）　吸水膨胀作用非常显著，吸水后膨胀率为原体积的300倍，是一种性能优良的崩解剂。

（3）低取代羟丙基纤维素（L-HPC）　应用较多的一种崩解剂，具有很大的表面积和孔隙率，有很好的吸水速度和吸水量，吸水膨胀率为500%～700%。

（4）交联羧甲基纤维素钠（croscarmellose sodium，CCNa）　由于交联键的存在不溶于水，能吸收数倍于本身质量的水而膨胀，所以具有较好的崩解作用；当与羧甲基淀粉钠合用时，崩解效果更好，但与干淀粉合用时崩解作用会降低。

（5）交联聚维酮（cross-linked polyvinylpyrrolidone）　亦称交联PVP，是流动性良好的白色粉末，在水、有机溶剂及强酸、强碱溶液中均不溶解，但在水中迅速溶胀，无黏性，崩解性能优越。

（6）泡腾崩解剂（effervescent disintegrant）　用于泡腾片的特殊崩解剂，常由碳酸氢钠与枸橼酸组成。遇水时产生二氧化碳气体，使片剂在几分钟之内迅速崩解。含有这种崩解剂的片剂，应妥善包装，避免受潮造成崩解剂失效。

**知识链接**

### 崩解剂的作用机理

崩解剂的主要作用是消除因黏合剂或高度压缩而产生的结合力，使片剂在水中瓦解。片剂的崩解经历润湿、虹吸、破碎等过程，崩解剂的作用机理：① 毛细管作用：崩解剂在片剂中形成易于润湿的毛细管通道，水能迅速地随毛细管进入片剂内部，使整个片剂润湿而瓦解。淀粉及其衍生物、纤维素衍生物属于此类崩解剂。② 膨胀作用：自身具有很强的吸水膨胀性，从而瓦解片剂的结合力。③ 润湿热：有些药物在水中溶解时产生热，使片剂内部残存空气膨胀，促使片剂崩解。④ 产气作用：如泡腾片中加入的枸橼酸或酒石酸与碳酸钠或碳酸氢钠遇水产生二氧化碳气体，借助气体的膨胀而使片剂崩解。

### 4. 润滑剂

广义的润滑剂（lubricant）包括助流剂、抗黏剂和润滑剂（狭义）。助流剂（glidant）可降低颗粒之间的摩擦力，从而改善粉体流动性，减少重量差异。抗黏剂（antiadherent）可防止压片时物料黏着于冲头与冲模表面，以保证压片操作的顺利进行及片剂表面光洁。润滑剂可降低压片和推出片时药片与冲模壁之间的摩擦力，以保证压片时应力分布均匀，防止裂片等。实际应用时应明确区分各种辅料的不同功能，以解决实际存在的问题。

（1）硬脂酸镁　本品易与颗粒混匀，减少颗粒与冲模之间的摩擦力，压片后片剂表面光洁美观。用量一般为 0.1% ~ 1%，用量过大时，由于其疏水性，会使片剂的崩解（或溶出）迟缓。另外，镁离子影响某些药物的稳定性。

（2）微粉硅胶（aerosil）　为优良的助流剂，可用作粉末直接压片的助流剂。其性状为轻质白色无水粉末，无臭无味，比表面积大，常用量为 0.1% ~ 0.3%。

（3）滑石粉（talc）　为优良的助流剂，常用量为 0.1% ~ 3%，不超过 5%。

（4）氢化植物油　本品以喷雾干燥法制得。应用时，将其溶于轻质液体石蜡或己烷中，然后将此溶液边喷于干颗粒表面边混合以利于均匀分布。

（5）聚乙二醇类（PEG 4000，PEG 6000）　具有良好的润滑效果，不影响片剂的崩解与溶出。

（6）月桂醇硫酸钠（镁）　水溶性表面活性剂，具有良好的润滑效果，不仅能增强片剂的强度，而且能促进片剂的崩解和药物的溶出。

5. 色、香、味及其调节

片剂中还加入一些着色剂、矫味剂等辅料以改善口味和外观。口服制剂所用色素必须是药用级或食用级，色素的最大用量一般不超过 0.05%。注意色素与药物的反应及干燥中颜色的迁移。常用的加入香精的方法是将香精溶解于乙醇中，均匀喷洒在已干燥的颗粒上。微囊化固体香精可直接混合于已干燥的颗粒中压片。

### （二）片剂的制备

压片的三大要素是流动性、压缩成形性和润滑性。① 流动性好：使流动、充填等粉体操作顺利进行，可减小重量差异；② 压缩成形性好：不出现裂片、松片等不良现象；③ 润滑性好：片剂不黏冲，可得到完整、光洁的片剂。片剂的制备包括直接压片法和制粒压片法，根据不同的制粒方法，制粒压片法又可分为湿法制粒压片和干法制粒压片。其中，应用最广泛的是湿法制粒压片，其工艺流程如图 9-2 所示。

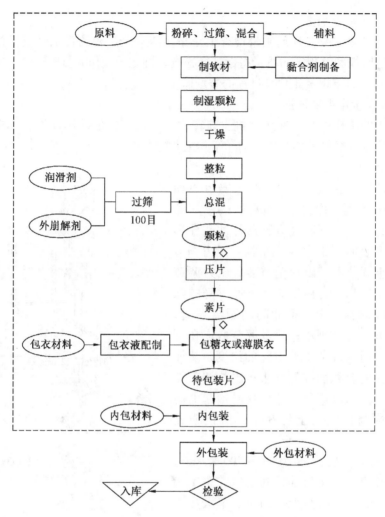

虚线框内代表30万级或以上洁净生产区域

◯—物料；☐—工序；◇—检验；▽—入库

图9-2 片剂制备工艺流程

### （三）任务适用岗位

本工艺操作适用于片剂压片工、片剂质量检查工及工艺员。

1. 片剂压片工

（1）工种定义 压片工是指将合格的药物颗粒或粉末，使用规定的模具和专用压片设备，压制成合格片剂的操作人员。

（2）适用范围 压片机操作、冲模保管、质量自检。

2. 片剂质量检查工

（1）工种定义　片剂质量检查工是指在压片全过程的各工序质量控制点进行现场监控和对规定的质量指标进行检查、判定的操作人员。

（2）适用范围　压片全过程的质量监督（工艺管理、QA）。

**（四）压片主要设备**

常用的压片机有单冲压片机、旋转式压片机、异形冲压片机、真空压片机、高速压片机等种类，现分别介绍其主要特点：

1. 单冲压片机

单冲压片机（图 9-3）的主要组成如下：① 加料器：加料斗、饲粉器；② 压缩部件：一副上、下冲（有圆形片冲和异形片冲）和模圈；③ 各种调节器：压力调节器、片重调节器、出片调节器。压力调节器连在上冲杆上，用以调节上冲下降的深度，下降越深，上、下冲间的距离越近，压力越大，反之则小；片重调节器连在下冲杆上，用以调节下冲下降的深度，从而调节模孔的容积而控制片重；出片调节器连在下冲，用以调节下冲推片时抬起的高度，使恰与模圈的上缘相平，由饲粉器推开。

单冲压片机的产量为 80 ~ 100 片/min，最大压片直径为 12 mm，最大填充深度为 11 mm，最大压片厚度为 6 mm，最大压力为 15 kN，多用于产品的试制。

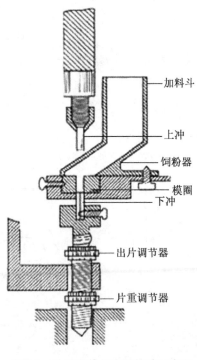

图 9-3　单冲压片机主要构造示意图

（图中标注：加料斗、上冲、饲粉器、模圈、下冲、出片调节器、片重调节器）

2. 旋转式压片机

旋转式压片机的主要工作部分有机台、压轮、片重调节器、压力调节器、加料斗、饲粉器、吸尘器、保护装置等（图 9-4 和图 9-5）。机台分为三层，上层装有若干上冲，中层的对应位置上装有模圈，下层的对应位置装下冲。上冲与下冲各自随机台转动并沿着固定的轨道有规律地上、下运动，对模孔中的物料加压；机台中层的固定位置上装有刮粉器，片重调节器装于下冲轨道的刮粉器所对应的位置，用以调节下冲经过刮粉器时的高度，以调节模孔的容积；通过上、下压轮的上下移动调节压缩压力。

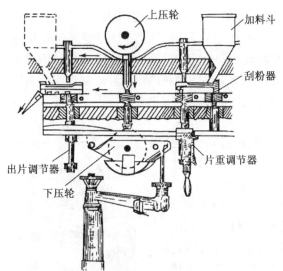

图9-4　旋转式压片机结构示意图

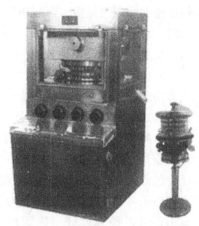

图9-5　旋转式压片机（配除粉筛）

　　旋转式压片机的压片过程如下：① 填充：当下冲转到饲粉器之下时，其位置最低，颗粒填入模孔中；当下冲行至片重调节器之上时略有上升，经刮粉器将多余的颗粒刮去；② 压片：当上冲和下冲行至上、下压轮之间时，两个冲之间的距离最近，将颗粒压缩成片；③ 推片：上冲和下冲抬起，下冲将片剂抬到恰与模孔上缘相平，药片被刮粉器推开，如此反复进行。

　　旋转式压片机有多种型号，按冲数分19冲、27冲、33冲、55冲、75冲等；按流程分单流程和双流程两种。旋转式压片机由上、下冲同时加压，压力分布均匀，生产效率高。如55冲的双流程压片机的生产能力达50万片/h。全自动旋转式压片机除能将重量差异控制在一定的范围外，还能自动鉴别并剔除缺角片、松裂片等不良片剂。

　　3. 异形冲压片机

　　其主要特点是采用冲床结构，冲头的上下行程大，加料、厚度、压片均可单独调节，耗电少、产量高，并且操作简单，维修方便，容易更换各种规格（图9-6）。

　　4. 真空压片机

　　为了克服压片过程中经常出现的顶裂、裂片等问题，20世纪90年代出现了小型真空压片机。其主要特点是真空操作前可排出压片前粉末中的空气，有

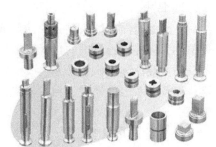

图9-6　异性片冲模

效地防止压片时的顶裂，这时真空度为重要参数，压力必须降至17.3 kPa以下。真空压片可以提高片剂的硬度，因此可降低压缩压力。上冲进入冲模中进行压缩时粉尘飞扬少，可以进行长时间的安全操作；常压下压缩成形较困难的物料，在真空下结合力增加，并且在真空条件下物料的流动性增加，因此真空压片机更适合于填充性较差的物料的压片。

5. 高速压片机

高速压片机（图9-7）是一种先进的旋转式压片设备，通常每台压片机有两个旋转盘和两个给料器，为适应高速压片的需要，采用自动给料装置，而且药片质量、压轮的压力和转盘的转速均可预先调节。压力过载时能自动卸压。片重误差控制在2%以内，不合格药片自动剔出。生产中药片的产量由计数器显示，可以预先设计，达到预定产量即自动停机。该机采用微电脑装置检测冲头损坏的位置，还有过载报警和故障报警装置等。其突出优点是产量高、片剂的质量优。

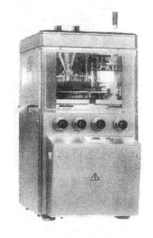

图9-7 高速压片机

**（五）常见问题及处理方法**

1. 裂片

片剂发生裂开的现象称为裂片，如果裂开的位置发生在药片的上部或中部，称为"顶裂"。产生的主要原因有选择黏合剂不当、细粉过多、压力过大和冲头与模圈不符等，故应及早发现，及时处理解决。

2. 松片

片剂硬度不够，受震动即散碎的现象称为松片。主要原因是黏合力差、压力不足等，一般需用调整压力或添加黏合剂等方法来解决。

3. 黏冲

片剂的表面被冲头黏去一薄层或一小部分，造成片面粗糙不平或有凹痕的现象称为黏冲；若片剂的边缘粗糙或有缺痕，则可相应称为黏壁。造成黏冲或黏壁的主要原因有颗粒不够干燥、物料较易吸湿、润滑剂选用不当或用量不足，以及冲头表面锈蚀、粗糙不光滑或刻字等。应根据实际情况查找原因予以解决。

4. 重量差异超限

重量差异超限系指重量差异超过药典规定的要求。其原因主要有颗粒大小不匀、下冲升降不灵活、加料斗装量时多时少等，需及时处理解决。

5. 崩解迟缓

一般的口服片剂都应在胃肠道内迅速崩解。若片剂超过了规定的崩解时限称为崩解超限或崩解迟缓。主要原因有崩解剂用量不足、润滑剂用量过多、黏合剂的黏性太强、压力过大和片剂的硬度过大等，需针对原因处理。

6. 溶出超限

片剂在规定的时间内未能溶解出规定量的药物，称为溶出超限。影响药物溶出度的主要原因有片剂不崩解、药物的溶解度差、崩解剂用量不足、润滑剂用量过多、黏合剂的黏性太强、压力过大和片剂的硬度过大等，应根据情况予以解决。

7. 片剂中的药物含量不均匀

所有造成重量差异过大的因素，皆可造成片剂中药物含量不均匀。对于小剂量的药物来说，除了混合不均匀以外，可溶性成分在颗粒之间的迁移是其均匀度不合格的一个重要原因，在干燥过程中应尽可能防止可溶性成分的迁移。

8. 变色和色斑

变色和色斑系指片剂表面的颜色变化或出现色泽不一的斑点，导致外观不合格。主要原因有颗粒过硬、混料不匀、接触金属离子、润滑油污染压片机等，需针对原因逐个处理解决。

9. 叠片

叠片系指两个片剂叠在一起的现象。主要原因有出片调节器调节不当、上冲黏片、加料斗故障等，应立即停止生产检修，针对原因分别处理。

10. 卷边

卷边系指冲头与模圈碰撞，使冲头卷边，造成片剂表面出现半圆形的刻痕，需立即停车，更换冲头并重新调节机器。

11. 引湿和受潮

中药片剂，尤其是浸膏片剂在制备过程及压成片剂后，由于生产环境湿度大或包装不严容易引湿或黏结，甚至会霉坏变质。

## 任务实施

### （一）岗位职责

① 严格执行《压片岗位操作法》和《压片机标准操作规程》。

② 负责压片所用设备的安全使用及日常保养，保障设备的良好状态，防止安全事故发生。

③ 严格按生产指令，核对压片所有物料名称、数量、规格、形状无误，达规定质量要求。

④ 认真检查压片机是否清洁干净、清场状态是否符合规定。

⑤ 自觉遵守工艺纪律，监控压片机的正常运行，确保不发生混药、错药

或对药品造成污染，发现偏差及时上报。

⑥ 认真如实填好生产记录，做到字迹清晰、内容真实、数据完整，不得任意涂改和撕毁，做好交接记录，不合格产品不能进入下一道工序。

⑦ 工作结束或更换品种时应及时做好清洁卫生并按有关 SOP 进行清场工作，认真填写相应记录。做到岗位生产状态标识、设备所处状态标识、清洁状态标识清晰明了。

### （二）压片岗位操作法

1. 生产前准备

① 检查操作间是否有清场合格标志（图9-8）并在有效期内，工具、容器等是否已清洁干燥，否则按清场标准操作规程进行清场并经 QA 检查合格后，填写清场合格证，方可进行下一步操作。

| 清场合格证 | | | | |
|---|---|---|---|---|
| 清场工序 | | | | |
| 清场前生产产品 | | 产品批号 | | |
| 计划调换产品 | | 产品批号 | | |
| 清场者 | | 清场日期 | 年　月 | 日 |
| QA | | 检查日期 | 年　月 | 日 |
| 有效期至： | 年　　月　　日 | | | |

图9-8　清场合格证

② 根据要求选择适宜的压片设备，设备要有"合格"标牌（图9-9a）、"已清洁"标牌（图9-9b），并对设备状况进行检查，确认设备正常后方可使用。

③ 清理设备、容器、工具、工作台。调节电子天平，检查模具是否清洁干燥，是否符合生产指令要求，必要时用75%乙醇擦拭进行消毒。

④ 根据生产指令填写领料单，并向中间站领取待压片物料，并核对品名、批号、规格、数量、质量无误后，进行下一步操作。

⑤ 按《压片设备消毒规程》对设备及所需容器、工具进行消毒。

⑥ 挂本次运行状态标志，进入压片操作。

2. 压片操作

① 按压片设备标准操作规程依次装好中模、上冲、下冲、刮粉器、饲粉器、流片槽、除尘机抽风管，安装连接好片剂除粉器。异形压片模具的安装方法是装上冲模，用上冲模定位装中模，并且模具按编号对号入位，其他程序同普通压片，并将其他生产用器具准备好。

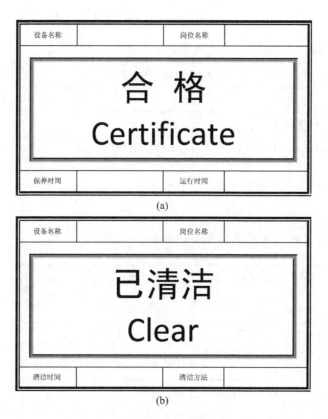

**图 9-9 合格标牌**

② 用手转动手轮，使转台转动 1～2 圈，确认无异常后，关闭玻璃门，将适量颗粒送入料斗，手动试压，调节片重、压力，测片重及重量差异、崩解时限、硬度，确证符合要求并经 QA 人员确认合格。

③ 试压合格，加入颗粒，开机正常压片。压片过程中每隔 15 min 测一次片重，确保重量差异在规定范围内，并随时观察片剂外观，并做好记录。

④ 料斗内所剩颗粒较少时，应降低车速，及时调整充填装置，以保证压出合格的片剂；料斗内接近无颗粒时，把变频电位器调至零位，然后关闭主机。

⑤ 压片完毕，片子装入洁净中转桶，加盖封好后，交中间站，并称量贴签，填写请验单，由化验室检测。

⑥ 运行过程中用听、看等方法判断设备性能是否正常，一般故障自己排除，自己不能排除的通知维修人员维修正常后方可使用。

3. 清场

① 将生产所剩物料收集，标明状态，交中间站，并填写好记录。

② 按《压片机清洁操作规程》和《场地清洁操作规程》对设备、场地、用具、容器进行清洁消毒，经 QA 人员检查合格，发清场合格证。

**4. 记录**

如实填写各生产操作记录（表9-1 ～ 表9-5）。

表9-1　压片生产记录一

| 品名 | | 规格 | | 批号 | | 批量 | 万片 | 日期 | |
|---|---|---|---|---|---|---|---|---|---|
| 操作步骤 | | | | 记录 | | | | 操作人 | 复核人 |
| 1. 检查房间上次生产清场记录 | | | | 已检查，符合要求 □ | | | | | |
| 2. 检查房间温度、相对湿度、压力 | | | | 温度　　　　　　　℃<br>相对湿度　　　　　%<br>压力　　　　　　MPa | | | | | |
| 3. 检查房间中有无上次生产的遗留物，有无与本批产品无关的物品、文件 | | | | 已检查，符合要求 □ | | | | | |
| 4. 检查磅秤、天平是否有效，调节零点 | | | | 已检查，符合要求 □ | | | | | |
| 5. 检查用具、容器是否干燥洁净 | | | | 已检查，符合要求 □ | | | | | |
| 6. 按生产指令领取模具和物料 | | | | 已领取，符合要求 □ | | | | | |
| 7. 按程序安装模具，试运转应灵活、无异常声音 | | | | 已试运行，符合要求 □ | | | | | |
| 8. 料斗内加料，并注意始终保持料斗内的物料量不少于1/2 | | | | 已加料 □ | | | | | |
| 9. 试压，检查片重、硬度、崩解度、外观 | | | | 已检查，符合要求 □ | | | | | |
| 10. 正常压片，每 15 min 检查重量差异 | | | | 已检查，符合要求 □ | | | | | |
| 11. 压片结束，关机 | | | | 已检查，符合要求 □ | | | | | |
| 12. 生产结束后清洁机器、工作间，清点工具，定位摆放；填写清场记录 | | | | 已清场，并填好了清场记录 □ | | | | | |
| 13. 及时填好其他各种记录 | | | | 已按要求填写 □ | | | | | |
| 14. 关闭水、电、气 | | | | 水、电、气已关闭 □ | | | | | |

表9-2　压片生产记录二

| 产品名称 | | | 规格 | | | 批号 | |
|---|---|---|---|---|---|---|---|
| 指令 | 1 | 冲模规格 | | | | | |
| | 2 | 设备完好清洁 | | | | | |
| | 3 | 本批颗粒含量为： | | | 标准粒重： | | g/片 |
| | 4 | 按压片机生产 SOP 操作 | | | | | |
| | 5 | 指令签发 | | | | | |
| 记录 | 压片机编号 | | | | 完好与清洁状态 | | |
| | 领用颗粒总质量 | | | kg | 理论产量 | | 万片 |
| | 第（　）号机 | | | | 第（　）号机 | | |
| | 日期 | 时间 | 10 片质量 | 外观质量 | 日期 | 时间 | 10 片质量 | 外观质量 |
| | | | | | | | | |
| | | | | | | | | |
| | | | | | | | | |
| | | | | | | | | |
| 填写人 | | | | | 复核人 | | |

表9-3　压片生产记录三

| 产品名称 | | | | 规格 | | | | 批号 | | | |
|---|---|---|---|---|---|---|---|---|---|---|---|
| | | 重量差异检查 | | | | | | | | | |
| 日期 | 时间 | 每片片重/g | | | | | | | | | 平均质量/(g·片$^{-1}$) | 波动范围/(g·片$^{-1}$) |
| | | 1 | 2 | 3 | 4 | 5 | 6 | 7 | 8 | 9 | 10 | | |
| | | | | | | | | | | | | | |
| | | | | | | | | | | | | | |
| | | | | | | | | | | | | | |
| | | | | | | | | | | | | | |
| | | | | | | | | | | | | | |
| | | | | | | | | | | | | | |
| | | | | | | | | | | | | | |
| | | | | | | | | | | | | | |
| 填写人 | | | | | | 复核人 | | | | | |

## 表9-4 压片生产记录四

| 产品名称 | | | 规格 | | 批号 | |
|---|---|---|---|---|---|---|
| 崩解度及脆碎度检查记录 | 日期 | 时间 | 崩解时限/min | 日期 | 时间 | 脆碎度/% |
| | | | | | | |
| | | | | | | |
| | | | | | | |
| | | | | | | |
| | | | | | | |

| 桶号 | | 桶号 | |
|---|---|---|---|
| 净质量/kg | | 净质量/kg | |
| 数量/万片 | | 数量/万片 | |
| 总质量 | kg | 总数量 | 万片 |
| 回收粉粒 | kg | 可见损耗量 | kg |
| 操作人 | | 复核人 | |
| 桶号 | | 桶号 | |
| 净质量/kg | | 净质量/kg | |
| 数量/万片 | | 数量/万片 | |
| 总质量 | kg | 总数量 | 万片 |
| 回收粉粒 | kg | 可见损耗量 | kg |
| 操作人 | | 复核人 | |

$$物料平衡 = \frac{素片总质量 + 回收粉粒 + 可见损耗量}{领用颗粒总量} \times 100\% =$$

$$得率 = \frac{实际产量（万片）}{理论产量（万片）} \times 100\% =$$

备注/偏差情况：

表9-5　压片生产记录五

| 清场前 | 批号： | | 生产结束日期：　年　月　日　班 | |
|---|---|---|---|---|
| 检查项目 | 清场要求 | | 清场情况 | QA 检查 |
| 物料 | 结料，剩余物料退料 | | 按规定做 □ | 合格 □ |
| 中间产品 | 清点，送规定地点放置，挂状态标记 | | 按规定做 □ | 合格 □ |
| 工具器具 | 冲洗、湿抹干净，放规定地点 | | 按规定做 □ | 合格 □ |
| 清洁工具 | 清洗干净，放规定处干燥 | | 按规定做 □ | 合格 □ |
| 容器管道 | 冲洗、湿抹干净，放规定地点 | | 按规定做 □ | 合格 □ |
| 生产设备 | 湿抹或冲洗，标志符合状态要求 | | 按规定做 □ | 合格 □ |
| 工作场地 | 湿抹或湿拖干净，标志符合状态要求 | | 按规定做 □ | 合格 □ |
| 废弃物 | 清离现场，放规定地点 | | 按规定做 □ | 合格 □ |
| 工艺文件 | 与续批产品无关的清离现场 | | 按规定做 □ | 合格 □ |
| 注：符合规定在"□"中打"√"，不符合规定则清场至符合规定后填写 | | | | |
| 清场时间 | 　年　　月　　日　　班 | | | |
| 清场人员 | | | | |
| QA 签名 | 　年　　月　　日　　班 | | | |
| | 检查合格发放清场合格证，清场合格证粘贴处 | | | |
| 备注 | | | | |

### （三）生产工艺管理要点

① 压片操作室符合 D 级（30 万级）要求。室内相对室外呈正压，温度 18 ~ 26 ℃、相对湿度 45% ~ 65%。

② 压片机不得用水洗，以免发生短路。

③ 压片过程经常观察片剂外观，定时测片重。

④ 生产过程中所有物料均应有标示，防止发生混药、混批。

### （四）质量控制关键点

① 外观。

② 片重及重量差异。

③ 崩解度及硬度。

④ 含量、均匀度。

**知识链接**

#### 压片机操作规程

（一）ZP8 旋转式压片机标准操作规程

1. 开机前准备工作

① 检查设备各部位是否正常，电是否接通，冲模质量是否有缺边、裂缝、变形及卷边情况。

② 按设备清洁规程要求消毒。

③ 冲模安装。

a. 先将下压轮压力调到零。

b. 中模的安装。将转台上中模紧定螺钉逐个旋出转台外沿 2 mm 左右，勿使中模装入时与紧定螺丝的头部相碰。中模放置时要平稳，将打棒穿入上冲孔，向下锤击中模将其轻轻打入，中模进入孔后，其平面不高出转台平面为合格，然后将紧定螺钉固紧。

c. 上冲的安装。首先将上冲外罩、上平行盖板和嵌轨拆下，然后将上冲杆插入模圈内，用拇指和食指旋转冲杆，检验头部进入中模情况，上下滑动灵活、无卡阻现象为合格。再转动手轮至冲杆颈部接触平行轨，上冲杆全部装毕，将嵌轨、上冲外罩装上。

d. 下冲的安装。打开机器正面、侧面的不锈钢面罩，先将下冲平行轨盖板移出，小心从盖板孔下方将下冲送至下冲孔内，并摇动手轮使转盘前进方向转动，将下冲送至平行轨上。按此法依次将下冲装完，安装完最后一支下冲后将盖板盖好并锁紧确保与平行轨相平，摇动手柄确保顺畅旋转一周，合上手柄，盖好不锈钢面罩。

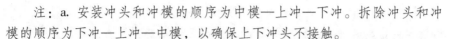

注：a. 安装冲头和冲模的顺序为中模—上冲—下冲。拆除冲头和冲模的顺序为下冲—上冲—中模，以确保上下冲头不接触。

b. 安装异形冲头和冲模时必须以上冲为基准确定中模安装位置，即安装时应将上冲套在中模孔中，一起放入中模转盘再固定中模。

④ 安装加料部件。安装加料斗和月形栅式回流加料器：先将月形栅式回流加料器置于中模转盘上用螺钉匀称锁紧，底平面与转台间隙应为 0.03～0.1 mm，再将加料斗从机器上部放入并将螺丝钉固定，将颗粒流旋钮调至中间位置并关闭加料闸板。

2. 开机压片

① 打开动力电源总开关，检查触摸屏显示内容（包括主压力、出片压力、出片角、转速等），先点动操作，每次旋转 90°，共旋转 2 周，再低速空转 5 min 左右，无异常现象才可正常运行。开机前，上下压轮、油杯要加机油，轴承补充润滑脂，机器运转时不得加油。

② 试压前，将片厚调节至较大位置，填充量调节至较小位置，将颗粒加入料斗内，点动 2～3 周。试压时先调节填充量，调至符合工艺要求的片重，然后调节压力至产品工艺要求范围。

③ 压力设定到挡，预压力的设定应使预压片厚为要求片厚的 2 倍。

④ 进行正式压片，将振动除粉器连至压片机的出片口并启动，开启真空阀门。

⑤ 运行时，必须关闭所有玻璃窗，不得用手触摸运转件。

⑥ 换状态标志，挂上"正在运行"状态标志。

⑦ 注意机器是否正常，不得开机离岗。

3. 操作结束

① 压片完毕后，关闭主电机电源、总电源、真空泵开关。

② 清洁并保养设备。

（二）ZP35B 旋转式压片机标准操作规程

1. 生产标准操作规程

（1）开机前准备工作

① 冲模的安装。

a. 中模安装。将转台圆周上的中模紧固螺丝旋出部分（勿使中模转入与螺丝头部相碰），放平中模，用中模打棒（随机工具）由上孔穿入，用锤轻轻打入（注意：中模进入模孔，不可高出转台工作面），将螺丝紧固。

b. 上冲安装。将上导轨盘缺口处嵌舌掀起，将上冲插入模圈内，用拇指和食指旋转冲杆，检验头部进入中模后转动是否灵活，上下升降无硬摩擦为合格，全部装妥后，将嵌舌扳下。

c. 下冲安装。取下主体平面上的圆孔盖板，通过圆孔将下冲杆装好，检验方法如上冲杆，装妥后将圆孔盖好。

② 装刮粉器。刮粉器装于模圈转盘平面上，用螺丝固定。安装时应注意它与模圈转盘的松紧，太松易漏粉，太紧易与转盘产生摩擦而导致颗粒内有黑色的金属屑，造成片剂污染。

③ 装加料斗。加料斗高低会影响颗粒流速，安装时注意高度适宜，以控制颗粒流出量与填充的速度相同为宜。全套装毕，将拆下的零件按原位安装好。检查储油罐液位是否适中，上下压轮是否已加黄油。

④ 检查机器零件安装是否妥当，机器上有无工具及其他物品，所有防护、保护装置是否安装好。

⑤ 用手转动手轮，使转台旋转 1～2 圈，观察上、下冲进入模圈孔及在导轨上的运行是否灵活，无碰撞干涉现象。

（2）开机压片

① 旋转电器柜左侧电源主开关，给机器送电；按"吸尘开关"启动吸尘机，按压片机"启动"开关，使空车运转 2～3 min，平稳正常后方可投入生产。

② 用少量空白淀粉颗粒加入料斗，调至低转速、低压力，启动机器使转台运转数圈，清洗冲头和冲模上黏附油渍，将压片机上剩余物料清理干净。

③ 试压前，将片厚调节至较大位置，填充量调节至较小位置，将颗粒加入料斗内，点动 2～3 周，试压时先调节填充量，调至符合工艺要求的片重，然后调节压力至产品工艺要求范围。

④ 根据物料情况和冲模规格选择合适转速，并保持料斗颗粒存量在一半以上。

⑤ 机器运转中必须关闭所有玻璃窗，不得用手触摸运转件。

⑥ 换状态标志，挂上"正在运行"状态标志。

⑦ 运行时，注意机器是否正常，不得开机离岗。

（3）操作结束

① 卸掉液压压力、轮压力。

② 压片完成后，清理压片机内、外粉尘。

③ 关闭吸尘器。

④ 关闭主电机电源、总电源、真空泵开关。

2. 清洁标准操作规程

① 每批生产结束时，用真空管吸出机台内粉粒。

② 将上、下冲拆下，再用真空管吸一遍机台粉粒。

③ 依次用饮用水、纯化水擦拭冲模、机台等每一个部位。

④ 冲模擦净后，待其干燥后放模具保存柜保存。

⑤ 用 75% 乙醇擦拭加料斗和月形栅式加料器。

3. 安全操作注意事项

① 启动前检查确认各部件完整可靠，故障指示灯处于不亮状态。

② 检查各润滑点润滑油是否充足，压轮是否运转自如。

③ 观察冲模是否上、下运动灵活，与轨道配合良好。

④ 启动主机时确认调速钮处于零。

⑤ 安装加料斗时注意高度，必要时使用塞规，以保证安装精度。

⑥ 机器运转时操作人员不得离开，经常检查设备运转情况，发现异常及时停车检查。

⑦ 生产将结束时，注意物料余量，接近无料应及时降低车速或停车，不得空车运转，否则易损坏模具。

⑧ 拆卸模具时关闭总电源，并且只能一人操作，防止发生危险。

⑨ 紧急情况下按下急停按钮停机，机器故障灯亮时机器自动停下，检查故障并加以排除。

⑩ 新机器处于磨合期，一般车速控制在 24 r/min 以下，运转 3～4 个月后提高车速，最高不超过 32 r/min。

4. 维护

① 保证机器各部件完好可靠。

② 各润滑油杯和油嘴由每班加润滑油和润滑脂，蜗轮箱加机械油，油量以浸入蜗杆一个齿为好，每半年更换一次机械油。

③ 每班检查冲杆和导轨润滑情况，用机械油润滑，每次加少量，以防污染。

④ 每周检查机件（蜗轮、蜗杆、轴承、压轮等）是否灵活，上、下导轨是否磨损，发现问题及时与维修人员联系，维修正常后方可继续生产。

5. 常见故障发生原因及排除方法

常见故障发生原因及排除方法见表9-6。

表9-6　常见故障发生原因及排除方法

| 故障现象 | 发生原因 | 排除方法 |
|---|---|---|
| 机器不能启动 | 故障灯亮表示有故障待处理 | 根据各灯显示故障分别给予维修 |
| 压力轮不转 | 1. 润滑不足<br>2. 轴承损坏 | 1. 加润滑油<br>2. 更换轴承 |
| 上冲或下冲过紧 | 上、下冲头或冲模清洗不干净或冲头变形 | 拆下冲头清洁或换冲头冲模 |
| 机器震动过大或有异常声音 | 1. 车速过快<br>2. 冲头投装好<br>3. 塞冲<br>4. 压力过大，压力轮不转 | 1. 降低车速<br>2. 重新装冲<br>3. 清理冲头，加润滑油<br>4. 调低压力 |

**（五）质量判断**

（1）外观　应完整光洁、色泽均匀。

（2）重量差异　片重差异不合格导致每片中主药含量不一，对治疗可能产生不利影响。《中国药典》（2015年版）规定了重量差异限度（表9-7）。

表9-7　重量差异

| 平均片重或标示片重/g | 重量差异限度/% |
|---|---|
| <0.30 | ±7.5 |
| ≥0.30 | ±5.0 |

一般生产企业工序应建立高于国家标准的内控标准。

（3）硬度和脆碎度　根据各生产单位的内控标准进行检查。

（4）崩解度　一般采用升降式崩解仪，除另有规定外，一般压制片应在15 min内全部崩解；中药全粉片应在30 min内全部崩解；浸膏（半浸膏）片、糖衣片、薄膜衣片应在1 h内全部崩解；肠溶衣片在人工胃液中2 h不得有裂缝、崩解和软化等现象，在人工肠液中1 h内全部溶散或崩解并通过筛网；泡腾片应在5 min内全部崩解。

（5）片剂的溶出度　应根据《中国药典》2015年版规定进行测定。

## ◎ 任务考核

| 考核内容 | | 技能要求 | 分值 | 考核结果 |
|---|---|---|---|---|
| 生产前准备 | 生产工具准备 | 1. 检查核实清场情况，检查清场合格证<br>2. 对设备状况进行检查，确保设备处于合格状态<br>3. 对计量容器、衡器进行检查核准<br>4. 对生产用工具的清洁状态进行检查 | 15 | |
| | 物料准备 | 1. 按生产指令领取待压片物料<br>2. 按生产工艺规程制定标准核实待压片物料（检验报告单、规格、批号） | | |
| 片重计算 | | 根据主药含量和每次给药片数正确计算片重 | 10 | |
| 压片 | | 1. 正确调试及使用多冲旋转式压片机（按设备 SOP 操作）<br>2. 根据计算值正确调节片重<br>3. 正确调节压力 | 30 | |
| 质量控制 | | 1. 片外观整洁，色泽均匀<br>2. 重量差异合格<br>3. 崩解时限合格<br>4. 硬度适中 | 15 | |
| 记录 | | 生产记录准确完整 | 10 | |
| 生产结束清场 | | 1. 作业场地清洁<br>2. 工具和容器清洁<br>3. 生产设备清洁<br>4. 清场记录 | 10 | |
| 其他 | | 正确回答考核人员的提问 | 10 | |

## ◎ 任务强化

1. 压片时出现片重不合格，可能是什么原因造成的？

2. 调整加料器出口高度的作用是什么？

3. 月形栅式回流加料器内侧留有一小口，压片时必须有少量颗粒溢出，并从出片侧回到加料器，这有何目的？

4. 压片机的转盘在任何情况下都不能反转，为什么？

5. 压片机有预压装置，有何作用？

6. 压片时细粉过多对片剂质量有何影响？

7. 压片过程出现黏冲应如何处理？

8. 压片机器出现卡壳，如何处理？

## 任务二　包　衣

### 任务目标

1. 能描述包衣前素片的接收和核对流程。
2. 能描述包衣液的配制方法。
3. 能描述 GMP 对包衣生产场地、设备的要求。
4. 能描述包衣生产各工艺参数。
5. 能理解包衣设备进行空转调试的安全操作要求。
6. 能描述包衣操作规程及质量控制点。
7. 能描述包衣片外观、重量差异质量检查的要求。
8. 能描述包衣生产过程中可能出现的异常情况。
9. 能理解 GMP 对物料移交的要求和注意事项。
10. 能描述包衣岗位设备清洁规程的内容和要求。
11. 能描述包衣批生产记录的内容和填写要求。
12. 能描述包衣设备维护保养的操作规程。
13. 能描述 GMP 对包衣批清洁记录的填写要求和状态变更规范。
14. 能理解包衣生产过程中的废料处理要求。

### 任务卡

| 任务名称 | 包衣 | 学号 | | 姓名 | |
|---|---|---|---|---|---|
| 关键点 | 一、包衣的质量要求<br>二、包衣的类型和方法<br>三、包衣的设备 | | | | |
| 开始时间 | | | 完成时间 | | |
| 签发人 | | | 执行人 | | |

### 任务场景

1. 场地：多媒体教室、VR 实训室、GMP 实训中心包衣车间。
2. 材料：包衣批生产记录、包衣岗位及包衣机相关 SOP 等。
3. 设备：高效包衣机、不锈钢桶等设备。

## 任务准备

包衣（coating）技术在制药工业中占有重要的地位（图9-10）。制剂的包衣主要有以下几方面的目的：① 避光、防潮，以提高药物的稳定性；② 遮盖药物的不良气味，增加患者的顺应性；③ 隔离配伍禁忌成分；④ 采用不同颜色包衣，增加药物的识别能力，增加用药的安全性；⑤ 包衣后表面光洁，提高美观度，提高流动性；⑥ 改变药物释放的位置及速度，如胃溶、肠溶、缓控释等。片剂包衣后，衣层应均匀、牢固，与药片不起任何作用，并且崩解时限符合规定，经过长时间贮存仍能保持光洁、美观、色泽一致并无裂片现象，且不影响药物的溶解和吸收。

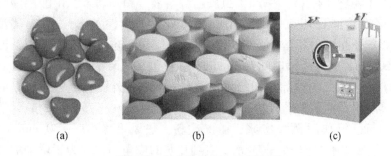

(a)        (b)        (c)

**图9-10 包衣片及包衣机示意图**

待包衣的片芯在外形上必须具有适宜的弧度，否则边缘部位难以覆盖衣层；其次片芯的硬度既能承受包衣过程的滚动、碰撞和摩擦，对包衣中所用溶剂的吸收量低，同时片芯的脆性要小，以免因碰撞而破裂。包衣过程的影响因素较多，如操作人员之间的差异、批与批之间的差异。随着包衣装置的不断改善，包衣操作由人工控制发展到自动化控制，使包衣过程更可靠、重现性更好。

包衣的工艺主要有糖包衣、薄膜包衣和压制包衣，以前两种较为常用。糖包衣存在包衣时间长、所需辅料量多、防吸潮性差、片剂表面上不能刻字、受操作熟练程度的影响较大等缺点。

### （一）糖包衣的材料与工艺

糖包衣是以蔗糖为主要包衣材料的包衣，有一定的防潮、隔绝空气的作用，可掩盖药物的不良气味，改善外观并易于吞服。

**1. 糖包衣的主要材料**

（1）胶浆 多用于包隔离层，具有黏性和可塑性，能增加衣层的固着和防潮能力。常用的有10%～15%（g/g）明胶浆、30%～35%（g/g）阿拉伯胶浆等，应现用现配。

（2）糖浆 浓度为84%（g/mL），主要用作粉层的黏结与包糖衣层。包有色糖衣时，可加入0.3%的食用色素，为使有色衣的色调均匀无花斑，包有色衣时应由浅至深。为增加糖浆的黏性，可制成10%明胶糖浆。

（3）粉衣料　常用滑石粉，与10%～20%的碳酸钙、碳酸镁或淀粉等混合使用可作为油类吸收剂和糖衣层的崩解剂。

（4）打光剂　常用虫蜡，可增加片面的光洁度和抗湿性。用前需精制，即加热至80～100℃熔化后过100目筛，除去悬浮杂质并掺入20%硅油作增塑剂，混匀冷却后刨成80目细粉备用。其他如蜂蜡、巴西棕榈蜡等也可作为打光剂。

2. 糖包衣的生产工艺

（1）隔离层　先在素片上包隔离层，以防止在以后的包衣过程中水分浸入片芯。主要材料有15%～20%虫胶乙醇溶液、10%邻苯二甲酸醋酸纤维素（CAP）乙醇溶液及10%～15%明胶浆。CAP为肠溶性高分子材料，需注意包衣厚度以防止在胃中不溶解。使用有机溶剂应注意防火防爆，采用低温干燥（40～50℃），每层干燥时间约30 min，一般包3～5层。

（2）粉衣层　为消除片剂的棱角，在隔离层的外面包上一层较厚的粉衣层，主要材料是糖浆和滑石粉。常用糖浆浓度为65%～75%（g/g），滑石粉过100目筛。操作时洒一次浆、撒一次粉，热风干燥20～30 min（40～55℃），重复以上操作15～18次，直到片芯的棱角消失。为了增加糖浆的黏度，可在糖浆中加入10%的明胶或阿拉伯胶。

（3）糖衣层　粉衣层片的表面比较粗糙、疏松，因此再包糖衣层使片面光滑平整、细腻坚实。操作要点是加入稍稀的糖浆，逐次减少用量（湿润片面即可），40℃下缓缓吹风干燥，一般包制10～15层。

（4）有色糖衣层　包有色糖衣层的工艺与包糖衣层的相同，只是糖浆中添加了食用色素，主要目的是便于识别与美观。一般需包制8～15层。

（5）打光　目的是增加片剂的光泽和表面的疏水性。一般用四川产的川蜡；用前需精制，即加热至80～100℃熔化后过100目筛，去除杂质，并掺入2%的硅油混匀，冷却，粉碎，取过80目筛的细粉待用。

### （二）薄膜包衣材料与工艺

薄膜包衣是指在片芯外包上一层比较稳定的高分子材料衣层，对药片起到防止水分、空气浸入，掩盖片芯药物特有气味外溢的作用。与糖包衣相比，薄膜包衣具有生产周期短、效率高、片重增加小、包衣过程自动化、对崩解的影响小等特点。其工艺采用有机溶剂包衣法和水分散体乳胶包衣法。采用有机溶剂包衣时，包衣材料的用量较少，表面光滑、均匀，但必须严格控制有机溶剂的残留量。

1. 薄膜包衣的材料

薄膜包衣的材料通常由高分子包衣材料、增塑剂、释放速度调节剂、固体物料、色料、增光剂和溶剂等组成。

（1）高分子包衣材料　按衣层的作用分为普通型、缓释型和肠溶型三大类。普通型薄膜包衣材料主要用于改善吸潮和防止粉尘污染等，如羟丙基甲基纤维素、甲基纤维素、羟乙基纤维素、羟丙基纤维素等。缓释型薄膜包衣材料常用中性的甲基丙烯酸酯共聚物和乙基纤维素。甲基丙烯酸酯共聚物具有溶胀性，对水及水溶性物质有通透性，可作为调节释放速度的包衣材料。乙基纤维素通常与 HPMC 或 PEG 混合使用，产生致孔作用，使药物溶液容易扩散。肠溶型薄膜包衣材料应有耐酸性，而在肠液中溶解，常用的有醋酸纤维素酞酸酯（CAP）、聚乙烯醇酞酸酯（PVAP）、甲基丙烯酸共聚物、醋酸纤维素苯三酸酯（CAT）、羟丙基纤维素酞酸酯（HPMCP）及丙烯酸树脂等。

醋酸纤维素酞酸酯（CAP）：8%～12% 乙醇-丙酮混合液，用喷雾法进行包衣，成膜性能好，操作方便，包衣后片剂不溶于酸性溶液，溶于 pH 值为 5.8～6.0 的缓冲液。胰酶能促进其消化。本品有吸湿性，常与其他增塑剂或疏水性辅料苯二甲酸二乙酯等配合使用。

羟丙基纤维素酞酸酯（HPMCP）：本品不溶于水，也不溶于酸性缓冲液中，在 pH 值为 5～6 时能溶解，是一种在十二指肠上端能开始溶解的肠溶衣材料。

丙烯酸树脂：常用的 Eudragit L100 和 S100，是甲基丙烯酸与甲基丙烯酸甲酯共聚物，作为肠溶衣层，其具有渗透性较小，且在肠中溶解性能好的特点。

（2）增塑剂　增塑剂改变高分子薄膜的物理机械性质，使其更具柔顺性。如甘油、丙二醇、PEG 等，可作某些纤维素衣材的增塑剂；精制椰子油、蓖麻油、玉米油、液体石蜡、甘油单醋酸酯、甘油三醋酸酯、癸二酸二丁酯和邻苯二甲酸二丁酯（邻苯二甲酸二乙酯）等可用作脂肪族非极性聚合物的增塑剂。

（3）释放速度调节剂　又称释放速度促进剂或致孔剂。在薄膜包衣材料中加有蔗糖、氯化钠、表面活性剂、PEG 等水溶性物质时，遇到水溶性材料迅速溶解，留下一个多孔膜作为扩散屏障。薄膜材料不同，调节剂的选择也不同，如吐温、司盘、HPMC 作为乙基纤维素薄膜包衣的致孔剂；黄原胶作为甲基丙烯酸酯薄膜包衣的致孔剂。

（4）固体物料及色料　在包衣过程中当聚合物的黏性过大时，可适当加入固体粉末以防止颗粒或片剂的粘连。如在聚丙烯酸酯中加入滑石粉、硬脂酸镁；在乙基纤维素中加入胶态二氧化硅等。色料的应用主要是为了便于鉴别、防止假冒，并且满足产品美观的要求，也有遮光作用，但有时存在降低薄膜的拉伸强度、增加弹性模量和减弱薄膜柔性的作用。

2. 薄膜包衣的操作过程（锅包衣法）

① 在包衣锅内装入适当形状的挡板，以利于片芯的转动与翻动。

② 将片芯放入锅内，喷入一定量的薄膜包衣料溶液，使片芯表面均匀湿润。

③ 吹入缓和的热风使溶剂蒸发（温度最好不超过 40 ℃，以免干燥过快，出现"皱皮"或"起泡"现象；也不能干燥过慢，否则会出现"粘连"或"剥落"现象）。如此重复操作若干次，直至达到一定的厚度为止。

④ 大多数的薄膜包衣需要一个固化期，一般是在室温或略高于室温下自然放置 6～8 h，使之固化完全。

⑤ 为使残余的有机溶剂完全除尽，一般要在 50 ℃下干燥 12～24 h。

### （三） 包衣的方法与设备

常用的包衣方法有滚转包衣法、流化床包衣法、埋管式包衣法及压制包衣法等。片剂包衣常用的方法为滚转包衣法。

1. 倾斜包衣锅和埋管包衣锅

倾斜包衣锅为传统的包衣机（图 9-11）。包衣锅的轴与水平面的夹角为 30°～50°，在适宜转速下，使物料既能随锅的转动方向滚动，又能沿轴的方向运动，做均匀而有效的翻转，但存在锅内空气交换效率低、干燥慢、气路不能密闭、有机溶剂污染环境等问题。埋管包衣锅（图 9-12）是在物料层内插进喷头和空气入口，使包衣液的喷雾在物料层内进行，热气通过物料层，不仅能防止喷液的飞扬，而且加快物料的运动速度和干燥速度。倾斜包衣锅和埋管包衣锅可用于糖包衣、薄膜包衣及肠溶包衣等。

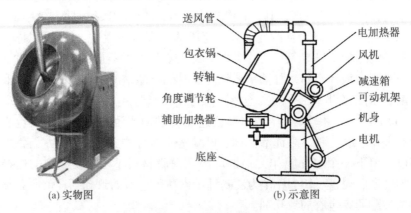

(a) 实物图　　　　　　　　　　(b) 示意图

图 9-11　倾斜包衣锅

2. 高效水平包衣锅

加入锅内的片剂随转筒运动被带动上升到一定的高度后由于重力作用在物料层斜面上边旋转边滑下。在转动锅壁上装有带动颗粒向上运动的挡板，喷雾器安装于颗粒层斜面上部，向物料层表面喷洒包衣溶液，干燥空气从转锅前面的空气入口进入，透过颗粒层从锅的夹层排出。

高效水平包衣锅（图 9-13）干燥速度快，包衣效果好，适合于薄膜包衣和糖包衣，特点：① 粒子运动不依赖空气流的运动，粒子的运动比较稳定，适合于片剂、易磨损的脆弱粒子和较大颗粒的包衣；② 运行过程中可随时停止送入空气；③ 装置密闭，卫生、安全、可靠。缺点是干燥能力相对较低，小粒子的包衣易粘连。

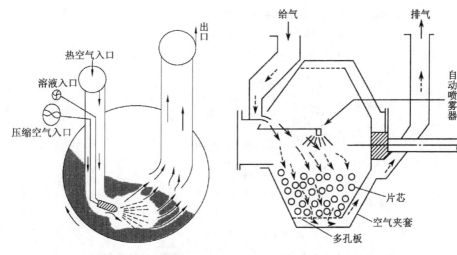

图 9-12　埋管包衣锅示意图　　　　图 9-13　高效水平包衣锅示意图

### 3. 转动包衣法

转动包衣机是在转动造粒机的基础上发展起来的包衣装置。将物料加于旋转的圆盘上，圆盘旋转时物料受离心力与旋转力的作用，在圆盘上做圆周旋转运动，同时受圆盘外缘缝隙中上升气流的作用沿壁面垂直上升，颗粒层上部粒子靠重力作用往下滑动落入圆盘中心，落下的颗粒在圆盘中重新受到离心力和旋转力的作用向外侧转动，粒子层在旋转过程中形成麻绳样旋涡状环流。喷雾装置安装于颗粒层斜面上部，将包衣液或黏合剂向粒子层表面定量喷雾，并由自动粉末撒布器撒布主药粉末或辅料粉末，由于颗粒群的激烈运动实现液体的表面均匀润湿和粉末的表面均匀黏附，从而防止颗粒间的粘连，保证多层包衣。需要干燥时从圆盘外周缝隙送入热空气。

转动包衣的特点：① 粒子的运动主要靠圆盘机械运动，不需用强气流，防止粉尘飞扬；② 粒子的运动激烈，小粒子包衣时可减少颗粒间粘连；③ 操作过程中可开启装置的上盖，直接观察颗粒的运动与包衣情况。但由于粒子运动激烈，易磨损颗粒，不适合脆弱粒子的包衣；而且干燥能力相对较低，包衣时间较长。

### 4. 流化（悬浮）床包衣法

流化床包衣装置构造及操作与流化床制粒装置基本相同（图9-14）。粒子的运动主要依靠气流运动，装置为密闭容器，卫生安全可靠。喷流型包衣装置，因喷雾区域粒子浓度低、干燥速度快、包衣时间短、不易粘连，适合小粒子的包衣，可制成均匀、圆滑的包衣膜，但容积效率低。但是流化床转动型包衣装置构造较复杂，价格高，粒子运动过于激烈易磨损脆弱粒子。

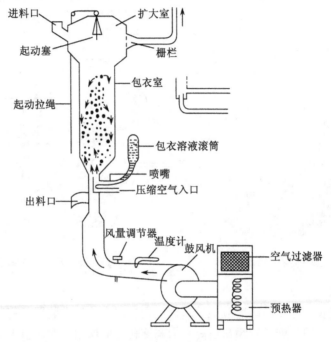

图9-14　流化床包衣机示意图

### 5. 压制包衣法

一般采用两台压片机，以特制的传动器连接配套。一台压片机用于压制片芯，然后由传动器将压成的片芯输送至包衣转台的模孔中（此模孔内已填入包衣材料作为底层），随着转台的转动，片芯的上面又被加入约等量的包衣材料，然后加压，使片芯压入包衣材料中间而形成压制的包衣片剂。本方法可以避免水分、高温对药物的不良影响，生产流程短、自动化程度高、劳动条件好，但对压片机械的精度要求较高。

### （四）常见问题及处理方法

由于包衣片芯的质量（如形状、硬度、水分等）、包衣物料或配方组成或包衣工艺操作等不同，致使包衣片在生产过程或贮存过程中可能出现一些问题，应分析原因，采取适当措施加以解决。

1. 糖包衣容易出现的问题

（1）糖浆不粘锅 若锅壁上蜡未除尽，可出现糖浆不粘锅，应洗净锅壁或再涂一层热糖浆，撒一层滑石粉。

（2）粘锅 可能由加糖浆过多、黏性大、搅拌不匀导致。解决办法是糖浆含量恒定，一次用量不宜过多，锅温不宜过低。

（3）片面不平 由撒粉太多、温度过高、衣层未干又包第二层导致。应改进操作方法，做到低温干燥、勤加料、多搅拌。

（4）色泽不匀 片面粗糙、有色糖浆用量过少且未搅匀、温度过高、干燥太快、糖浆在片剂表面析出过快，衣层未干就加蜡打光会导致色泽不均。解决办法是采用浅色糖浆，增加所包层数，"勤加少上"，控制温度，情况严重时洗去衣层，重新包衣。

（5）龟裂与爆裂 可能由于糖浆与滑石粉用量不当、芯片太松、温度太高、干燥太快、析出粗糖晶体，因而使片剂表面留有裂缝。包衣操作时应控制糖浆和滑石粉用量，注意干燥温度和速度，更换片芯。

（6）露边与麻面 由衣料用量不当、温度过高或吹风过早导致。解决办法是注意糖浆和粉料的用量，糖浆以均匀润湿片芯为度，粉料以能在片剂表面均匀黏附一层为宜，片剂表面不见水分和产生光亮时再吹风。

（7）膨胀磨片或剥落 由片芯层与糖衣层未充分干燥，崩解剂用量过多导致。包衣时要注意干燥，控制胶浆或糖浆的用量。

2. 薄膜包衣容易出现的问题

（1）起泡 由固化条件不当、干燥速度过快导致。应控制成膜条件，降低干燥温度和速度。

（2）皱皮 由选择衣料不当、干燥条件不当导致。应更换衣料，改变成膜温度。

（3）剥落 由选择衣料不当，两次包衣间隔时间太短导致。应更换衣料，延长包衣间隔时间，调节干燥温度和适当降低包衣溶液的浓度。

（4）花斑 由增塑剂、色素等选择不当，干燥时溶剂将可溶性成分带到衣膜表面导致。操作时应改变包衣处方，调节空气温度和流量，减慢干燥速度。

3. 肠溶包衣容易出现的问题

（1）不能安全通过胃部 可能由衣料选择不当、衣层太薄、衣层机械强度不够导致。应注意选择适宜衣料，重新调整包衣处方。

（2）肠溶包衣片肠内不溶解（排片） 如由选择衣料不当、衣层太厚、贮存变质导致。应查找原因，合理解决。

（3）片面不平、色泽不匀、龟裂和衣层剥落等 产生原因及解决办法与糖包衣片相似。

## 任务实施

**（一）岗位职责**

① 严格执行《包衣岗位操作法》和《包衣设备标准操作规程》。

② 负责包衣所用设备的安全使用及日常保养，保障设备的良好状态，防止安全事故发生。

③ 根据各品种工艺规程要求，配制薄膜包衣液。

④ 严格按生产指令，核对包衣材料和素片，检查素片是否有检验合格报告单，认真核对所领素片的品名、规格、批号，检查素片的外观质量，确认无误方可开始包衣。

⑤ 在包衣过程中，严格执行操作法和操作规程，一旦出现异常情况，及时采取适当措施，并及时上报车间工艺员，谨防事故发生。

⑥ 认真如实填好生产记录，做到字迹清晰、内容真实、数据完整，不得任意涂改和撕毁，做好交接记录，不合格产品不能进入下一道工序。

⑦ 工作结束或更换品种时应及时做好清洁卫生并按有关 SOP 进行清场工作，认真填写相应记录。做到岗位生产状态标识、设备所处状态标识、清洁状态标识清晰明了。

**（二）包衣岗位操作法**

1. 生产前准备

① 检查是否有清场合格证，并确定是否在有效期内；检查设备、容器、场地清洁是否符合要求（若有不符合要求的，需重新清场或清洁，并请 QA 填写清场合格证或检查后，才能进行下一步生产）。

② 检查设备有无"合格"标牌、"已清洁"标牌。

③ 检查设备有无故障。检查各机器的各零部件是否齐全，检查各部件螺丝是否紧固，检查安全装置是否安全、灵敏。

④ 检查磅秤、天平的零点及灵敏度。

⑤ 根据生产指令领取经检验合格的素片、包衣材料，核对素片、包衣材料的品名、批号、数量。

⑥ 待房间温度、湿度符合要求后戴好手套，在设备上挂本次运行状态标志，进入操作。

2. 包衣操作（以 BGD-D 高效水平包衣机为例）

（1）包衣材料准备　膜衣液配制：将溶剂加入配制桶内，搅拌、超声波使高分子材料溶解，混匀。难溶的高分子材料应先用溶剂浸泡过夜，以使其彻底溶解、混匀。操作完毕，按要求进行清洁、清场工作，并填写相关生产

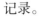 

记录。

（2）安装蠕动泵管

① 先将白色旋钮松开，取出活动夹钳，把天然橡胶管（亦称食品管）或硅胶管塞入滚轮下，边旋转滚轮盘，边塞入胶管，使滚轮压缩管子，调至适当的松紧程度（松紧程度可通过移动泵座的前后位置来调整，调好后用扳手紧固六角螺母）。

② 将泵座两侧的活动夹钳放下，使管子在夹钳中，拧紧白色旋钮，一只手将橡胶管稍处于拉伸状态，另一只手拧白色旋钮，防止橡胶管在工作过程中移动（注意橡胶管不能拉得过紧，否则泵工作时会把橡胶管拉断，并注意管子安装平整，不能扭曲）。

③ 将橡胶管的一端（短端）套在吸浆不锈钢管上，硅橡胶管的另一端（长端）穿入包衣主机旋转臂长孔内，与喷浆管连接。

（3）加入片芯　将筛净粉尘的片芯加入包衣滚筒内，开启包衣滚筒，低速转动。

（4）排风预热　开启排风，然后开启加热，预热片芯。

（5）安装调整喷嘴（薄膜包衣）

① 将喷浆管安装在旋转长臂上，调整喷嘴位置使其位于片芯流动时片床的上 1/3 处，喷雾方向尽量平行于进风风向，并垂直于流动片床，喷枪与片床距离为 20～25 cm。

② 将旋转臂同喷雾管移出滚筒外面进行试喷。

③ 打开喷雾空气管道上的球阀，压力调至 0.3～0.4 MPa。开启喷浆、蠕动泵，调整蠕动泵转速及喷枪顶端的调整螺钉，使喷雾达到理想要求，然后关闭喷浆及蠕动泵。

（6）安装滴管（糖包衣）　将滴管安装在旋转长臂上，调整滴管位置使其位于片芯流动时片床的上 1/3 处（即片床流速最大处），使滴管嘴垂直于片床，滴管与片床距离为 20～30 cm。

（7）调节温度　"出风温度"升至工艺要求值时，降低"进风温度"，待"出风温度"稳定至规定值时才能开始包衣。

（8）包衣

① 按"喷浆"键，开启蠕动泵，开始包衣，将转速缓慢升至工艺要求值。

② 薄膜包衣过程中可根据需要调整蠕动泵的转速和出风温度。

③ 糖包衣过程中可根据需要调整糖浆、粉浆、滑石粉的加入量和干燥空气的温度，以及加液、干燥等各阶段的时间。

④ 开机过程中随时注意设备运行声音、情况，出现故障及时解决，无法解决时及时通知维修人员维修。

（9）包衣结束

① 将输液管从包衣液容器中取出，关闭"喷浆"。

② 降低转速，待药片完全干燥后依次关闭热风、排风和匀浆。

③ 打开进料口门，将旋转臂转出。装上卸料斗，按"点动"键，滚筒转动，药片从卸料斗卸出。

④ 将卸出衣片装入晾片筛，称重并贴标签，送晾片间干燥，填请验单，由化验室检测。

3. 清场

① 将生产所剩物料收集，标明状态，交中间站，并填写好记录。

② 清洗输液管：将输液管中残液弃去，用合适溶剂清洗数遍，至溶剂无色，再用适量新鲜溶剂冲洗输液管，将清洗干净的输液管浸入75%乙醇消毒后，取出晾干。

③ 清洗喷枪：将喷枪转入滚筒内，开机，用适宜的溶剂冲洗喷枪。此时可转动滚筒，对滚筒初步润湿、冲洗。待喷枪喷出的"雾"无色后，关闭喷浆，从喷枪上拔除压缩空气管。待喷枪上所滴下清洗液清澈透明，喷枪清洗结束。泵入75%乙醇对喷枪消毒。完成后，喷枪接上压缩空气管，按喷浆键，用压缩空气吹干喷枪。

④ 清洗滴管：可直接开机用热水冲洗至清澈透明，消毒，吹干。

⑤ 清洗滚筒：打开进料口，开机转动滚筒，用适宜的溶剂冲洗滚筒，用洗净的毛巾擦洗滚筒至洁净，喷枪旋转臂需一同清洗，清洗后关滚筒转动。

⑥ 滚筒内壁清洗干净后，打开主机两边侧门，拆下排风口，用适宜的溶剂清洗滚筒外壁。外壁清洗干净后，再次清洗内壁。拆下排风管清洗干净，待晾干后装回原位，然后装上侧门。

⑦ 擦洗进料口门内侧、卸料斗。

⑧ 用湿布将设备外表面擦拭干净。

⑨ 每周清洗一次进风口。

⑩ 对场地、用具、容器进行清洁消毒，经QA人员检查合格后，发清场合格证，填写清场记录。

4. 结束并记录

及时填写批生产记录（表9-8）、设备运行记录、交接班记录等。关好水、电及门。

**表 9-8 薄膜包衣工序生产记录**

| 产品名称 | | | 批号 | | | 规格 | | |
|---|---|---|---|---|---|---|---|---|
| 每锅片芯质量 | | kg/万片 | 片芯质量 | | g/片 | 压片者 | | |
| 设备名称 | | | | 编号 | | | | |
| 操作前检查 | 1. 包衣间温度、相对湿度、压差是否符合规定 | | | | 是□ 否□ | | 检查人 | |
| | 2. 包衣间是否有"清场合格证"副本且在有效期内 | | | | 是□ 否□ | | | |
| | 3. 物料、中间产品是否符合要求 | | | | 是□ 否□ | | | |
| | 4. 计量容器是否在检定合格有效期内并调基准为零 | | | | 是□ 否□ | | | |
| | 5. 设备清洁、运行是否清洁完好且在有效期内 | | | | 是□ 否□ | | | |
| 薄膜包衣液配置 | 次序 | 物料名称 | 检验报告单号 | 计算单位 | | 投入量 | 滤液量 | |
| | | | | | | | | |
| | | | | | | | | |
| | | | | | | | | |
| 薄膜包衣液浓度 | | | | 操作人 | | 复核人 | | |
| 薄膜包衣生产过程 | 薄膜包衣液名称 | | 包衣起止时间 | | | 干燥温度/℃ | | |
| | | | 从 至 | | | | | |
| | | | 从 至 | | | | | |
| 衣液总用量/kg | | | | | | | | |
| 薄膜包衣片外观检查 | 符合规定 □ 不符合规定 □ | | | 薄膜包衣片重（g/片） | | | | |
| 薄膜包衣片产量 | | kg 万片 | | | 可见损失量 | | kg 万片 | |
| 操作人 | | | | 复核人 | | | | |
| 备注： | | | | | | | | |

### （三）生产工艺管理要点

① 包衣操作室符合 D 级（30 万级）要求。室内相对室外呈正压，温度 18 ~ 26 ℃、相对湿度 45% ~ 65% 。

② 包衣机不得用水洗，以免发生短路。

③ 包衣过程经常观察片剂外观色泽均匀度，定时测片厚及片重。

④ 生产过程中所有物料均应有标示，防止发生混药、混批。

### （四）质量控制关键点

（1）外观　任取 100 片药片，目测。药片表面应光亮，色泽均匀，颜色一致。表面不得有缺陷（碎片、粘连、剥落、起皱、起泡等）。药片不得有严重畸形。如有一片轻微畸形，另取 1 000 片，轻微畸形不得超过 0.3%。

（2）增重　取 20 片包衣片，精密称定总质量，求平均片重，与片芯平均片重比较，增重 3% ~ 4%。

（3）脆碎度　取 20 片药片置脆碎度测定仪中，以 25 r/min 速度转动，4 min后取出，药片不得有破碎。

（4）被覆强度检查　取包衣片 50 片，置 250 W 红外线灯下 15 cm 处加热，片面应无变化。

（5）含水量检查　取包衣片 20 片，研细，取 1 片药片质量之细粉，置水分快速测定仪中，检测水分不得大于 3% ~ 5%。

（6）崩解时限　取包衣片 6 片，启动崩解仪检查，应在 30 min 内崩解成碎粒，并通过筛网。如有 1 片不能完全崩解，应另取 6 片复试。

### （五）质量判断

（1）衣膜物理性质的评价　主要测定片剂直径、厚度、质量及硬度；残存溶剂检查、耐湿耐水性试验、外观检查。

（2）稳定性试验　将包衣片剂置于室温下长期保存或进行加热（40 ~ 60 ℃）、加湿（40% ~ 80% RH），热冷（-5 ~ 45 ℃）及光照试验等，观察片剂内部、外部变化，测定主药含量及崩解、溶出度的改变，以评价包衣片的主药稳定性，预测包衣质量及包衣操作优劣。

（3）药效评价　由于包衣片比一般片剂增加了一层衣膜，而且包衣片的片芯较坚硬，如果包衣不当会严重影响其吸收，甚至造成排片，因此必须重视崩解时限和溶出度的测定，此外还应考虑生物利用度问题，以确保包衣片剂药效。包衣片崩解时限指标，较一般口服片剂延长 4 倍。

## 任务考核

| 考核内容 | | 技能要求 | 分值 | 考核结果 |
|---|---|---|---|---|
| 生产前准备 | 生产工具准备 | 1. 检查核实清场情况，检查清场合格证<br>2. 对设备状况进行检查，确保设备处于合格状态<br>3. 对计量容器、衡器进行检查核准<br>4. 对生产用工具的清洁状态进行检查 | 15 | |
| | 物料准备 | 1. 按生产指令领取生产待包衣物料<br>2. 按生产工艺规程制定标准核实待包衣物料（检验报告单、规格、批号） | | |

续表

| 考核内容 | 技能要求 | 分值 | 考核结果 |
|---|---|---|---|
| 片重计算 | 根据主药含量和每次给药片数正确计算片重 | 10 | |
| 包衣 | 1. 正确调试及使用包衣机（按设备 SOP 操作）<br>2. 根据计算值正确调节包衣机<br>3. 正确调节喷嘴角度 | 30 | |
| 质量控制 | 1. 片外观整洁，色泽均匀<br>2. 重量差异合格<br>3. 崩解时限合格<br>4. 硬度适中 | 15 | |
| 记录 | 生产记录准确完整 | 10 | |
| 生产结束清场 | 1. 作业场地清洁<br>2. 工具和容器清洁<br>3. 生产设备清洁<br>4. 清场记录 | 10 | |
| 其他 | 正确回答考核人员的提问 | 10 | |

## 任务强化

1. 包衣时出现片重不合格，这可能是什么原因造成的？
2. 调整包衣喷嘴角度的作用是什么？
3. 如何配制包衣液？
4. 包衣机要如何养护？为什么？
5. 包衣片出现质量问题如何进行调整？

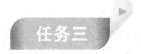

任务三 质检与包装

## 任务目标

1. 能看懂质检与包装生产指令单。
2. 能按质检与包装设备的标准操作规程进行操作。
3. 能按岗位操作规程对物料或产品进行质检与包装。
4. 能够进行生产工艺参数控制和质量控制。

5. 能按标准操作规程对设备进行清洁及清场操作。

6. 能对生产过程中出现的异常情况进行初步处理。

7. 能正确填写原始记录。

## ⬡ 任务卡

| 任务名称 | 质检与包装 | 学号 | | 姓名 | |
|---|---|---|---|---|---|
| 关键点 | 一、片剂质检的项目<br>二、片剂质检与包装的方法<br>三、片剂质检与包装所使用的设备 | | | | |
| 开始时间 | | | 完成时间 | | |
| 签发人 | | | 执行人 | | |

## ⬡ 任务场景

1. 场地：多媒体教室、VR 实训室、GMP 实训中心质检与包装车间。

2. 材料：质检与包装批生产记录，质检岗位、包装岗位、质检设备及包装设备相关 SOP 等。

3. 设备：万分之一分析天平、脆碎度仪、崩解仪及铝塑泡罩包装机等设备。

## ⬡ 任务准备

### （一）片剂的质量评价

1. 外观

片剂外观应完整、色泽均匀、无色斑、无异物，并在规定的有效期内保持不变。良好的外观可增加患者对药物的信任，故应严格控制。

2. 重量差异

糖衣片的片芯应检查重量差异并符合规定，糖包衣后不再检查重量差异。薄膜衣片应在薄膜包衣后检查重量差异并符合规定。

检查方法：取供试品 20 片，精密称定总质量，求得平均片重后，再分别精密称定每片的质量，每片质量与平均片重比较（凡无含量测定的片剂或有标示片重的中药片剂，每片质量应与标示片重比较），按表 9-7 中的规定，超出重量差异限度的不得多于 2 片，并不得有 1 片超出限度 1 倍。

凡规定检查含量均匀度的片剂，一般不再进行重量差异检查。

3. 崩解时限

崩解时限系指口服固体制剂在规定条件下全部崩解溶散或成碎粒，除不溶

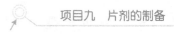

性包衣材料或破碎的胶囊壳外，应全部通过筛网。如有少量不能通过筛网，但已软化或轻质上漂且无硬心者，可作符合规定论。具体方法按照《中国药典》（2015 年版）四部通则 0921 崩解时限检查法进行检查（表 9-9）。

除另有规定外，检查方法如下：取供试品 6 片，分别置升降式崩解仪吊篮的玻璃管中，启动崩解仪进行检查，各片均应在 15 min 内全部崩解。如有 1 片不能完全崩解，应另取 6 片复试，均应符合规定。

表 9-9　《中国药典》（2015 年版）对不同种类片剂崩解时限的规定

| 片剂种类 | 崩解时限 |
| --- | --- |
| 普通片 | 15 min |
| 化药薄膜衣片 | 30 min |
| 中药薄膜衣片 | 60 min |
| 糖衣片 | 化药糖衣片和中药糖衣片（加挡板）均在 60 min 内崩解 |
| 含片 | 在 10 min 内不应崩解或溶化 |
| 舌下片 | 5 min |
| 可溶片 | 水温（20±5）℃，3 min 内崩解 |
| 中药全粉片 | 30 min |
| 中药浸青（半浸膏）片 | 60 min |
| 肠溶片 | 人工胃液中 2 h 不得有裂缝、崩解或软化现象，人工肠液 1 h 内全部崩解或溶散并通过筛网 |
| 结肠定位肠溶片 | 人工胃液及 pH 6.8 以下的磷酸盐缓冲液中均应不得有裂缝、崩解或软化现象，在 pH 7.5～8.0 的磷酸盐缓冲液中 1 h 内应完全崩解 |
| 泡腾片 | 250 mL 烧杯［内有 200 mL 温度为（20±5）℃的水］中，即有许多气泡放出，当片剂或碎片周围的气体停止出时，片剂应溶解或分散在水中，无聚集的颗粒剩留，时限要求为 5 min |
| 口崩片 | 60 s 内崩解并通过筛网 |

**4. 硬度和脆碎度**

片剂应有适宜的硬度和脆碎度，以免在包装、运输等过程中破碎或磨损。

（1）硬度　《中国药典》虽然对片剂硬度没有做出统一的规定，但各生产企业一般都根据本厂的具体情况制定一套自己的内控标准。测定硬度的仪器有孟山都硬度计，系通过一个螺旋对一个弹簧加压，由弹簧推动压板并对片剂加压，由弹簧的长度变化来反映压力的大小。

（2）脆碎度　脆碎度在一定程度上能反映片剂的硬度，用于检查非包衣片的脆碎情况。

片重 0.65 g 或以下者取若干片，使其总质量约 6.50 g；片重大于 0.65 g 者取 10 片；按《中国药典》（2015 年版）四部通则 0923 片剂脆碎度检查法规定进行检查，减失质量不得超过 1%，并不得检出断裂、龟裂及粉碎的片。本试验一般仅作 1 次，取 3 位有效数字进行结果判断。如减失质量超过 1% 时，应复测 2 次，3 次的平均减失质量不得超过 1%，并不得检出断裂、龟裂及粉碎的片。如供试品的形状或大小使片剂在圆筒中形成不规则滚动时，可调节圆筒的底座，使其与桌面成约 10° 的角，试验时片剂不再聚集，能顺利下落。对于形状或大小在圆筒中形成严重不规则滚动或特殊工艺生产的片剂，不适于本法检查，可不进行脆碎度检查。对易吸水的制剂，操作时应注意防止吸湿（通常控制相对湿度小于 40%）。

5. 溶出度

溶出度系指活性药物从片剂、胶囊剂或颗粒剂等制剂在规定条件下溶出的速度和程度。片剂中除规定有崩解时限外，对以下情况还要进行溶出度的测定以控制或评定其质量：① 含有在消化液中难溶的药物；② 与其他成分容易发生相互作用的药物；③ 久贮后变为难溶性物；④ 剂量小、药效强、副作用大的药物片剂。测定溶出度的方法有篮法、浆法和小杯法，具体方法按《中国药典》（2015 年版）四部通则 0931 进行检查。

6. 含量均匀度

含量均匀度系指小剂量或单剂量的固体制剂、半固体制剂和非均相液体制剂的每片（个）含量符合标示量的程度。除另有规定外，每片（个）标示量不大于 25 mg 或主药含量不大于每片（个）质量的 25% 者，都应该进行含量均匀度检查。具体方法按《中国药典》（2015 年版）四部通则 0941 进行检查。

7. 微生物限度

以动物、植物、矿物来源的非单体成分制成的片剂，生物制品片剂，以及黏膜或皮肤炎症或腔道等局部用片剂，按照非无菌产品微生物限度检查：微生物计数法（通则 1105）和控制菌检查法（通则 1106）及非无菌药品微生物限度标准（通则 1107）检查，应符合规定。规定检查杂菌的生物制品片剂，可不进行微生物限度检查。

8. 其他项目

对于不同种类的片剂，还有一些特殊的检查。

（1）发泡量　取阴道泡腾片照下述方法检查，应符合规定。取 10 支 25 mL 具塞刻度试管（内径 1.5 cm），按规定加入一定量的水，置（37 ± 1）℃ 水浴中 5 min，各管中分别投入供试品 1 片，密塞。20 min 内观察最大发泡量的体积，平均发泡体积应不少于 6 mL，且少于 4 mL 的不得超过 2 片。

（2）分散片的分散均匀性　分散片按照崩解时限检查法检查，不锈钢丝网的筛孔内径为 710 μm，水温为 15 ~ 25 ℃。取供试品 6 片，应在 3 min 内全部崩解并通过筛网。

## （二）片剂的包装

### 1. 作用与分类

片剂的包装不仅直接关系到成品的外观形象，与其应用和储藏密切相关，而且对成品的内在质量也有重要影响。因此，应选用适宜的包装材料和容器严密包装，以免运输中受撞击震动而松碎，或在储藏期内受光、热、湿和微生物等的影响而发生潮解、变色、衣层褪色或崩解时间延长等现象。

目前，常用的片剂包装容器多由塑料、纸塑、铝塑、铝箔或玻璃等材料制成，应根据药物的性质，结合给药剂量、途径和方法选择与应用。片剂包装按剂量可分为单剂量（每片单个密封包装）和多剂量（数片乃至几百片包装于一个容器内）包装；而按容器有玻璃瓶（管）、塑料瓶（管）包装，或以无毒铝箔为背层材料，无毒聚氯乙烯为泡罩，中间放入片剂，经热压而成的泡罩式包装，或由两层膜片（铝塑复合膜、双纸塑料复合膜等）经黏合或热压形成的窄带式包装等。根据分装数量及设备条件，片剂包装可采用手工或机械数片机、自动铝塑包装机等。

片剂包装外应有标签，详细记载通用名、主药或有效成分的含量、规格、数量、批号、作用与用途、剂量、生产厂名及有效期等。对于毒剧药片剂须特别标记，以利安全。

### 2. 瓶装包装常用设备

（1）基本构造　多功能片剂瓶装生产线由自动理瓶机、电子数片机、自动塞纸机、压旋盖机、电磁铝箔封口机、不干胶贴标机依次相连组成。

（2）工作原理及工作过程　自动理瓶（自动空气清洁瓶）→数片装瓶（高速条板式数片、多通道光电数片、容积式装瓶）→自动塞纸（多头塞纸、自动塞干燥剂）→压旋盖（多头自动旋盖）→铝箔封口（电磁感应封口、一次冲切成型电加热封口）→自动贴标。

（3）特点

① 自动化程度高，整条生产线采用可编程逻辑控制器（PLC）自动控制，具有缺片自动剔除功能和各种检测功能。

② 具有一定的智能功能，可实现单人操作（上料除外）。

③ 选择不同的配置，可适应塑料瓶、玻璃瓶、金属罐等产品装瓶包装。

## 任务实施

### （一）岗位职责

① 严格执行《质检岗位操作法》《包装岗位操作法》《质检设备标准操作规程》和《包装设备标准操作规程》。

② 严格执行生产指令，保证待质检与包装物料的名称、数量、规格、质量准确无误，待质检物料质量符合质量要求。

③ 自觉遵守工艺纪律，保证质检与包装岗位不发生混药、错药或对药品造成污染，发现偏差及时上报。

④ 生产过程中，按状态标志管理程序做好状态标志管理工作，做到状态标志清晰、明了。

⑤ 负责质检与包装岗位所有设备的安全使用及日常保养，防止生产事故发生。

⑥ 认真如实填写生产记录，做到字迹清晰、内容真实、数据完整，不得任意涂改和撕毁，做好交接记录，顺利进入下一道工序。

⑦ 工作结束或更换品种时应及时做好清洁卫生并按有关 SOP 进行清场工作，认真填写相应记录。做到岗位生产状态标识、设备所处状态标识、清洁状态标识清晰明了。

### （二）生产资料

① 批生产指令单（表9-10）。

②《质检与包装岗位操作法》。

③《质检与包装设备标准操作规程》。

④《质检与包装设备标准清洁、保养操作规程》。

⑤《D 级洁净区操作间清洁标准操作规程》。

⑥ 物料交接单。

⑦ 质检与包装操作生产记录。

⑧ 清场记录。

表 9-10 批生产指令单

| 产品名称： | | | 产品批号： | | |
|---|---|---|---|---|---|
| 产品代码： | | | 批量： | | |
| | 名称 | 批号 | 规格 | 质检量 | 实际用量 |
| 待质检与<br>包装物料 | | | | | |
| | | | | | |
| | | | | | |
| 包装材料 | | | | | |
| | | | | | |
| | | | | | |
| 生产开始时间： | | | 生产结束时间： | | |
| 填表人 | | 审核人 | | 监督人 | |
| 填表日期 | | 审核日期 | | 监督日期 | |
| 备注： | | | | | |

### （三）质检与包装岗位操作法

1. 生产前准备

① 检查设备和工作场所是否有上批遗留的产品、文件或与本批生产无关的物料；检查是否有上次生产的"清场合格证"（副本），是否有质检员或检查员签名。

② 检查操作间、工具、器具、设备等是否已更换"已清洁"或"合格"状态标识，并核对是否在有效期内。

③ 检查操作间的温度、相对湿度、压差是否与要求相符，并记录。

④ 检查水、电供应正常。

⑤ 根据生产指令填写领料单，从物料间领取待质检和包装物料，并核对名称、代码、批号、规格、质量、数量是否相符。

⑥ 操作前检查设备各部件是否松动。

⑦ 检查无异常后挂本次运行状态标识，进入质检操作间。

2. 质检操作

① 生产人员到中转站（室）按领料单逐项核对物料无误，领取待质检物料。

② 操作人员戴好口罩和洁净手套，将待质检物料按照《中国药典》（2015年版）要求逐项进行质量检查。

③ 分别进行外观、片重差异、脆碎度、硬度及崩解时限检查。

④ 记录。操作过程中及时填写批生产记录、设备运行记录，要求字迹清晰、内容真实、数据完整，并由操作人及复核人签名。记录应保持清洁，不得撕毁和任意涂改；更改时，在更改处签字，并使原数据仍可辨认。

⑤ 操作过程中出现异常时，按《生产过程偏差处理管理规程》处理。

3. 包装操作

（1）领取物料　操作人员依据批内包装指令及日计划生产量，到中转站领取有绿色合格状态标记周转的待包装半成品。核对物料品名、规格、批号、数量、检验报告单或合格证等，确认无误后，交接双方在物料交接单上签字。注意在领取物料前应首先确认素片是否为"放行"状态标识，同时无检验合格证的物料应拒绝领取。

（2）包装

① 开启机器前，检查药瓶、药盒、说明书等是否与包装工艺要求相符，机器中无其他遗留物。

② 操作人员启动设备，空运转正常后开始生产。

③ 操作人员依据包装规格调整电子数片机，保证数片的准确性。

④ 根据产品要求进行干燥剂填充，根据工艺需要对产品进行塞纸。

⑤ 操作人员应监控设备的情况，将拧盖不正、不紧，塞纸不到位等不合格品挑出，手工调好再放在包装线上。

⑥ 塑料瓶经铝箔封口机自动封口。

⑦ 塑料瓶封口后自动进行贴标，操作人员根据批包装指令设置批号、生产日期、有效期，调控设备使标签打印内容清晰准确，标签粘贴端正平整。

⑧ 经操作人员检查合格的成品装在洁净周转容器内，准确称取质量，认真填写周转卡片挂在物料容器上。

⑨ 生产完毕，将产品运往中转站，与中转站负责人进行复核交接，双方在中转站进出站台账上签字。

⑩ 将残料装在塑料袋内称重后，注明品名、批号、规格、质量等交材料员，依据"物料结料退料工作程序"办理退料手续。废料按照《生产废弃物处理管理规程》执行。

4. 如实填写生产操作记录

片剂质检批生产记录见表9-11。

表9-11 片剂质检批生产记录

| 品名 | | 批号 | | 生产日期 | | 页 | |
|---|---|---|---|---|---|---|---|
| 岗位 | | 批次量 | | 工艺规程号 | | 版 | |

| 外观检查 | | | | | | | |
|---|---|---|---|---|---|---|---|
| 情况说明： | | | | | | | |
| 结果判定： | | | | | | | |
| 操作人 | | | | 审核人 | | | |

| 脆碎度、硬度及重量差异检查 | | | | | | |
|---|---|---|---|---|---|---|
| 仪器设备 | | | | | | |
| 脆碎度检测 | 加入质量 | | g | | | |
| | 回收质量 | | g | | | |
| | 减少质量 | | g | | | |
| | 脆碎度 | | % | | | |
| | 结论： | | | | | |
| 硬度检测 | 序号 | 1 | 2 | 3 | 4 | 5 |
| | 硬度 N | | | | | |
| | 序号 | 6 | 7 | 8 | 9 | 10 |
| | 硬度 N | | | | | |
| | 序号 | 11 | 12 | 13 | 14 | 15 |
| | 硬度 N | | | | | |
| | 结论： | | | | | |
| 片重检测 | 序号 | 1 | 2 | 3 | 4 | 5 |
| | 片重 | | | | | |
| | 序号 | 6 | 7 | 8 | 9 | 10 |
| | 片重 | | | | | |
| | 序号 | 11 | 12 | 13 | 14 | 15 |
| | 片重 | | | | | |
| | 序号 | 16 | 17 | 18 | 19 | 20 |
| | 片重 | | | | | |
| | 结论： | | | | | |

| 崩解时限检查 | | | | |
|---|---|---|---|---|
| 开始时间 | | | 结束时间 | |
| 情况说明 | | | | |
| 结果判定 | | | | |
| 备注 | | | | |
| 操作人 | | | 审核人 | |

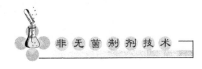

塑瓶内包装岗位生产记录见表9-12。

**表9-12 塑瓶内包装岗位生产记录**

| 产品名称 | | 规格 | | 批号 | |
|---|---|---|---|---|---|
| 代码 | | 批量 | | 日期 | |

| | 操作要求 | | | | 执行情况 |
|---|---|---|---|---|---|
| 生产前检查 | 1. 生产相关文件是否齐全 | | | | 是□ 否□ |
| | 2. 清场合格证是否在有效期内 | | | | 是□ 否□ |
| | 3. 按包装指令领取待包装品，核对品名、规格、批号、数量 | | | | 是□ 否□ |
| | 4. 按包装指令领取内包装材料，核对品名、规格、批号、数量 | | | | 是□ 否□ |
| | 5. 设备是否完好 | | | | 是□ 否□ |

| | 时间 | 装量准确 | 封口严密 | 时间 | 装量准确 | 封口严密 |
|---|---|---|---|---|---|---|
| 生产操作 | | 是□ 否□ | 是□ 否□ | | 是□ 否□ | 是□ 否□ |
| | | 是□ 否□ | 是□ 否□ | | 是□ 否□ | 是□ 否□ |
| | | 是□ 否□ | 是□ 否□ | | 是□ 否□ | 是□ 否□ |
| | | 是□ 否□ | 是□ 否□ | | 是□ 否□ | 是□ 否□ |
| | | 是□ 否□ | 是□ 否□ | | 是□ 否□ | 是□ 否□ |
| | | 是□ 否□ | 是□ 否□ | | 是□ 否□ | 是□ 否□ |
| | | 是□ 否□ | 是□ 否□ | | 是□ 否□ | 是□ 否□ |
| | | 是□ 否□ | 是□ 否□ | | 是□ 否□ | 是□ 否□ |
| | | 是□ 否□ | 是□ 否□ | | 是□ 否□ | 是□ 否□ |

| | 物料 | 领取量 | 剩余量 | 损耗量 |
|---|---|---|---|---|
| | 素片 | | | |
| | 塑料瓶（　mL） | | | |
| | 塑料瓶产地 | | | |
| | 包装规格 | 片/瓶 | 包装数量 | |
| | 设备 | | | |
| | 操作人 | | 审核人 | |

| 物料平衡 | 公式：<br>物料平衡 = (包装数量×每瓶质量 + 余料量 + 损耗量)/领料量 ×100%<br>包材平衡 = (实用瓶量 + 残损瓶数 + 退回瓶数)/领取瓶数 ×100%<br>计算： | | | |
|---|---|---|---|---|
| | | 计算人： | 审核人： | |
| | ≤限度≤　　实际为　　% | 符合限度□ | 不符合限度□ | |

| 传递 | 移交人 | | 交接量 | | 日期 | |
|---|---|---|---|---|---|---|
| | 接收人 | | | 监控人 | | |
| QA | | | 岗位负责人 | | | |
| 备注 | | | | | | |

5. 清场

① 操作间、设备、容器、器具更换成"待清洁"标识。

② 生产过程中产生的废弃物按标准操作规程进行集中处理。

③ 清理本批生产所用生产文件。

④ 按设备、容器的清洁操作规程对生产设备、容器、器具进行清洁消毒，QA 复核签字，并更换"已清洁"标识。

⑤ 按《D 级洁净区操作间清洁标准操作规程》对生产操作的整个区域（包括天花板、墙面、地面、操作台等）进行清洁，及时填写清场记录。

⑥ 清场结束后，经 QA 人员复核并签字，发"清场合格证"一式两份。正本纳入本批生产记录，副本留下作为下批生产凭证。

⑦ 将操作间更换为"已清洁"标识。

⑧ 操作人员退出洁净区，按进入洁净区时的相反程序执行。

### （四）生产工艺管理要点

① 质检与内包装操作室符合 D 级（30 万级）要求。室内相对室外呈正压，温度 18 ～ 26 ℃、相对湿度 45% ～ 65%。

② 质检与包装过程注意废品的处理。

③ 质检与包装过程中所有物料均应有标示，防止发生混药、混批。

### （五）质量控制关键点

① 设备仪器校准。

② 符合《中国药典》（2015 年版）片剂质量检查要求。

③ 准确计算和填写记录。

### （六）质量判断

质检与包装后所得物料符合生产要求。按照制药企业 GMP 要求进行抽检。

## 任务考核

| 考核内容 | | 技能要求 | 分值 | 考核结果 |
|---|---|---|---|---|
| 生产前准备 | 生产工具准备 | 1. 检查核实清场情况，检查清场合格证<br>2. 对设备状况进行检查，确保设备处于合格状态<br>3. 对计量容器、衡器进行检查核准<br>4. 对生产用工具的清洁状态进行检查 | 10 | |
| | 物料准备 | 1. 按生产指令领取待质检和包装物料<br>2. 按生产工艺规程制定标准核实待质检和包装物料（批生产记录、规格、批号） | | |

| 质检与包装 | 1. 正确调试及使用万分之一分析天平（按设备SOP操作）<br>2. 正确调试及使用其他检测设备和仪器（按设备SOP操作）<br>3. 正确调试及使用片剂包装设备和仪器（按设备SOP操作） | 40 | |
|---|---|---|---|
| 质量控制 | 1. 填写正确，无错误<br>2. 数据计算正确<br>3. 判定准确 | 20 | |
| 记录 | 生产记录准确完整 | 10 | |
| 生产结束清场 | 1. 作业场地清洁<br>2. 工具和容器清洁<br>3. 生产设备清洁<br>4. 清场记录 | 10 | |
| 其他 | 正确回答考核人员的提问 | 10 | |

## ➤ 任务强化

1. 片剂质检的项目有哪些？

2. 片剂质检的判定依据分别是什么？

3. 片剂包装的设备有哪些？常见的包装材料有哪些？

# 项目十 胶囊剂的制备

## 任务一 硬胶囊壳的制备

### 任务目标

1. 能看懂制壳设备的结构组成。
2. 能看懂生产指令单。
3. 能按制壳设备的标准操作规程进行操作。
4. 能按岗位操作规程制备硬胶囊壳。
5. 能够进行生产工艺参数控制和质量控制。
6. 能按标准操作规程对设备进行清洁及清场操作。
7. 能对生产过程中出现的异常情况进行初步处理。
8. 能正确填写原始记录。

### 任务卡

| 任务名称 | 硬胶囊壳的制备 | 学号 | | 姓名 | |
|---|---|---|---|---|---|
| 关键点 | 一、硬胶囊壳的组成<br>二、硬胶囊壳的型号<br>三、硬胶囊壳的制备工艺流程 | | | | |
| 开始时间 | | | 完成时间 | | |
| 执行人 | | | 审核人 | | |

### 任务场景

1. 场地：多媒体教室、VR 实训室、GMP 实训中心制壳车间。
2. 材料：制壳批生产记录、制壳岗位及制壳机相关 SOP 等。
3. 设备：制壳机等设备。

## 任务准备

### （一）空心胶囊的组成

空心胶囊的主要原料是明胶，它是由猪、牛、驴等大型哺乳动物的筋、骨、皮等加工分离出胶原后，水解提出的一种复杂的蛋白质。明胶不溶于水，但能吸水膨胀呈胶体状态，具有较大黏度。明胶为两性化合物，在等电点时，其黏度、表面活性、溶解度、透明度、膨胀度为最小，而明胶的熔点最高。

为改善空心胶囊性质，往往还需加入适量的增塑剂、遮光剂和防腐剂等。明胶易吸湿，加入羧甲基纤维素钠、羟丙基纤维素、山梨醇或甘油可增加空心胶囊的可塑性和弹性；加入琼脂能增加胶液的胶冻力；加入十二烷基硫酸钠能增加空心胶囊的光泽；加入适量的防腐剂如尼泊金酯类等，可防止空心胶囊在储存中发生霉变；加入 2%～3% 的二氧化钛可作遮光剂，制得的空心胶囊适于填充光敏药物。必要时还可加入芳香矫味剂、食用色素等。

#### 知识链接

#### 毒 胶 囊

2012 年 4 月 15 日，央视《每周质量报告》节目"胶囊里的秘密"曝光了"非法厂商用皮革下脚料造药用胶囊"。河北一些企业用生石灰处理皮革废料，熬制成工业明胶，卖给绍兴新昌一些企业制成药用胶囊，最终流入药品企业，进入患者腹中。由于皮革在工业加工时，要使用含铬的鞣制剂，因此这样制成的胶囊，往往重金属铬超标。经检测，修正药业等 9 家药厂 13 个批次药品，所用胶囊重金属铬含量超标。针对此事件，2012 年 4 月 21 日，原卫生部要求毒胶囊企业所有胶囊药停用，药用胶囊接受审批检验。专家提醒，胶囊的成分是否是工业明胶制成，要通过专业机器才能鉴定，但是从胶囊的材质、染色、工艺上可以简单辨别，优、劣胶囊有以下差异：

① 一般工业明胶做的胶囊质量比较差，相对比较脆。有的胶囊一捏就碎了，或者是打开之后一碰就碎。

② 胶囊颜色越鲜艳越要注意。因为食用明胶是透明的或是白色的，杂质少且纯净。而工业明胶杂质较多，厂家会多加些香精、染色剂、着色剂来掩饰杂质。

③ 一般来说，用工业明胶制作胶囊的工艺不如专业药用胶囊生产工艺先进，所以制成的胶囊囊口贴合度不高，如果发现胶囊口容易松动、极易拧开，那么这个胶囊是用工业明胶制作的可能性就较大。

## （二）空心胶囊的型号

空心胶囊呈圆筒形，由大小不同的囊体和囊帽两节密切套合而成，如图10-1所示。目前市售的空心胶囊有普通型和锁口型两类。

我国药用明胶硬胶囊标准共分8个型号，分别是000，00，0，1，2，3，4，5号，其号数愈大，容积愈小。常用规格是0～5号（表10-1）。胶囊填充药物多用容积来控制其剂量，而药物的密度、结晶、粒度不同，所占的体积不同，故应按药物剂量所占的容积来选用适宜大小的空心胶囊。

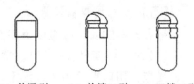

(a) 普通型　(b) 单锁口型　(c) 双锁口型

图 10-1　空心胶囊的结构示意图

表 10-1　空心胶囊的号数与容积

| 空胶囊号 | 空心胶囊近似体积 | 药物粉末堆密度/（g·mL$^{-1}$） | | | | | | |
| --- | --- | --- | --- | --- | --- | --- | --- | --- |
| | | 0.3 | 0.5 | 0.7 | 0.9 | 1.1 | 1.3 | 1.5 |
| 0 | 0.75 | 225 | 375 | 525 | 675 | 825 | 975 | 1125 |
| 1 | 0.55 | 165 | 275 | 385 | 495 | 605 | 715 | 825 |
| 2 | 0.40 | 120 | 200 | 280 | 360 | 440 | 520 | 600 |
| 3 | 0.30 | 90 | 150 | 210 | 270 | 330 | 390 | 450 |
| 4 | 0.25 | 75 | 125 | 175 | 225 | 275 | 325 | 375 |
| 5 | 0.15 | 45 | 75 | 105 | 135 | 165 | 195 | 225 |

## （三）空心胶囊的制备

空心胶囊的生产过程分为溶胶、蘸胶、干燥、拔壳、切割及整理六个工序，如图10-2所示，并可由自动化生产线来完成。通常采用胶囊膜法，即将不锈钢制的胶囊模浸入胶液中而形成囊壁。由于空心胶囊制备工艺条件要求较高，一般由专门的工厂生产，操作环境的温度应为 10 ～ 25 ℃，相对湿度为 35% ～ 45%，空气净化度应达到 B 级。

空心胶囊可在胶液加入食用色素产生各种颜色或在空心胶囊上印字加以区别。在食用油墨中加入 8% ～ 12% PEG 400 可以防止所印字迹被磨损。

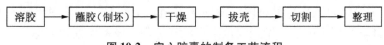

图 10-2　空心胶囊的制备工艺流程

## （四）胶囊套合方式

空胶囊囊体和囊帽套合的方式有锁口和平口两种，锁口式胶囊密封性良好，不必封口；平口式胶囊需封口，封口材料常用不同浓度的明胶液，如20%明胶、40%水、40%乙醇的混合液等，保持胶液50 ℃，旋转时带上定量液，于胶囊帽与囊体套合处封上一条胶液，烘干即得。

### （五）空心胶囊的质量

空心胶囊的质量应做以下检查：

（1）外观　应色泽均匀、囊壳光洁无异物，无纹痕、变形和破损，无砂眼、气泡，切口平整圆滑，无毛缺。

（2）干燥失重　在105 ℃干燥6 h，减失质量应在12.5%～15.0%。

（3）脆碎度　取空心胶囊50颗，置（25±1）℃恒温24 h，按现行版《中国药典》操作，破脆数不能超过15颗。

（4）崩解时限　于37 ℃水中振摇，10 min应全部溶化或崩解。

（5）炽灼残渣　透明空心胶囊残留残渣不得超过2.0%，半透明空心胶囊应在3.0%以下，不透明空心胶囊应在5.0%以下。

肠溶空心胶囊由明胶和适宜的肠溶材料制成，分为普通的肠溶胶囊和结肠肠溶胶囊。肠溶空心胶囊在盐酸溶液（9→1000）中检查2 h应不发生裂缝和崩解。在磷酸盐缓冲液（pH 6.8）中检查3 h，不得有裂缝和崩解。在磷酸盐缓冲液（pH 7.8）中检查，1 h内应全部溶化和崩解。其脆碎度、外观、干燥失重、炽灼残渣等要求均与空心胶囊相同。

## 任务实施

### （一）岗位职责

① 严格执行《硬胶囊壳的制备岗位操作法》和《制胶机标准操作规程》。

② 严格执行生产指令，保证制胶物料的名称、数量、规格、质量准确无误，物料质量符合质量要求。

③ 自觉遵守工艺纪律，保证本岗位不发生混药、错药或对药品造成污染，发现偏差及时上报。

④ 负责制壳岗位所有设备的安全使用及日常保养，防止生产事故发生。

⑤ 认真如实填写生产记录，做到字迹清晰、内容真实、数据完整，不得任意涂改和撕毁，做好交接记录，顺利进入下一道工序。

⑥ 工作结束或更换品种时应及时做好清洁卫生并按有关SOP进行清场工作，认真填写相应记录。做到岗位生产状态标识、设备所处状态标识、清洁状态标识清晰明了。

### （二）生产资料

① 批生产指令单（表10-2）。

②《制壳岗位操作法》。

③《制壳机标准操作规程》。

④《制壳机标准清洁、保养操作规程》。

⑤《D 级洁净区操作间清洁标准操作规程》。

⑥ 物料交接单。

⑦ 制壳操作生产记录。

⑧ 清场记录。

表 10-2　批生产指令单

| 产品名称： | | | 产品批号： | | |
|---|---|---|---|---|---|
| 产品代码： | | | 批量： | | |
| 原辅料 | 名称 | 批号 | 规格 | 理论量 | 实际用量 |
| | | | | | |
| 生产开始时间： | | | 生产结束时间： | | |
| 填表人 | | 审核人 | | 监督人 | |
| 填表日期 | | 审核日期 | | 监督日期 | |
| 备注： | | | | | |

### （三）制壳岗位操作法

1. 生产前准备

① 检查设备和工作场所是否有上批遗留的产品、文件或与本批生产无关的物料；检查是否有上次生产的"清场合格证"（副本），是否有质检员或检查员签名。

② 检查操作间、工具、器具、设备等是否已更换"已清洁"或"合格"状态标识，并核对是否在有效期内。

③ 检查操作间的温度、相对湿度、压差是否与要求相符，并记录。

④ 检查水、电供应是否正常。

⑤ 根据生产指令填写领料单，从物料间领取原辅料，并核对名称、代码、批号、规格、质量、数量是否相符。

⑥ 操作前检查设备各部件是否松动。

⑦ 检查无异常后挂本次运行状态标识，进入制壳操作。

2. 制壳操作

按照制壳工艺流程进行生产。

3. 质量控制要求

① 设备空运行时要注意观察各紧部件是否有松动现象，如有，要加以紧

固，以免制壳过程发生故障。

② 制壳过程需要注意控制好温度和时间，过长或过短都会影响硬胶囊壳的质量。

③ 设备运行过程中要时刻注意设备的振动情况，有异常要及时停机处理。

4. 如实填写生产操作记录

制壳批生产记录见表 10-3。

表 10-3　制壳批生产记录

| 产品名称 | | 产品批号 | | 制剂规格 | |
|---|---|---|---|---|---|
| 生产日期 | | | | 生产批量 | |
| 生产前检查 | | | | | |
| 现场 | | | 物料 | | |
| 有无与本批无关的记录、凭证 | 无 □ | 品种齐全 | | 齐全 □ | |
| 有无与本批无关的遗留品 | 无 □ | 数量准确 | | 准确 □ | |
| 设备、计量器具、容器清洁 | 清洁 □ | 物料合格 | | 合格 □ | |
| 清洁、清场合格 | 合格 □ | 包装完好 | | 完好 □ | |
| 检查人 | | | 复核人 | | |
| 工艺参数 | | | | | |
| 物料名称 | | | | | |
| 批号 | | | 厂家 | | |
| 具体操作 | | | | | |
| 制备时间 | | 熔化温度 | | 投料量 | |
| 产量 | | 可回收量 | | 不可回收量 | |
| 得率 | 物料得率 = 产量（kg）÷投料量（kg）×100% =　 % | | | | |
| 物料平衡 | 物料平衡 =（物料量 + 可回收量 + 不可回收量）÷投料量（kg）×100% =　 % | | | | |
| 操作人 | | | 复核人 | | |
| 偏差分析 | | | | | |
| QA 检查员 | | | | | |
| 备注 | | | | | |

5. 清场

① 操作间、设备、容器、器具更换成"待清洁"标识。

② 将中间产品称重并做好记录，填写请验单报质检部检验。

③ 将中间产品加盖密闭，置于中间站存放，待检验合格后转入下一道工序。

④ 生产过程中产生的废弃物按标准操作规程进行集中处理。

⑤ 清理本批生产所用生产文件。

⑥ 按设备、容器的清洁操作规程对生产设备、容器、器具进行清洁消毒，QA 复核签字，并更换"已清洁"标识。

⑦ 按《D 级洁净区操作间清洁标准操作规程》对生产操作的整个区域（包括天花板、墙面、地面、操作台等）进行清洁，及时填写清场记录。

⑧ 清场结束后，经 QA 人员复核并签字，发"清场合格证"一式两份。正本纳入本批生产记录，副本留下作为下批生产凭证。

⑨ 将操作间更换为"已清洁"标识。

⑩ 操作人员退出洁净区，按进入洁净区时的相反程序执行。

**（四）生产工艺管理要点**

① 制壳操作室符合 D 级（30 万级）要求。室内相对室外呈正压，温度 18 ~ 26 ℃、相对湿度 45% ~ 65%。

② 制壳过程经常观察胶囊壳外观，定时测胶囊壳质量。

③ 生产过程中所有物料均应有标示，防止发生混药、混批。

**（五）质量控制关键点**

① 外观。

② 干燥失重。

③ 崩解时限。

**（六）质量判断**

所制得的硬胶囊壳符合生产要求，均匀度好。按照制药企业 GMP 要求进行抽检。

## 任务考核

| 考核内容 | 技能要求 | | 分值 | 考核结果 |
|---|---|---|---|---|
| 生产前准备 | 生产工具准备 | 1. 检查核实清场情况，检查清场合格证<br>2. 对设备状况进行检查，确保设备处于合格状态<br>3. 对计量容器、衡器进行检查核准<br>4. 对生产用工具的清洁状态进行检查 | 10 | |
| | 物料准备 | 1. 按生产指令领取生产原辅料<br>2. 按生产工艺规程制定标准核实所用原辅料（检验报告单、规格、批号） | | |
| 粉碎 | 1. 正确调试及使用制壳机（按设备 SOP 操作）<br>2. 正确计算物料得率和物料平衡 | | 40 | |

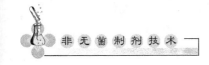
续表

| | | | |
|---|---|---|---|
| 质量控制 | 1. 外观整洁，色泽均匀<br>2. 粒度符合要求<br>3. 物料得率、物料平衡符合要求<br>4. 均匀度符合要求 | 20 | |
| 记录 | 生产记录准确完整 | 10 | |
| 生产结束清场 | 1. 作业场地清洁<br>2. 工具和容器清洁<br>3. 生产设备清洁<br>4. 清场记录 | 10 | |
| 其他 | 正确回答考核人员的提问 | 10 | |

## 任务强化

1. 硬胶囊壳由什么组成？
2. 硬胶囊壳的型号有哪些？
3. 简述硬胶囊壳的制备工艺。

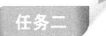 任务二　**硬胶囊剂的填充**

## 任务目标

1. 能看懂硬胶囊剂的生产工艺流程。
2. 能看懂胶囊填充指令单。
3. 能按胶囊填充机的标准操作规程进行操作。
4. 能按岗位操作规程生产硬胶囊剂。
5. 能够进行生产工艺参数控制和质量控制。
6. 能按标准操作规程对设备进行清洁及清场操作。
7. 能对生产过程中出现的异常情况进行初步处理。
8. 能正确填写原始记录。

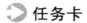 

## 任务卡

| 任务名称 | 硬胶囊剂的填充 | 学号 | | 姓名 | |
|---|---|---|---|---|---|
| 关键点 | 一、胶囊剂的定义<br>二、胶囊剂的特点<br>三、胶囊剂的制备<br>四、硬胶囊剂的填充过程 | | | | |
| 开始时间 | | 完成时间 | | | |
| 执行人 | | 审核人 | | | |

## 任务场景

1. 场地：多媒体教室、VR 实训室、GMP 实训中心填充车间。
2. 材料：填充批生产记录、填充岗位及胶囊自动填充机相关 SOP 等。
3. 设备：胶囊自动填充机等设备。

## 任务准备

### （一）胶囊剂的定义和特点

随着机械工业的发展和自动胶囊填充机的问世，胶囊剂得到了较大的发展，目前品种数仅次于片剂、注射剂而居第三位。胶囊剂（capsules）系指将药物装于空心胶囊或有弹性的软质空胶囊中制成的制剂。胶囊剂可分为硬胶囊剂（hard capsules）和软胶囊剂（soft gelatin capsules）两种。硬胶囊剂是将固体或半固体药物加辅料填充于空心胶囊中的制剂。软胶囊剂也称胶丸，将油类药物或对软质空胶囊无溶解作用的液体药物或混悬液封闭在空心胶囊中形成的制剂（图 10-3）。

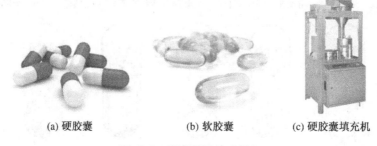

(a) 硬胶囊　　　　　(b) 软胶囊　　　　　(c) 硬胶囊填充机

**图 10-3　胶囊剂及填充设备**

药物制成胶囊剂的主要目的如下：

1. 使用顺应性和药物形态的可调适性

药物装于空胶囊内，掩盖药物不适宜的臭味，携带、使用方便，并且外形整洁、美观，于胶囊壳上印字或使用不同颜色便于识别。药物可以粉末、颗粒、小丸或小片装于胶囊中，还可以混合的形式装于胶囊中，以适应临床不同的要求。液态药物或含油量高的药物难以制成片剂、丸剂时可制成胶囊剂。剂量小、难溶于水、在消化道中不易吸收的药物，可将其溶于适当油中制成软胶囊剂，有利于吸收。

2. 提高药物的稳定性

对光敏感、遇湿热不稳定的药物装入空胶囊内后，可使药物免受光线、空气中水分和氧分子影响，提高其稳定性。

3. 药物生物利用度较高

胶囊壳溶解后，药物在胃肠道中分散、溶出，无崩解过程，故吸收速率仅低于散剂，有较高的生物利用度。

4. 延缓药物的释放

将药物制成颗粒或小丸后，用高分子材料包衣，按比例混合装入空胶囊内，可起到缓释、控释、肠溶等作用。

**（二）硬胶囊剂的内容物**

1. 内容物的形式

硬胶囊剂适宜的内容物有如粉末、颗粒、片剂或是半固体制剂，药物包合物、固体分散体、微囊、微球、小丸单独内容或混合后填充（图10-4）。内容物不论其活性成分或辅料，均不应造成胶囊壳变质。易溶性药物、易风化药物、吸湿性药物、溶液、混悬液、乳液等需采用特殊技术才能制成胶囊剂，如氯化物、溴化物、碘化物等小剂量的刺激性易溶性药物，在胃中溶解后能形成局部高浓度，对胃黏膜有刺激性；易风化药物风化后释出的水分，可使胶囊壁变软；吸湿性药物可夺取囊壁的水分使其干燥变脆，加入少量惰性油与吸湿性药物混合，可延缓或预防囊壁变脆；水或乙醇为介质的组分中，水、乙醇能使明胶胶囊壁溶解。溶液、混悬液、乳液等需采用特制灌囊机填充于空心胶囊中，必要时密封。

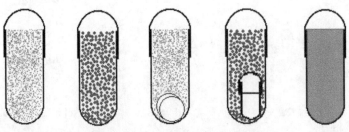

(a) 粉粒状　(b) 颗粒或小丸　(c) 粉粒+片剂　(d) 颗粒+胶囊　(e) 半固体制剂

**图 10-4　胶囊剂内容物形式**

粉末状药物的混合状态及流动性对填充效果影响较大，流动性不好的粉末应加入适量的润滑剂或将其制成颗粒剂，以改善其流动性。结晶状药物及易吸湿药物填充较困难，可添加润滑剂。颗粒的流动性通常较好，易填充，但应注意控制颗粒的大小。小丸装入胶囊内不存在流动性问题，保证了含量的准确性。

2. 辅料的选择

硬胶囊剂的辅料有稀释剂（淀粉、微晶纤维素、乳糖、氧化镁）、润滑剂（硬脂酸镁、滑石粉），助流剂（微粉硅胶）和崩解剂（淀粉）等，用量可通过装填试验确定。辅料选择的基本原则如下：① 不与主药发生物理、化学变化；② 与主药混合后具有较好的流动性；③ 遇水后具有一定的分散性，不会黏结成团而影响药物的溶出。通常，难溶性药物宜选用水溶性稀释剂，有益于药物的溶出和吸收。胶囊剂内容物含水量也是影响质量的因素之一，较多的水分易使内容物聚结成块，影响药物的溶出与吸收。液态药物可添加适宜的吸收剂制成固态或半固态后装入空心胶囊。要制得不同溶出速率的胶囊剂，达到长效或定位释放的作用，可选用缓释或肠溶材料制备成缓释胶囊剂和肠溶胶囊剂等。

**（三）硬胶囊剂的制备**

硬胶囊剂的制备是将药物和辅料制成的均匀粉末或粉粒等填充入空心胶囊中。一般制备的工艺流程为空心胶囊→药物、辅料→填充→套合→封口→包装→成品。

1. 药物的填充

硬胶囊剂药物的生产采用自动填充机。自动填充机样式很多，归纳为图10-5a，b，c，d所示四种类型。a 型通过螺旋钻压进药物，b 型通过栓塞上下往复压进药物。a，b 两型因有机械压力，可避免物料分层，适合于流动性较好的药粉填充。c 型为药粉自由流入，适合于流动性好的物料。为改善物料的流动性，可加入 2% 以下的润滑剂如乙二醇酯、聚硅酮、硬脂酸、滑石粉、羟乙基纤维素、甲基纤维素等。d 型通过捣棒在填充管内先将药物压成一定量后再填充于胶囊中，适用于聚集性较强的针状结晶或吸湿性药物，也可在填充管内加入黏合剂如矿物油、食用油或微晶纤维素等，将药物压成单位量后再填充于空心胶囊中，例如制成小丸的填充。

试验室少量制备，可采用胶囊填充板。

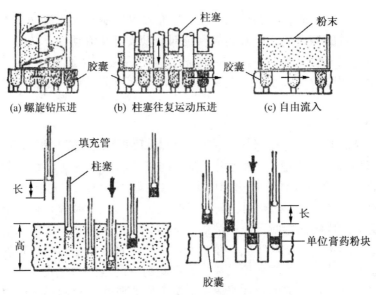

(a) 螺旋钻压进　　(b) 柱塞往复运动压进　　(c) 自由流入

(d) 填充管内药物先压成单位量，再填充

**图 10-5　硬胶囊药物填充机示意图**

2. 封口

为防止非锁口型胶囊中药物的泄漏，在完成填充、套合工序后，可进行封口，增强硬胶囊剂的强度。封口材料常用明胶液（如明胶 20%、水 40%、乙醇 40%）。保持胶液 50 ℃，将腰轮部分浸在胶液内，旋转时带上定量胶液，在帽节与体节套合处封上一条胶液，烘干后即得。也可用 2.5 份 PVP（M 4000）、0.1 份聚乙烯聚丙二醇共聚物、97.5 份乙醇或 2.5 份苯乙烯-马来酸共聚物、乙醇 97.5 份的混合液封口；还可用超声波封口。

3. 整理与包装

填充后的硬胶囊剂表面会黏有药粉，可在打光机中用液体石蜡打光，使之清洁光亮，然后用铝塑包装机包装或装入适宜容器中。

知识链接

**特殊类型的胶囊剂**

胶囊剂通常口服给药。根据临床不同用途和作用，还可制备特殊类型的胶囊剂，如肠溶胶囊、缓释胶囊、泡腾胶囊、吸入用胶囊和供腔道用胶囊等。肠溶胶囊剂是将药物直接填充到具有肠溶作用的空心胶囊内，或将内容物（颗粒、小丸等）包肠溶衣后装于空心胶囊中，使药物在肠液中释放，适用于需在肠内释放的药物。缓释胶囊剂是指采用一定的技术将药物制备成具有缓释作用的内容物，将其装入空心胶囊中的制剂。如将药物与缓释材料制成骨架型缓释内容物（如颗粒、小丸等）、微孔型包衣小丸等。泡腾胶囊剂是将药物与辅料混合后制成泡腾颗粒，用药时胶囊迅速溶解，具有快速吸收的特点。吸入用胶囊是将药物粉末装入胶囊后，放入特制的吸入装置内，使用前戳破胶壳供患者吸入囊内粉末。

### （四）填充主要设备

硬质胶囊填充主要包括填充机和抛光机。填充机分为手动胶囊填充板、半自动胶囊填充机和全自动胶囊填充机。

**1. 手动胶囊填充板**

胶囊填充板是由有机玻璃板加工而成的导向排列盘、帽板、中间板、体板和刮粉板组成。目前最常用的是 64 孔手动胶囊填充板（图 10-6）。64 孔手动胶囊填充板一次可填充 64 粒胶囊，它由塑料板加工而成的导向排列盘、帽板、中间板、体板和刮粉板组成，色泽光亮、韧性好、材料厚、可受热消毒，符合生产药品食品卫生要求；尺寸精密、使用简单、灌装快速方便、装量均匀；仿机械自动排列设计，胶囊排列速度快、自动排列率高；实行整板自动排列、整板灌装药粉、整板盖帽锁合、工效高、胶囊合格率高，是目前国内最为理想的非机械胶囊填充工具。

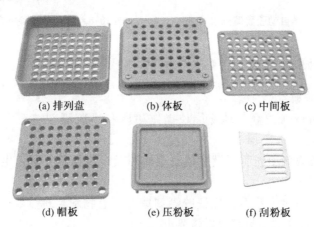

(a) 排列盘　　　　(b) 体板　　　　(c) 中间板

(d) 帽板　　　　(e) 压粉板　　　　(f) 刮粉板

**图 10-6　64 孔手动胶囊填充板**

**2. 半自动胶囊填充机**

半自动胶囊填充机（图 10-7）是一种新型的医药包装机械，结构新颖，造型美观。它采用电、气联合控制，配备电子自动计数装置，能分别自动完成胶囊的就位、分离、充填、锁紧等动作，减轻劳动强度，提高生产效率，符合制药卫生要求。本机动作灵敏，充填剂量准确，结构新颖、造型美观、操作方便。

3. 全自动胶囊填充机

全自动胶囊填充机（图10-8）集机、电、气为一体，采用微电脑可编程控制器，触摸面板操作，变频调速，配备电子自动计数装置。本机动作灵敏，充填剂量准确，结构新颖，造型美观，操作方便，能分别自动完成胶囊的就位、分离、充填、锁紧等动作，减轻劳动强度，提高生产效率，符合制药卫生要求。本机适用于充填各种国产或进口胶囊，是目前制药行业充填胶囊药品的经济实用型设备。

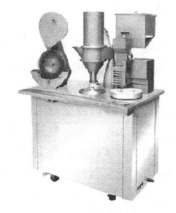 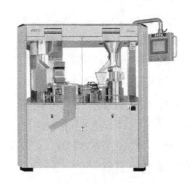

图10-7 半自动胶囊填充机　　　图10-8 全自动胶囊填充机

## ➤ 任务实施

### （一）岗位职责

① 严格执行《胶囊剂填充岗位操作法》和《胶囊剂填充设备标准操作规程》。

② 负责胶囊剂填充所用设备的安全使用及日常保养，防止生产安全事故发生。

③ 严格执行生产指令，保证胶囊剂填充所有物料名称、数量、规格、质量准确无误，胶囊剂质量符合质量要求。

④ 自觉遵守工艺纪律，保证胶囊剂填充岗位不发生混药、错药或对药品造成污染。

⑤ 认真如实填写生产记录，做到字迹清晰、内容真实、数据完整，不得任意涂改和撕毁，做好交接记录，顺利进入下一道工序。

⑥ 工作结束或更换品种时应及时做好清洁卫生工作并按有关SOP进行清

场工作，认真填写相应记录。做到岗位生产状态标识、设备所处状态标识、清洁状态标识清晰明了。

**（二）生产资料**

① 批生产指令单（表10-4）。

②《胶囊剂填充岗位操作法》。

③《胶囊剂填充设备标准操作规程》。

④《胶囊剂填充设备标准清洁、保养操作规程》。

⑤《D级洁净区操作间清洁标准操作规程》。

⑥ 物料交接单。

⑦ 胶囊填充生产记录。

⑧ 清场记录。

表10-4 胶囊剂填充指令单

| 指令人 | | 下达日期 | | 执行日期 | |
|---|---|---|---|---|---|
| 品名 | | 规格 | | 批号 | |
| 标准装量：_____ | | | | | |
| 装量范围：_____ 至_____ | | | | | |
| 接收人 | | | 接收日期 | | |

**（三）胶囊填充岗位操作法**

1. 生产前准备

① 检查操作间是否有清场合格标志，并在有效期内，检查是否有上次生产的清场合格证（副本），检查工具、容器等是否清洁干燥，否则按清场标准程序进行清场并经 QA 人员检查合格后，填写清场合格证，方可进行下一步操作。

② 检查设备是否有"合格"标牌、"已清洁"标牌，并对设备状况进行检查，确认设备正常后方可使用。

③ 调节电子天平，核对模具是否与生产指令相符，并仔细检查模具是否完好。

④ 根据生产指令填写领料单，并向中间站领取所需囊号的空心胶囊和药物粉末或颗粒，并核对品名、批号、规格、数量、质量无误后，进行下一步操作。

⑤ 按《胶囊剂填充设备消毒标准操作规程》对设备、模具及所需容器、工具进行消毒。

⑥ 挂本次操作状态标志，进入操作程序。

2. 填充操作

① 按《胶囊剂填充设备标准操作规程》依次装好各个部件，接上电源，连接空压机，调试机器，确认机器处于正常状态。

② 让机器空运转，确认无异常后，将空心胶囊加入囊斗中，药物粉末或颗粒加入料斗，试填充，调节装量，称量，计算装量差异，检查外观、套合、锁口是否符合要求。

③ 试填充合格后，机器进入正常填充。填充过程中经常检查胶囊的外观、锁口及装量差异是否符合要求，随机进行调整。

④ 填充完毕，关机，胶囊盛装于双层洁净物料袋，装入清洁周转桶，加盖封好后，并称重贴签，交中间站。及时准确填写生产记录，并计算物料平衡。填写请验单，送化验室检查。

⑤ 运行过程中随时检查设备性能是否正常，一般故障自己排除；自己不能排除的，通知维修人员维修，正常后方可使用。

3. 质量控制要求

① 外观套合到位，锁口整齐，松紧合适，无叉口或凹顶现象，应随时观察，及时调整。

② 装量差异是胶囊剂填充质量控制最关键的环节，与多方面因素有关，应经常测定，及时调整，使装量差异符合内控标准要求。

③ 水分与空间温湿度、物料及密封有关，应做好相关工作，使水分符合内控标准要求。

④ 含量及均匀度应符合内控标准要求。

4. 如实填写生产操作记录

胶囊剂批生产记录见表 10-5 ～ 表 10-9 所示。

## 表 10-5 胶囊剂批生产记录

| 产品名称： | | | 规格： | | 批号： | |
|---|---|---|---|---|---|---|
| 投料量： | 万粒 | | 掺入残粉： | kg | 总产量： | |
| 投料日期： 年 月 日 | | | 包装产量： | | 成品率： % | |
| 配料工序 | | | | | | |
| 原辅料名称 | 数量/kg | 日期 | 配料质量/kg | 掺入残粉/kg | 混筛质量 | 收率/% |
| | | | | | | |
| | | 颗粒中间站 | | | | |
| | | 进站日期： 年 月 日 | | | 进站质量： kg | |
| | | 出站日期： 年 月 日 | | | 出站质量： kg | |
| | | 中间体化站 | | | | |
| | | 含量 | 水分 | 溶出度 | 差异 | 每粒质量 |
| | | | | | | |
| | | 包装工序 | | | | |
| | | 日期 | 包装规格 | 应出万粒数 | 实包万粒数 | 收率/% |
| | | | | | | |
| 成品质量 | 日期 | 溶出度 | 装量差异或含量均匀 | | 含量 | 菌检 |
| | | | | | | |
| 备注： | | | | | | |

**表 10-6　填充生产记录一**

| 品名 | | 规格 | | 批号 | | 批量 | 粒 | 日期 | |
|---|---|---|---|---|---|---|---|---|---|
| 操作步骤 | | | | 记录 | | | | 操作人 | 复核人 |
| 1. 检查房间上次生产清场记录 | | | | 已检查，符合要求 □ | | | | | |
| 2. 检查房间温度、相对湿度、压力 | | | | 温度　　　　　　℃<br>相对湿度　　　　%<br>压力　　　　　MPa | | | | | |
| 3. 检查房间中有无上次生产的遗留物，有无与本批产品无关的物品、文件 | | | | 已检查，符合要求 □ | | | | | |
| 4. 检查磅秤、天平是否有效，调节零点 | | | | 已检查，符合要求 □ | | | | | |
| 5. 检查用具、容器应干燥洁净 | | | | 已检查，符合要求 □ | | | | | |
| 6. 按生产指令领取模具和物料 | | | | 已领取，符合要求 □ | | | | | |
| 7. 按程序安装模具，试运转应灵活、无异常声音 | | | | 已试运行，符合要求 □ | | | | | |
| 8. 料斗内加料，并注意始终要保持料斗内的物料量不少于1/2 | | | | 已加料 □ | | | | | |
| 9. 试填充，检查外观及填充装量 | | | | 已检查，符合要求 □ | | | | | |
| 10. 正常填充，每15 min 检查重量差异 | | | | 已检查，符合要求 □ | | | | | |
| 11. 填充结束，关机 | | | | 已检查，符合要求 □ | | | | | |
| 12. 生产结束后清洁机器、工作间，清点工具，定位摆放；填写清场记录 | | | | 已清场，并填好了清场记录 □ | | | | | |
| 13. 及时填好其他各种记录 | | | | 已按要求填写 □ | | | | | |
| 14. 关闭水、电、气 | | | | 水、电、气已关闭 □ | | | | | |

### 表 10-7 填充生产记录二

| 产品名称 | | | 规格 | | | 批号 | |
|---|---|---|---|---|---|---|---|
| 指令 | 1 | 胶囊壳规格 | | | | | |
| | 2 | 设备完好清洁 | | | | | |
| | 3 | 本批颗粒含量： | | 标准粒重： | | g/粒 | |
| | 4 | 按胶囊机生产 SOP 操作 | | | | | |
| | 5 | 指令签发 | | | | | |

| | 胶囊机编号 | | | | 完好与清洁状态 | | |
|---|---|---|---|---|---|---|---|
| | 领用颗粒总质量 | | kg | | 理论产量 | | 粒 |
| | 第（ ）号机 | | | | 第（ ）号机 | | |
| 记录 | 日期 | 时间 | 胶囊质量 | 外观质量 | 日期 | 时间 | 胶囊质量 | 外观质量 |
| | | | | | | | | |
| | | | | | | | | |
| | | | | | | | | |
| | | | | | | | | |
| | | | | | | | | |
| | | | | | | | | |
| | | | | | | | | |
| | | | | | | | | |
| | | | | | | | | |
| | | | | | | | | |
| | | | | | | | | |
| | | | | | | | | |
| | | | | | | | | |
| | | | | | | | | |
| | | | | | | | | |
| 填写人 | | | | | 复核人 | | |

## 表 10-8 填充生产记录三

| 产品名称 | | | | | 规格 | | | | | 批号 | | |
|---|---|---|---|---|---|---|---|---|---|---|---|---|
| 重量差异检查 | | | | | | | | | | | | |
| 日期 | 时间 | 每粒质量/g | | | | | | | | | | 平均质量/<br>(g·粒$^{-1}$) | 波动范围/<br>(g·粒$^{-1}$) |
| | | 1 | 2 | 3 | 4 | 5 | 6 | 7 | 8 | 9 | 10 | | |
| | | | | | | | | | | | | | |
| | | | | | | | | | | | | | |
| | | | | | | | | | | | | | |
| | | | | | | | | | | | | | |
| | | | | | | | | | | | | | |
| | | | | | | | | | | | | | |
| | | | | | | | | | | | | | |
| | | | | | | | | | | | | | |
| | | | | | | | | | | | | | |
| | | | | | | | | | | | | | |
| | | | | | | | | | | | | | |
| | | | | | | | | | | | | | |
| | | | | | | | | | | | | | |
| | | | | | | | | | | | | | |
| | | | | | | | | | | | | | |
| | | | | | | | | | | | | | |
| | | | | | | | | | | | | | |
| | | | | | | | | | | | | | |
| | | | | | | | | | | | | | |
| | | | | | | | | | | | | | |
| | | | | | | | | | | | | | |
| 填写人 | | | | | | 复核人 | | | | | | | |

### 表10-9　填充生产记录四

| 清场前 | 批号： | | 生产结束日期： | 年　月　日　班 |
|---|---|---|---|---|
| 检查项目 | 清场要求 | | 清场情况 | QA 检查 |
| 物料 | 结料，剩余物料退料 | | 按规定做 □ | 合格 □ |
| 中间 | 产品清点，送规定地点放置，挂状态标记 | | 按规定做 □ | 合格 □ |
| 工具器具 | 冲洗、湿抹干净，放规定地点 | | 按规定做 □ | 合格 □ |
| 清洁工具 | 清洗干净，放规定处干燥 | | 按规定做 □ | 合格 □ |
| 容器管道 | 冲洗、湿抹干净，放规定地点 | | 按规定做 □ | 合格 □ |
| 生产设备 | 湿抹或冲洗，标志符合状态要求 | | 按规定做 □ | 合格 □ |
| 工作场地 | 湿抹或湿拖干净，标志符合状态要求 | | 按规定做 □ | 合格 □ |
| 废弃物 | 清离现场，放规定地点 | | 按规定做 □ | 合格 □ |
| 工艺文件 | 与续批产品无关的清离现场 | | 按规定做 □ | 合格 □ |
| 注：符合规定在"□"中打"√"，不符合规定则清场至符合规定后填写 | | | | |
| 清场时间 | 年　　　月　　　日　　　班 | | | |
| 清场人员 | | | | |
| QA 签名 | 年　　　月　　　日　　　班 | | | |
| | 检查合格发放清场合格证，清场合格证粘贴处 | | | |
| 备注 | | | | |

5. 清场

① 回收剩余物料，标明状态，交中间站，剩余空心胶囊退库，并填写清场记录。

② 按《胶囊剂填充设备清洁标准操作规程》和《D 级洁净区操作间清洁标准操作规程》对设备、场地、用具、容器进行清洁消毒，经 QA 人员检查合格后，发清场合格证。

### （四）生产工艺管理要点

① 胶囊填充操作室符合 D 级（30 万级）要求。室内相对室外呈正压，温度 18 ~ 26 ℃、相对湿度 45% ~ 65% 。

② 胶囊填充机不得用水洗，以免发生短路。

③ 胶囊填充过程经常观察胶囊外观，定时测胶囊质量。

④ 生产过程中所有物料均应有标示，防止发生混药、混批。

### （五）质量控制关键点

① 外观。

② 装量差异。

③ 水分。

④ 含量。

⑤ 均匀度。

## 任务考核

| 考核内容 | 技能要求 | | 分值 | 考核结果 |
|---|---|---|---|---|
| 生产前准备 | 生产工具准备 | 1. 检查核实清场情况，检查清场合格证<br>2. 对设备状况进行检查，确保设备处于合格状态<br>3. 对计量容器、衡器进行检查核准<br>4. 对生产用工具的清洁状态进行检查 | 15 | |
| | 物料准备 | 1. 按生产指令领取生产原辅料<br>2. 按生产工艺规程制定标准核实所用原辅料（检验报告单、规格、批号） | | |
| 填充量计算 | 根据主药含量和每次给药粒数正确计算粒重 | | 10 | |
| 填充 | 1. 正确调试及使用全自动胶囊填充机（按设备 SOP 操作）<br>2. 根据计算值正确调节粒重<br>3. 正确调节生产速率 | | 30 | |

续表

| 考核内容 | 技能要求 | 分值 | 考核结果 |
|---|---|---|---|
| 质量控制 | 1. 外观整洁，色泽均匀<br>2. 重量差异合格<br>3. 崩解时限合格<br>4. 含量均匀 | 15 | |
| 记录 | 生产记录准确完整 | 10 | |
| 生产结束清场 | 1. 作业场地清洁<br>2. 工具和容器清洁<br>3. 生产设备清洁<br>4. 清场记录 | 10 | |
| 其他 | 正确回答考核人员的提问 | 10 | |

## ▶ 任务强化

1. 胶囊剂的主要特点有哪些？
2. 简述硬胶囊剂的制备流程。
3. 填充硬胶囊剂时应注意哪些问题？

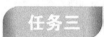 **软胶囊剂的制备**

## ▶ 任务目标

1. 能看懂软胶囊剂的生产工艺流程。
2. 能看懂软胶囊剂生产指令单。
3. 能按软胶囊机的标准操作规程进行操作。
4. 能按岗位操作规程生产软胶囊剂。
5. 能够进行生产工艺参数控制和质量控制。
6. 能按标准操作规程对设备进行清洁及清场操作。
7. 能对生产过程中出现的异常情况进行初步处理。
8. 能正确填写原始记录。

## 任务卡

| 任务名称 | 软胶囊剂的制备 | 学号 | | 姓名 | |
|---|---|---|---|---|---|
| 关键点 | 一、软胶囊剂的定义<br>二、软胶囊剂的特点<br>三、软胶囊剂的制备 | | | | |
| 开始时间 | | 完成时间 | | | |
| 执行人 | | 审核人 | | | |

## 任务场景

1. 场地：多媒体教室、VR实训室、GMP实训中心软胶囊车间。
2. 材料：软胶囊批生产记录、软胶囊岗位及软胶囊机相关SOP等。
3. 设备：软胶囊机等设备。

## 任务准备

### （一）软胶囊剂的定义

软胶囊剂也称软胶丸剂，它是将油类或对明胶等无溶解作用的非水溶性的液体或混悬液等封闭于胶囊壳中而成的一种制剂，其形状有圆形、椭圆形、鱼形、管形等，如图10-9所示。

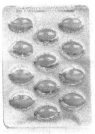

图10-9　软胶囊剂示例

### （二）软胶囊剂的特点

① 整洁美观、容易吞服，可掩盖药物的不良气味。

② 装量均匀准确，溶液装量精度可达 ±1%，尤适合装药效强、过量后副作用大的药物，如雌激素口服避孕药等。

③ 软胶囊剂完全密封，其厚度可防氧进入，提高挥发性药物或遇空气容易变质的药物的稳定性，并使药物具有更长的存储期。

④ 适合难以压片或储存中会变形的低熔点固体药物。

⑤ 可提高药物的生物利用度。

⑥ 可做成肠溶性软胶囊及缓释制剂。

⑦ 若是油状药物，还可省去吸收、固化等技术处理，可有效避免油状药物从吸收辅料中渗出，故软胶囊剂是油性药物最适宜的剂型。

此外，低熔点药物、生物利用度差的疏水性药物、有不良苦味及臭味的药物、微量活性药物及遇光、湿、热不稳定及易氧化的药物也适合制成软胶囊剂。

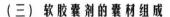

### （三）软胶囊剂的囊材组成

与空心硬胶囊相似，软胶囊囊材以明胶为主要原料，根据需要可添加适量的增塑剂、防腐剂遮光剂、色素等组分。囊壁的主要特点是可塑性强、弹性大，其弹性与明胶、增塑剂和水的质量比例有关。通常，胶液中以明胶：甘油：水 = 1 : (0.4 ~ 0.6) : 1 为宜，否则胶丸壁过软或过硬。

#### 知识链接

**软胶囊剂的现状及发展**

近年来，国际上对软胶囊剂的开发和研究非常重视，现在世界上已拥有转模式软胶囊制造机近千台，年产量高达 700 亿粒，品种多达 3 000 余种。美国是目前全球最大的软胶囊剂生产国，销售量居世界之首，其次为德国、英国。目前全球软胶囊剂销售额约 4 亿美元，其中滋补营养品占的比例较大，最多时达 70% 以上，在发达国家中有着广阔的市场。由于软胶囊剂是一种相对较难生产的剂型，技术设备要求高，专业性强，因此从事生产软胶囊剂的药厂较少。国外该产品都由专业性软胶囊剂生产厂来承担，药厂或其他厂以委托加工形式开展业务，其处方工艺与专利均属保密，因此在一定的程度上使软胶囊剂的生产受到影响。

我国对软胶囊剂的生产和开发也比较重视，也取得了一些进展，生产范围亦从单纯西药制剂向中成药制剂发展，已有九家中药厂生产出中成药软胶囊剂投放市场，还有的厂家开发了滋补营养品软胶囊剂。此外，包括日化用胶丸等的出现也大大丰富了软胶囊剂的品种。我国生产的软胶囊剂产品开始陆续出口到日本、东南亚、美国、西欧、新加坡等地，尤其是中成药及滋补营养品受到国内外用户欢迎，市场销售前景看好。

但是从目前国内市场来看，软胶囊剂无论从品种、数量、用途、外观等方面都远远未能满足市场需求，发展空间还相当巨大。随着中药现代化的发展，保健品业的重新兴旺和国内软胶囊设备生产企业的崛起，中国软胶囊剂的市场前途不可限量。

#### （四）软胶囊剂的制备

1. 配料

① 药物本身是油类的，只需加入适量抑菌剂，或再添加一定数量的玉米油（或 PEG 400），混匀即得。

② 药物若是固态，首先将其粉碎过 100 ~ 200 目筛，再与玉米油混合，经胶体磨研匀，或用低速搅拌加玻璃砂研匀，使药物以极细腻的质点形式均匀地悬浮于玉米油中。

③ 软胶囊大多填充药物的非水溶液，若要添加与水相混溶的液体如聚乙二醇、吐温 80 等时，应注意其吸水性，因为胶囊壳水分会迅速向内容物转移，而使胶壳的弹性降低。

④ 在长期储存中，酸性内容物也会对明胶水解造成泄漏；碱性液体能使胶壳溶解度降低，因而内容物的 pH 值应控制在 2.5 ～ 7.0；醛类药物会使明胶固化而影响溶出。遇水不稳定的药物应采用何种保护措施等，均应在内容物的配方时考虑。

2. 化胶

软胶囊壳与硬胶囊壳相似，主要含明胶、阿拉伯胶、增塑剂（如甘油）、防腐剂（如山梨酸钾、尼泊金酯等）、遮光剂和色素等成分，其中明胶：甘油：水为 1：(0.4 ～ 0.6)：1 的比例较适宜。根据生产需要，按上述比例将以上物料加入夹层罐中搅拌，蒸汽夹层加热，使其溶化，保温 1 ～ 2 h，静置待泡沫上浮后，保温过滤，成为胶浆备用。

3. 制备方法

软胶囊剂的制法有滴制法和压制法两种。

（1）滴制法　用滴制法制成的软胶囊剂称为无缝软胶囊剂。滴制法由具双层滴头的滴丸机完成。以明胶为主的软质囊材（一般称为胶液）与药液分别在双层滴头的外层与内层以不同速度流出，使定量的胶液将定量的药液包裹后，滴入与胶液不相混溶的冷却液中，由于表面张力作用使之形成球形，并逐渐冷却、凝固成软胶囊剂，如常见的鱼肝油胶丸等。滴制法的生产工艺流程如图 10-10 所示。

滴制前，将油料加入料斗中，明胶浆加入胶浆斗中，并保持一定的温度；冷却管中放入冷却液须安全无害，和明胶不相混溶，一般为液体石蜡、植物油、硅油等。根据每一胶丸内含药量多少，调节好出料口和出胶口，胶浆、油料先后以不同的速度从同心管出口滴出，明胶在外层，药液从中心管滴出，明胶浆先滴到液体石蜡上面并展开，油料立即滴在刚刚展开的明胶表面上，由于重力加速度，胶皮继续下降，使胶皮完全封口，油料便被包裹在胶皮里面，再加上表面张力作用，使胶皮成为圆球形，由于温度不断地下降，逐渐凝固成软胶囊（图 10-11）。将制得的胶丸在室温下（20 ～ 30 ℃）冷风干燥，再经石油醚洗涤 2 次，再经过 95% 乙醇洗涤后于 30 ～ 35 ℃烘干，直至水分合格为止，即得软胶囊剂。制备过程中必须控制药液、明胶和冷却液三者的密度以保证胶囊有一定的沉降速度，同时有足够的时间冷却。滴制过程中，胶液、药液的温度、滴头的大小、滴制速度冷却液的温度等因素均会影响软胶囊剂的质量。滴制法设备简单，投资少，生产过程中几乎不产生废胶，产品成本低；但是生产效率低，基本不适合产量大的产品生产。

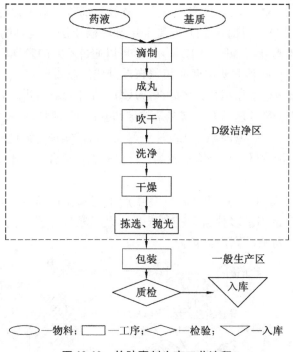

图 10-10　软胶囊剂生产工艺流程

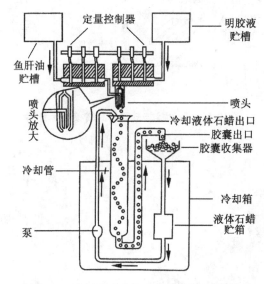

图 10-11　滴制法生产软胶囊剂的过程示意图

（2）压制法　用压制法制成的软胶囊剂称为有缝软胶囊剂。压制法是将胶液制成厚薄均匀的胶片，再将药液置于两个胶片之间，用钢板模或旋转模压制成软胶囊剂的一种方法。目前连续生产软胶囊剂时多采用旋转冲模轧丸机进行压制（图10-12）。目前生产上主要采用旋转模压法（模具的形状可为椭圆形、球形或其他形状，如图10-13所示），可以通过不同的模具压制出各种"奇形怪状"的胶丸。此种方法中两条机器自动制成的胶带向相反方向移动，到达旋转模前，一部分已加压结合，此时药液从填充泵中经导管进入胶带间，旋转进入凹槽，后胶带全部轧压结合，将多余胶带切割即可，制出的胶丸先冷却固定，再用乙醇洗涤去油，干燥即得。压制法产量大，可以实现连续化生产，自动化程度高，胶丸的漏液率低，成品率也较高，计量准确，适合于工业化大生产。

4. 生产设备

软胶囊机（图10-14）结合软胶囊生产工艺及生产特点，按照GMP要求精心设计，综合运用了多种自动控制技术，装量精确、操作简单、结构紧凑、性能稳定、工作可靠、高产低耗。

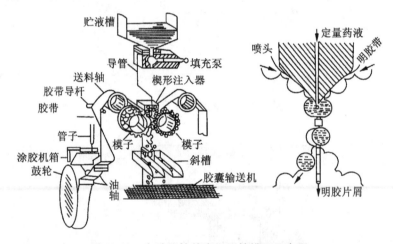

图10-12　自动旋转轧囊机旋转模压示意图

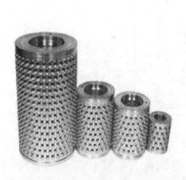

图10-13　压制法制备软胶囊剂的专用模具

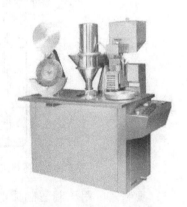

图10-14　软胶囊机示意图

它采用独特的胶膜调节机构，降低了原料成本。该机主机可灌装液体、软膏、片剂和粉粒等，滚模采用无级变速，成品胶囊的装量精度可达到液体 ±2%，其他 ±5%。另外，本机相应地配备了输送机、系统控制柜、滚模、保温储存桶、干燥机等。

## 任务实施

**（一）岗位职责**

① 严格执行《软胶囊剂岗位操作法》和《软胶囊剂设备标准操作规程》。

② 负责软胶囊剂制备所用设备的安全使用及日常保养，防止生产安全事故发生。

③ 严格执行生产指令，保证软胶囊剂制备所有物料名称、数量、规格、质量准确无误，胶囊剂质量符合质量要求。

④ 自觉遵守工艺纪律，保证软胶囊剂岗位不发生混药、错药或对药品造成污染。

⑤ 认真如实填写生产记录，做到字迹清晰、内容真实、数据完整，不得任意涂改和撕毁，做好交接记录，顺利进入下一道工序。

⑥ 工作结束或更换品种时应及时做好清洁卫生工作并按有关 SOP 进行清场工作，认真填写相应记录。做到岗位生产状态标识、设备所处状态标识、清洁状态标识清晰明了。

**（二）生产资料**

① 批生产指令单（表 10-10）。

②《软胶囊剂岗位操作法》。

③《软胶囊剂设备标准操作规程》。

④《软胶囊剂设备标准清洁、保养操作规程》。

⑤《D 级洁净区操作间清洁标准操作规程》。

⑥ 物料交接单。

⑦ 软胶囊剂生产记录。

⑧ 清场记录。

表 10-10 软胶囊剂批生产指令单

| 指令人 | | 下达日期 | | 执行日期 | |
|---|---|---|---|---|---|
| 品名 | | 规格 | | 批号 | |
| 标准装量：_____ | | | | | |
| 装量范围：_____ 至_____ | | | | | |
| 接收人 | | | 接收日期 | | |

### （三）软胶囊剂制备岗位操作法

1. 生产前准备

① 检查操作间是否有清场合格标志，并在有效期内，检查是否有上次生产的清场合格证（副本），检查工具、容器等是否清洁干燥，否则按清场标准程序进行清场并经 QA 人员检查合格后，填写清场合格证，方可进行下一步操作。

② 检查设备是否有"合格"标牌、"已清洁"标牌，并对设备状况进行检查，确认设备正常，方可使用。

③ 调节电子天平，核对模具是否与生产指令相符，并仔细检查模具是否完好。

④ 根据生产指令填写领料单，并向中间站领取所需物料，并核对品名、批号、规格、数量、质量无误后，进行下一步操作。

⑤ 按《软胶囊剂设备消毒标准操作规程》对设备、模具及所需容器、工具进行消毒。

⑥ 挂本次操作状态标志，进入操作程序。

2. 生产操作流程

① 按《软胶囊剂设备标准操作规程》依次装好各个部件，接上电源，连接空压机，调试机器，确认机器处于正常状态。

② 让机器空运转，确认无异常后，加入物料，试生产，调节装量，称量，计算装量差异，检查外观是否符合要求。

③ 试生产合格后，机器进入正常生产。生产过程中经常检查胶囊的外观及装量差异是否符合要求，随机进行调整。

④ 制备完毕，关机，胶囊盛装于洁净托盘，晾干后，转交中间站。及时准确填写生产记录，并计算物料平衡。填写请验单，送化验室检查。

⑤ 运行过程中随时检查设备性能是否正常，一般故障自己排除；自己不能排除的，通知维修人员维修，正常后方可使用。

3. 质量控制要求

① 外观光洁，不得有黏结、变形、破裂现象，并应无异味。

② 装量差异符合《中国药典》（2015 年版）相关要求。

③ 水分与空间温湿度、物料及密封有关，应做好相关工作，使水分符合内控标准要求。

④ 含量及均匀度应符合内控标准要求。

4. 如实填写生产操作记录

软胶囊剂批生产记录见表 10-11。

表 10-11 软胶囊剂批生产记录

| 产品名称: | | | 规格: | | | 批号: | | |
|---|---|---|---|---|---|---|---|---|
| 投料量: | 万粒 | | 掺入残粉: | | kg | 总产量: | | |
| 投料日期: | 年 月 日 | | 包装产量: | | | 成品率: | | % |
| 配料工序 | | | | | | | | |
| 原辅料名称 | 数量/kg | 日期 | 配料质量/kg | | 掺入残粉/kg | 混筛质量 | | 收率/% |
| | | | 颗粒中间站 | | | | | |
| | | | 进站日期: 年 月 日 | | | 进站质量: | | kg |
| | | | 出站日期: 年 月 日 | | | 出站质量: | | kg |
| | | | 中间体化站 | | | | | |
| | | 含量 | 水分 | | 溶出度 | 差异 | | 每粒质量 |
| | | | | | | | | |
| | | | 包装工序 | | | | | |
| | | 日期 | 包装规格 | | 应出万粒数 | 实包万粒数 | | 收率/% |
| | | | | | | | | |
| 成品质量 | | 日期 | 溶出度 | 装量差异或含量均匀 | | 含量 | | 菌检 |
| | | | | | | | | |
| 备注: | | | | | | | | |

5. 清场

① 回收剩余物料,标明状态,交中间站,剩余物料退库,并填写清场记录。

② 按《软胶囊剂设备清洁标准操作规程》和《D 级洁净区操作间清洁标准操作规程》对设备、场地、用具、容器进行清洁消毒,经 QA 人员检查合格后,发清场合格证。

**(四)生产工艺管理要点**

① 软胶囊操作室符合 D 级(30 万级)要求。室内相对室外呈正压,温度18 ~ 26 ℃、相对湿度45% ~ 65%。

② 注意化胶温度、配液的药液浓度。

③ 软胶囊剂制备过程经常观察胶囊外观,定时测胶囊质量。

④ 生产过程中所有物料均应有标示，防止发生混药、混批。

### （五）质量控制关键点

① 外观。

② 装量差异。

③ 崩解时限。

④ 含量。

⑤ 微生物限度。

## 任务考核

| 考核内容 | | 技能要求 | 分值 | 考核结果 |
|---|---|---|---|---|
| 生产前准备 | 生产工具准备 | 1. 检查核实清场情况，检查清场合格证<br>2. 对设备状况进行检查，确保设备处于合格状态<br>3. 对生产设备进行检查核准<br>4. 对生产用工具的清洁状态进行检查 | 15 | |
| | 物料准备 | 1. 按生产指令领取生产原辅料<br>2. 按生产工艺规程制定标准核实所用原辅料（检验报告单、规格、批号） | | |
| 产量计算 | | 根据主药含量和每次给药粒数正确计算粒重 | 10 | |
| 生产 | | 1. 正确调试及使用软胶囊机（按设备 SOP 操作）<br>2. 根据计算值正确调节粒重<br>3. 正确调节生产速率 | 30 | |
| 质量控制 | | 1. 外观整洁，色泽均匀<br>2. 重量差异合格<br>3. 崩解时限合格<br>4. 含量均匀 | 15 | |
| 记录 | | 生产记录准确完整 | 10 | |
| 生产结束清场 | | 1. 作业场地清洁<br>2. 工具和容器清洁<br>3. 生产设备清洁<br>4. 清场记录 | 10 | |
| 其他 | | 正确回答考核人员的提问 | 10 | |

## 任务强化

1. 软胶囊剂的主要特点有哪些？

2. 简述软胶囊剂的制备流程。

3. 制备软胶囊剂时应注意哪些问题？

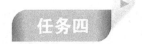

任务四 质检与包装

## 任务目标

1. 能看懂质检与包装生产指令单。
2. 能按质检与包装设备的标准操作规程进行操作。
3. 能按岗位操作规程对物料或产品进行质检与包装。
4. 能够进行生产工艺参数控制和质量控制。
5. 能按标准操作规程对设备进行清洁及清场操作。
6. 能对生产过程中出现的异常情况进行初步处理。
7. 能正确填写原始记录。

## 任务卡

| 任务名称 | 质检与包装 | 学号 | | | 姓名 | |
|---|---|---|---|---|---|---|
| 关键点 | 一、胶囊剂质检的项目<br>二、胶囊剂质检与包装的方法<br>三、胶囊剂质检与包装所使用的设备 | | | | | |
| 开始时间 | | | 完成时间 | | | |
| 签发人 | | | 执行人 | | | |

## 任务场景

1. 场地：多媒体教室、VR 实训室、GMP 实训中心质检与包装车间。
2. 材料：质检与包装批生产记录，质检岗位、包装岗位、质检设备及包装设备相关 SOP 等。
3. 设备：万分之一分析天平、溶出仪及铝塑泡罩包装机等设备。

## 任务准备

### （一）胶囊剂的质量评价

胶囊剂的质量检查项目包括外观检查、装量差异、崩解时限、溶出度、释放度、含量均匀度、微生物限度等。

**1. 外观**

胶囊剂应整洁，不得有黏结、变形、渗漏或囊壳破裂现象，并应无异味。

**2. 水分**

中药硬胶囊剂应进行水分检查。取供试品内容物，按照《中国药典》（2015 年版）通则 0832 中水分测定法测定，除另有规定外，不得超过 9.0%。

硬胶囊剂内容物为液体或半固体者不检查水分。

**3. 装量差异**

除另有规定外，取供试品 20 粒（中药取 10 粒），分别精密称定质量后，倾出内容物（不得损失囊壳），硬胶囊壳用小刷或其他适宜的用具拭净，软胶囊或内容物为半固体或液体的硬胶囊囊壳用乙醚等易挥发性溶剂洗净，置通风处使溶剂挥尽，再分别精密称定囊壳质量，求出每粒内容物的装量与平均装量。每粒装量与平均装量相比较（有标示装量的胶囊剂，每粒装量应与标示装量比较），超出装量差异限度的不得多于 2 粒，并不得有 1 粒超出限度的 1 倍（表 10-12）。

表 10-12　胶囊剂装量差异限度

| 平均装量/g | 重量差异限度/% |
| --- | --- |
| <0.30 | ±10.0 |
| ≥0.30 | ±7.5（中药 ±10.0） |

凡规定检查含量均匀度的胶囊剂，一般不再进行装量差异的检查。

**4. 崩解时限**

硬胶囊剂或软胶囊剂的崩解时限，除另有规定外，按照《中国药典》（2015 年版）通则 0921 崩解时限检查法检查，均应符合规定。取供试品 6 粒，硬胶囊应在 30 min 内全部崩解，软胶囊应在 1 h 内全部崩解。如有 1 粒不能完全崩解，应另取 6 粒复试，均应符合规定。

肠溶胶囊，按上述装置与方法，先在盐酸溶液（9→1000）中检查 2 h，每粒的囊壳均不得有裂缝或崩解现象，继将吊篮取出，用少量水洗涤后，每管加入挡板，再按上述方法，改在人工肠液中进行检查，1 h 内应全部崩解。如有 1 粒不能完全崩解，应另取 6 粒复试，均应符合规定。

结肠肠溶胶囊，除另有规定外，取供试品 6 粒，按片剂崩解时限检查装置与方法检查，先在盐酸溶液（9→1000）中不加挡板检查 2 h，每粒的囊壳均不得有裂缝或崩解现象。将吊篮取出，用少量水洗涤后，再按上述方法，在磷酸盐缓冲液（pH 6.8）中不加挡板检查 3 h，每粒的囊壳均不得有裂缝或崩解现象。将吊篮取出，用少量水洗涤后，每管加入挡板，再按上述方法，改在磷酸盐缓冲液（pH 7.8）中检查，1 h 内应全部崩解。如有 1 粒不能完全崩解，应另取6粒复试，均应符合规定。

凡规定检查溶出度或释放度的胶囊剂，可不进行崩解时限的检查。

5. 溶出度与释放度

溶出度系指活性药物在规定条件下从片剂、胶囊剂或颗粒剂等制剂中溶出的速度或程度。陈另有规定外，胶囊剂的溶出度按照《中国药典》（2015年版）通则0931溶出度测定法检测。释放度系指药物在规定条件下从缓释制剂、控释制剂、肠溶制剂及透皮贴剂等中释放的速度和程度。除另有规定外，胶囊剂的释放度按照《中国药典》（2015年版）通则0931释放度测定法检测。

6. 含量均匀度

除另有规定外，硬胶囊剂每粒标示量不大于25 mg或主药含量不大于每粒质量的25%。内容物非均一溶液的软胶囊，均应检查含量均匀度。

7. 微生物限度

微生物限度检查项目包括细菌数、霉菌数、酵母菌数及控制菌（口服给药制剂为大肠杆菌）检查。

**（二）胶囊剂的包装与贮存**

胶囊剂的包装与贮存由胶囊剂的囊材性质所决定，包装材料与储存环境对胶囊剂的质量有明显的影响，因此，必须选择适当的包装容器与贮存条件。通常采用密闭性良好的玻璃瓶、塑料瓶、泡罩式或窄条式包装。

胶囊剂的包装不仅直接关系到成品的外观形象，与其应用和储藏密切相关，而且对成品的内在质量也有重要影响。因此，应选用适宜的包装材料和容器严密包装，以免运输中受撞击震动而松碎，或在储藏期内受光、热、湿和微生物等的影响而发生潮解、变色、衣层褪色或崩解时间延长等现象。

目前常用的胶囊剂包装容器多由塑料、纸塑、铝塑、铝箔或玻璃等材料制成，应根据药物的性质，结合给药剂量、途径和方法选择与应用。胶囊剂包装按剂量可分为单剂量（每片单个密封包装）和多剂量（数片乃至几百片包装于一个容器内）包装；而按容器有玻璃瓶（管）、塑料瓶（管）包装，或以无毒铝箔为背层材料，无毒聚氯乙烯为泡罩，中间放入胶囊剂，经热压而成的泡罩式包装，或由两层膜片（铝塑复合膜、双纸塑料复合膜等）经黏合或热压形成的窄带式包装等。根据分装数量及设备条件，胶囊剂包装可采用手工或机械数片机、自动铝塑包装机等。

除另有规定外，胶囊剂应密封贮存，其存放环境温度不高于30 ℃，相对湿度<60%，防止受潮、发霉、变质。

## 任务实施

### （一）岗位职责

① 严格执行《质检岗位操作法》《包装岗位操作法》《质检设备标准操作规程》和《包装设备标准操作规程》。

② 严格执行生产指令，保证待质检与包装物料的名称、数量、规格、质量准确无误，待质检物料质量符合质量要求。

③ 自觉遵守工艺纪律，保证质检与包装岗位不发生混药、错药或对药品造成污染，发现偏差及时上报。

④ 生产过程中，按状态标志管理程序做好状态标志管理工作，做到状态标志清晰明了。

⑤ 负责质检与包装岗位所有设备的安全使用及日常保养，防止生产事故发生。

⑥ 认真如实填写生产记录，做到字迹清晰、内容真实、数据完整，不得任意涂改和撕毁，做好交接记录，顺利进入下一道工序。

⑦ 工作结束或更换品种时应及时做好清洁卫生工作并按有关 SOP 进行清场工作，认真填写相应记录。做到岗位生产状态标识、设备所处状态标识、清洁状态标识清晰明了。

### （二）生产资料

① 批生产指令单（表 10-13）。

②《质检与包装岗位操作法》。

表 10-13 批生产指令单

| 产品名称： | | | 产品批号： | | |
|---|---|---|---|---|---|
| 产品代码： | | | 批量： | | |
| | 名称 | 批号 | 规格 | 质检量 | 实际用量 |
| 待质检与包装物料 | | | | | |
| | | | | | |
| | | | | | |
| 包装材料 | | | | | |
| | | | | | |
| 生产开始时间： | | | 生产结束时间： | | |
| 填表人 | | 审核人 | | 监督人 | |
| 填表日期 | | 审核日期 | | 监督日期 | |
| 备注： | | | | | |

③《质检与包装设备标准操作规程》。

④《质检与包装设备标准清洁、保养操作规程》。

⑤《D级洁净区操作间清洁标准操作规程》。

⑥ 物料交接单。

⑦ 质检与包装操作生产记录。

⑧ 清场记录。

### (三) 质检与包装岗位操作法

1. 生产前准备

① 检查设备和工作场所是否有上批遗留的产品、文件或与本批生产无关的物料;检查是否有上次生产的"清场合格证"(副本),是否有质检员或检查员签名。

② 检查操作间、工具、器具、设备等是否已更换"已清洁"或"合格"状态标识,并核对是否在有效期内。

③ 检查操作间的温度、相对湿度、压差是否与要求相符,并记录。

④ 检查水、电供应是否正常。

⑤ 根据生产指令填写领料单,从物料间领取待质检与包装物料,并核对名称、代码、批号、规格、质量、数量是否相符。

⑥ 操作前检查设备各部件是否松动。

⑦ 检查无异常后挂本次运行状态标识,进入质检操作间。

2. 质检操作

① 生产人员到中转站(室)按领料单逐项核对物料无误,领取待质检物料。

② 操作人员戴好口罩和洁净手套,将待质检的物料按照《中国药典》(2015年版)要求逐项进行质量检查。

③ 分别进行外观、水分含量、装量差异和溶出度检查。

④ 记录。操作过程中及时填写批生产记录、设备运行记录,要求字迹清晰、内容真实、数据完整,并由操作人及复核人签名。记录应保持清洁,不得撕毁和任意涂改;更改时,在更改处签字,并使原数据仍可辨认。

⑤ 操作过程中出现异常时,按《生产过程偏差处理管理规程》处理。

3. 包装操作

(1) 领取物料 操作人员依据批内包装指令及日计划生产量,到中转站领取有绿色合格状态标记周转的待包装半成品。核对物料品名、规格、批号、数量、检验报告单或合格证等,确认无误后,交接双方在物料交接单上签字。注意在领取物料前应首先确认胶囊是否为"放行"状态标识,同时无检验合格证的物料应拒绝领取。

（2）包装

① 开启机器前，检查泡罩板、药盒、说明书等是否与包装工艺要求相符，机器中无其他遗留物。

② 操作人员启动设备，空运转正常后，开始生产。

③ 根据工艺需要对产品进行塞说明书操作。

④ 操作人员应监控设备的情况，将破损、缺粒等不合格品挑出，手工调好后再放在包装线上。

⑤ 贴标操作人员根据批包装指令设置批号、生产日期、有效期，调控设备使标签打印内容清晰准确，标签粘贴端正平整。

⑥ 经操作人员检查合格的成品装在洁净周转容器内，准确称取质量，认真填写周转卡片挂在物料容器上。

⑦ 生产完毕，将产品运往中转站，与中转站负责人进行复核交接，双方在中转站进出站台账上签字。

⑧ 将残料装在塑料袋内称重后，注明品名、批号、规格、质量等交材料员，依据（物料结料退料工作程序）办理退料手续。废料按照《生产废弃物处理管理规程》执行。

4. 如实填写生产操作记录

胶囊剂质检批生产记录见表10-14。

铝塑泡罩内包装岗位生产记录见表10-15。

5. 清场

① 操作间、设备、容器、器具更换成"待清洁"标识。

② 生产过程中产生的废弃物按标准操作规程进行集中处理。

③ 清理本批生产所用生产文件。

④ 按设备、容器的清洁操作规程对生产设备、容器、器具进行清洁消毒，QA复核签字，并更换"已清洁"标识。

⑤ 按《D级洁净区操作间清洁标准操作规程》对生产操作的整个区域（包括天花板、墙面、地面、操作台等）进行清洁，及时填写清场记录。

⑥ 清场结束后，经QA人员复核并签字，发"清场合格证"一式两份。正本纳入本批生产记录，副本留下作为下批生产凭证。

⑦ 将操作间更换为"已清洁"标识。

⑧ 操作人员退出洁净区，按进入洁净区时的相反程序执行。

### 表 10-14 胶囊剂质检批生产记录

| 品名 | | 批号 | | 生产日期 | | 页 | |
|---|---|---|---|---|---|---|---|
| 岗位 | | 批次量 | | 工艺规程号 | | 版 | |
| 外观检查 | | | | | | | |
| 情况说明： | | | | | | | |
| 结果判定： | | | | | | | |
| 操作人 | | | | 审核人 | | | |

| 水分含量及装量差异检查 | | | | | | |
|---|---|---|---|---|---|---|
| 仪器设备 | | | | | | |
| 水分含量检测 | 开始质量 | | | g | | |
| | 结束质量 | | | g | | |
| | 水分质量 | | | g | | |
| | 水分含量 | | | % | | |
| | 结论： | | | | | |
| 装量差异检测 | 序号 | 1 | 2 | 3 | 4 | 5 |
| | 装量 | | | | | |
| | 序号 | 6 | 7 | 8 | 9 | 10 |
| | 装量 | | | | | |
| | 序号 | 11 | 12 | 13 | 14 | 15 |
| | 装量 | | | | | |
| | 序号 | 16 | 17 | 18 | 19 | 20 |
| | 装量 | | | | | |
| | 结论： | | | | | |

| 溶出度检查 | | | |
|---|---|---|---|
| 开始时间 | | 结束时间 | |
| 情况说明 | | | |
| 结果判定 | | | |
| 备注 | | | |
| 操作人 | | 审核人 | |

## 表 10-15 铝塑泡罩内包装岗位生产记录

| 产品名称 | | 规格 | | 批号 | |
|---|---|---|---|---|---|
| 代码 | | 批量 | | 日期 | |

| 生产前检查 | 操作要求 | | | | 执行情况 |
|---|---|---|---|---|---|
| | 1. 生产相关文件是否齐全 | | | | 是□ 否□ |
| | 2. 清场合格证是否在有效期内 | | | | 是□ 否□ |
| | 3. 按包装指令领取待包装品，核对品名、规格、批号、数量 | | | | 是□ 否□ |
| | 4. 按包装指令领取内包装材料，核对品名、规格、批号、数量 | | | | 是□ 否□ |
| | 5. 设备是否完好 | | | | 是□ 否□ |

| 生产操作 | 时间 | 装量准确 | 封口严密 | 时间 | 装量准确 | 封口严密 |
|---|---|---|---|---|---|---|
| | | 是□ 否□ | 是□ 否□ | | 是□ 否□ | 是□ 否□ |
| | | 是□ 否□ | 是□ 否□ | | 是□ 否□ | 是□ 否□ |
| | | 是□ 否□ | 是□ 否□ | | 是□ 否□ | 是□ 否□ |
| | | 是□ 否□ | 是□ 否□ | | 是□ 否□ | 是□ 否□ |
| | | 是□ 否□ | 是□ 否□ | | 是□ 否□ | 是□ 否□ |
| | | 是□ 否□ | 是□ 否□ | | 是□ 否□ | 是□ 否□ |
| | | 是□ 否□ | 是□ 否□ | | 是□ 否□ | 是□ 否□ |
| | | 是□ 否□ | 是□ 否□ | | 是□ 否□ | 是□ 否□ |
| | | 是□ 否□ | 是□ 否□ | | 是□ 否□ | 是□ 否□ |
| | | 是□ 否□ | 是□ 否□ | | 是□ 否□ | 是□ 否□ |
| | 物料 | 领取量 | | 剩余量 | 损耗量 | |
| | 胶囊 | | | | | |
| | 铝塑板（ 孔） | | | | | |
| | 铝塑板产地 | | | | | |
| | 包装规格 | 粒/板 | | 包装数量 | | |
| | 设备 | | | | | |
| | 操作人 | | | 审核人 | | |

| 物料平衡 | 公式：<br>物料平衡 =（包装数量×每板质量 + 余料量 + 损耗量）/领料量×100%<br>包材平衡 =（实用板量 + 残损板数 + 退回板重）/领取板重×100%<br>计算：<br><br>计算人：　　　　　　审核人： |
|---|---|
| | ≤限度≤　　　实际为　%　　符合限度□　　不符合限度□ |

| 传递 | 移交人 | | 交接量 | | 日期 | |
|---|---|---|---|---|---|---|
| | 接收人 | | | 监控人 | | |
| QA | | | 岗位负责人 | | | |
| 备注 | | | | | | |

### （四） 生产工艺管理要点

① 质检与内包装操作室符合 D 级（30 万级）要求。室内相对室外呈正压，温度 18 ~ 26 ℃、相对湿度 45% ~ 65%。

② 质检与包装过程中注意废品的处理。

③ 质检与包装过程中所有物料均应有标示，防止发生混药、混批。

### （五） 质量控制关键点

① 设备仪器校准。

② 符合《中国药典》（2015 年版）胶囊剂质量检查要求。

③ 准确计算和填写记录。

### （六） 质量判断

质检与包装后所得物料符合生产要求。按照制药企业 GMP 要求进行抽检。

## 任务考核

| 考核内容 | | 技能要求 | 分值 | 考核结果 |
|---|---|---|---|---|
| 生产前准备 | 生产工具准备 | 1. 检查核实清场情况，检查清场合格证<br>2. 对设备状况进行检查，确保设备处于合格状态<br>3. 对计量容器、衡器进行检查核准<br>4. 对生产用工具的清洁状态进行检查 | 10 | |
| | 物料准备 | 1. 按生产指令领取待质检与包装物料<br>2. 按生产工艺规程制定标准核实待质检与包装物料（批生产记录、规格、批号） | | |
| 质检与包装 | | 1. 正确调试及使用万分之一分析天平（按设备 SOP 操作）<br>2. 正确调试及使用其他检测设备和仪器（按设备 SOP 操作）<br>3. 正确调试及使用胶囊剂包装设备和仪器（按设备 SOP 操作） | 40 | |
| 质量控制 | | 1. 填写正确，无错误<br>2. 数据计算正确<br>3. 判定准确 | 20 | |
| 记录 | | 生产记录准确完整 | 10 | |
| 生产结束清场 | | 1. 作业场地清洁<br>2. 工具和容器清洁<br>3. 生产设备清洁<br>4. 清场记录 | 10 | |
| 其他 | | 正确回答考核人员的提问 | 10 | |

## 任务强化

1. 胶囊剂质检的项目有哪些？
2. 胶囊剂质检的判定依据分别是什么？
3. 胶囊剂包装的设备有哪些？常见的包装材料有哪些？

# 第四篇

## 半固体及其他制剂的制备

# 项目十一 栓剂的制备

## 任务目标

1. 能识记栓剂的概念。
2. 能识记栓剂的常用基质。
3. 能描述栓剂的定义和特点。
4. 能描述栓剂的分类。
5. 能描述栓剂的质量要求。

## 任务卡

| 任务名称 | 认知栓剂的处方 | 学号 | | 姓名 | |
|---|---|---|---|---|---|
| 关键点 | 一、栓剂的定义和特点<br>二、栓剂的分类<br>三、栓剂的处方和基质 | | | | |
| 开始时间 | | | 完成时间 | | |
| 执行人 | | | 审核人 | | |

## 任务场景

1. 场地：多媒体教室、VR 实训室、GMP 实训中心栓剂车间。
2. 材料：《中国药典》（2015 年版）、栓剂处方等。
3. 设备：计算机等设备。

## 任务准备

### （一）栓剂的定义

栓剂（suppository）系指药物与适应基质制成一定形状供腔道给药的固体

制剂（图11-1）。栓剂亦称坐药或塞药。栓剂在常温下为固体，塞入人体腔道后，在体温下迅速熔融、软化或溶解于分泌液中，逐渐释放药物而发挥局部作用或全身作用。

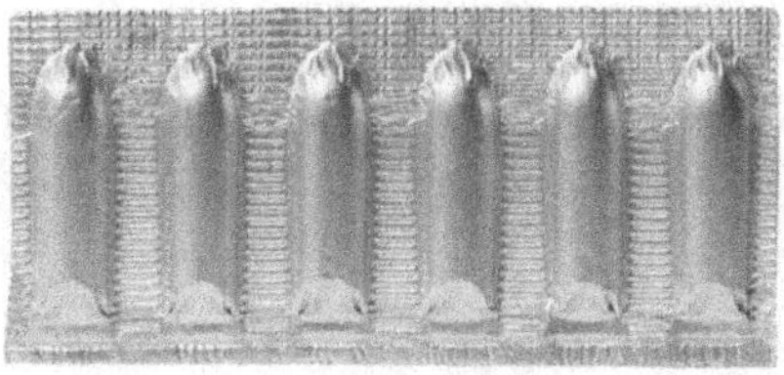

图11-1　栓剂示例

## （二）栓剂的特点

栓剂的作用可分为局部作用和全身作用两种。直肠给药的栓剂可以发挥局部作用，还可以起到全身作用；阴道给药的栓剂主要起局部作用。

### 1. 局部作用

局部作用的栓剂通过将药物分散于腔道的黏膜表面而发挥作用，临床常于润滑、抗菌、消炎、杀虫、收敛、止痛、止痒等用途。

### 2. 全身作用

全身作用的栓剂药物能够通过直肠黏膜吸收至体循环而发挥作用，与口服剂型相比有以下特点：

① 药物可以避免胃肠道 pH 值或酶的影响和破坏。

② 药物直肠吸收比口服吸收干扰因素少。

③ 大部分药物可以避免肝脏的首过效应，也可减少对肝脏的毒性和副作用。

④ 可以避免药物对胃黏膜的刺激性。

⑤ 对于不能或不愿吞服药物的成人或小儿患者较为方便。

随着对栓剂的深入研究，其全身治疗作用越来越受到重视，临床现已用于镇痛、镇静、兴奋、扩张支气管和血管等。

## （三）栓剂的分类

栓剂根据不同的使用部位可分为肛门栓、阴道栓和尿道栓等，目前常用的有肛门栓和阴道栓两种。不同使用部位的生理特性决定了栓剂的不同形状和质量，一般均有明确规定，如图11-2 所示。

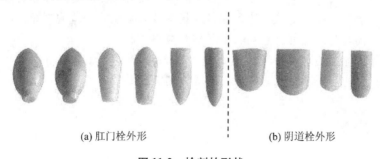

(a) 肛门栓外形　　　　　　　　(b) 阴道栓外形

**图11-2　栓剂的形状**

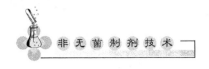

1. 肛门栓

肛门栓有圆锥形、圆柱形、鱼雷形等形状，其中以鱼雷形较好。每颗质量约 2 g，长 3 ~ 4 cm，儿童用约 1 g。栓剂塞入肛门后，因括约肌收缩容易压入直肠内。

2. 阴道栓

阴道栓有球形、卵形、鸭嘴形等形状，每颗质量为 2 ~ 5 g，直径 1.5 ~ 2.5 cm，其中鸭嘴形的表面积最大。

近年来又有新的给药部位用栓剂（如耳用栓、喉道栓、牙用栓）出现，同时各国还相继开发了一系列具有新释药特点的栓剂，如双层栓、中空栓、缓控释栓等。

### （四）栓剂的质量要求

栓剂外形应完整光滑，有适宜的硬度，以免在包装、储存或使用时变形；栓剂中的药物与基质应混合均匀；栓剂塞入腔道后，无刺激性，能迅速融化、软化或溶化，并能与分泌液混合而释放药物。

---

**知识链接**

### 新型栓剂

随着新基质和新工艺的出现，近年上市或研究的品种中出现了一些新型栓剂。这些栓剂在增加药物生物利用度、提高药物稳定性、减少药品不良反应，以及在特殊人群中的应用等方面发挥了重要的作用。

双层栓剂：由两层组成，可以是上、下双层栓剂或内、外双层栓剂。这样结构的栓剂可以把性质不同的药物分别开来，既便于药物的吸收，避免了药物的配伍禁忌，还可以使栓剂具有速释和缓释两种功效，提高药物利用度。

中空栓剂：外层为基质制成的壳，空心可填充固体、液体、混悬剂等各种状态的药物。与普通栓剂相比，其具有释药速度快、起效快、生物利用度高、制剂稳定性好等特点，不仅为小儿、重症、呕吐患者及其他不易口服的患者提供了方便、有效的给药途径，还为避免首过效应和胃肠道内破坏，增加药物稳定性，达到控释或缓释效果提供了合适的剂型。有时甚至可替代某些注射剂、片剂、灌肠剂等应用于临床。

新型栓剂还有凝胶栓、微囊栓、缓释栓等，在增加药物的生物利用度、减少药物的不良反应等方面，具有明显优势。

**（五）栓剂的常用基质**

1. 栓剂的处方组成

栓剂一般是由主药、基质、添加剂组成。一般情况下，供制栓剂用的固体药物，应预先用适宜方法制成细粉，并全部通过六号筛。根据不同的施用腔道和使用目的，制成各种适宜的形状。栓剂处方中常见的添加剂有硬化剂、增稠剂、乳化剂、吸收促进剂、表面活性剂、着色剂、抗氧剂、防腐剂等。

2. 栓剂的基质

为满足栓剂的质量要求，选择适宜的基质是十分重要的，基质不仅是栓剂成型的附加剂，还可以直接影响药物的释放，进而影响其局部或全身作用的发挥。

（1）理想基质的要求

① 室温时具有适宜的硬度，塞入腔道时不变形或碎裂。体温下易软化、融化或溶化。

② 性质稳定，与药物混合后不发生化学反应，不妨碍主药的作用与含量测定。

③ 对黏膜无刺激性、无毒性、无过敏性。局部作用的栓剂的基质应缓慢而持久；全身作用的栓剂的基质要在腔道内能迅速释药。

④ 具有润湿或乳化的能力，能容纳较多的水分。

⑤ 适用于热熔法和冷压法制备栓剂，且易于脱模。

⑥ 油性基质的酸价应在 0.2 以下，皂化价应在 200～245，碘价低于 7，熔点与凝固点的差值要小。

（2）基质的分类　栓剂基质可分为油脂性基质和水溶性基质两大类。

① 油脂性基质

a. 可可豆脂。可可豆脂（cocoa butter）系梧桐科植物可可树种仁中得到的一种固体脂肪，为黄色的脆性蜡状固体。熔点 29～34 ℃，加热至 25 ℃时开始软化，在体温下能迅速熔化，但在 10～20 ℃时性脆。可可豆脂的化学组成主要为含硬脂酸、棕榈酸、油酸和月桂酸的甘油酯，其中以 β 型最稳定，熔点为 34 ℃。可可豆脂吸水量少，若加入 2% 的胆甾醇或 5% 的羊毛脂，制成 W/O 乳剂基质，可吸收 10%～20% 的水溶液，且含 10% 以下羊毛脂时能增加其可塑性；若加入亲水性乳化剂如卵磷脂、月桂醇硫酸钠、聚山梨酯、泊洛沙姆等制成 O/W 乳剂基质，可吸收 25% 的水溶液，且还有助于药物混悬于基质中。乳化基质中药物释放更快。可可豆脂的熔点有时因某些药物的加入而降低，如樟脑、苯酚薄荷脑等，这可以通过加入蜂蜡、鲸蜡等来提高熔点，用量一般为 3%～6%。

b. 半合成椰油脂。本品系椰油加硬脂酸再与甘油酯化而成，为乳白色块状物。熔点为 33～41 ℃，凝固点为 31～36 ℃，有油脂臭，吸水能力大于20%，刺激性小、抗热能力较强。

c. 半合成山苍子油脂。本品由山苍子油水解，分离得月桂酸，再加硬脂酸与甘油经酯化而得。在常温下为乳白色或微黄色固体，具有油脂光泽。型号不同，熔点不同，其规格有 34 型（33～35 ℃）、36 型（35～37 ℃）、38 型（37～39 ℃）与 40 型（39～41 ℃）等，其中，栓剂制备中最常用的为 38 型，其理化性质与可可豆脂相似。

d. 半合成棕榈油脂。本品为乳白色固体，系以棕榈仁油经处理后与硬脂酸、甘油经酯化而得的油脂。抗热能力强，酸价和碘价低，对直肠和阴道黏膜均无不良影响。

e. 硬脂酸丙二醇酯。本品系硬脂酸丙二醇单酯与双酯的混合物，为乳白色或黄色蜡状固体，熔点 35～37 ℃，水中不溶，遇热水可膨胀，对腔道黏膜无明显的刺激性，安全无毒。

② 水溶性基质

a. 甘油明胶。甘油明胶系将明胶、甘油和水以一定的比例（20∶270∶10）混溶而成。本品具有很好的弹性，不易折断，且在体温下不熔化；但能软化并缓缓溶于分泌液中缓慢释放药物。药物溶解速度与明胶、甘油和水的比例有关，甘油与水的含量越高越易溶解，甘油还能防止栓剂干燥变硬。通常明胶与甘油的用量为等量，水分在 10% 以下。本品多用作阴道栓基质，明胶是胶原的水解产物，凡能与蛋白质产生配伍变化的药物，如鞣酸、重金属盐等均不能用甘油明胶。

b. 聚乙二醇类。此类基质无生理作用，体温下不熔化，但能缓缓溶于体液中，为水溶性基质。相对分子质量在 1 000 时为蜡状，熔点为 38～40 ℃。本品吸湿性较强，对黏膜有一定的刺激性，加入约 20% 的水，则可减轻刺激性。为避免刺激性还可在纳入腔道前先用水润湿，也可在栓剂表面涂一层蜡醇或硬脂醇薄膜。聚乙二醇（PEG）的熔点随分子量增大而升高，通常将不同分子量的聚乙二醇混合加热、熔融，可得到理想稠度及特性的栓剂基质。另外，聚乙二醇基质不能与银盐、鞣酸、氨基比林、奎宁、水杨酸、乙酰水杨酸（阿司匹林）、苯佐卡因、氯碘唑啉、磺胺类配伍。

c. 吐温 60。吐温 60 系聚氧乙烯脱水山梨醇酐单硬脂酸酯，为淡琥珀色可塑性固体，熔点在 35～39 ℃，有润滑性。可与多数药物配伍，且无毒性，无刺激性，储藏时亦不易变质。

d. 聚氧乙烯（40）硬脂酸酯类。聚氧乙烯（40）单硬脂酸类系聚乙二醇的单硬脂酸酯和二硬脂酸酯的混合物，并含有游离的乙二醇。本品为白色或微黄色蜡状固体，无或有的有脂肪臭味。商品代号为 S-40，熔点为 39～45 ℃，可溶于水、乙醇、丙醇等，不溶于液体石蜡。S-40 与 PEG 混合使用，可制得崩解、释放性能较好的稳定的栓剂。

　　e. 泊洛沙姆。泊洛沙姆（Poloxamer）系一种亲水性表面活性剂，为乙烯氧化物与丙烯氧化物的嵌段聚合物。本品有多种型号，随聚合度增大，物态从液态、半固态至蜡状固体，较常用的为 188 型，商品名为普朗尼克（Pluronics）F68。本品易溶于水，能促进药物吸收，用作基质可起到缓释与延效的作用。

## 任务实施

### （一）VR 沉浸式实训
进入 VR 实训室，认知栓剂的处方，完成任务。
### （二）药物制剂 GMP 实训车间实训
进入药物制剂 GMP 实训车间，认知栓剂的处方，完成任务。
### （三）多媒体展示
分组上台用 PPT 展示"认知栓剂的处方"。

## 任务强化

1. 简述栓剂的定义和特点。
2. 简述栓剂的分类。
3. 简述栓剂的处方组成。
4. 简述栓剂的常用基质。

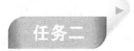

# 任务二　栓剂的配制与成型

## 任务目标

　　1. 能看懂栓剂的生产工艺流程。
　　2. 能正确进行栓剂置换价的计算。
　　3. 能看懂 GMP 对物料配料过程的管理要点，领料、物料前处理及配料等生产前准备的规程。
　　4. 能陈述栓剂化基质罐、栓剂高效均质机和栓剂灌封机的名称、型号规格、基本结构。
　　5. 能看懂栓剂化基质罐、栓剂高效均质机和栓剂灌封机的使用和清洁规程。

6. 能按生产指令单进行生产前准备工作。

7. 能按生产指令单领取原辅料，按配料处方正确计算投料量。

8. 能正确执行栓剂化基质罐、栓剂高效均质机和栓剂灌封机等设备的标准操作规程。

9. 能够运用栓剂的质量标准进行质量自检。

10. 能按要求填好栓剂生产原始记录。

11. 能按照操作规程对栓剂化基质罐、检剂高效均质机和栓剂灌封机等设备进行清洁和保养。

12. 会针对出现的问题提出解决方案，并能对突发事件（如停电等）进行应急处理。

## ⬤ 任务卡

| 任务名称 | 栓剂的配制与成型 | 学号 | | 姓名 | |
|---|---|---|---|---|---|
| 关键点 | 一、栓剂的制备方法<br>二、置换价的计算<br>三、栓剂的生产设备 | | | | |
| 开始时间 | | 完成时间 | | | |
| 执行人 | | 审核人 | | | |

## ⬤ 任务场景

1. 场地：多媒体教室、VR 实训室、GMP 实训中心栓剂车间。

2. 材料：栓剂批生产记录，栓剂岗位及栓剂化基质罐、栓剂高效均质机和栓剂灌封机相关 SOP 等。

3. 设备：栓剂化基质罐、栓剂高效均质机和栓剂灌封机等设备。

## ⬤ 任务准备

### （一）栓剂的制备方法

栓剂的制备主要有冷压法与热熔法。油脂性基质两法都可采用，而水溶性或亲水性基质多采用热熔法。

1. 冷压法

冷压法主要用于油脂性基质，不论是搓捏或模型冷压，均是先将药物与基质锉末置于容器内混合均匀，然后手工搓捏成型或装入制栓模型机内压成一定形状的栓剂。本法可以避免不溶性成分在制备过程中的沉降，也可避免加热对药物的破坏。但该法效率较低，需要特殊的制备机械，且得到的栓剂形状有限，现在生产上很少采用此法。

2. 热熔法

（1）制法　热熔法是应用最广泛的一种方法。将计算量的基质锉末用水浴或蒸汽浴加热熔化，勿使温度过高，然后按药物性质以不同方法加入，混合均匀，倾入涂有润滑剂的模型中至稍溢出模口为度。放冷，待完全凝固后，削去溢出部分，开模取栓。热熔法应用较广泛，小量生产时可用手工灌模（图 11-3），工厂生产一般均已采用机械自动化操作来完成。

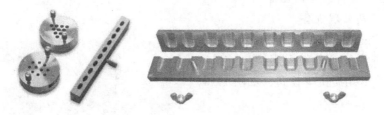

**图 11-3　肛门栓和阴道栓的栓模模具**

（2）药物加入方法　基质一般锉末后用水浴或蒸汽浴加热熔化，注意为避免过热，一般在基质熔融达 2/3 时应停止加热，适当搅拌，然后按照药物性质采用不同方法加入药物混合均匀。

① 油溶性药物。直接混入已熔化的油脂性基质中使之溶解。

② 水溶性药物。直接加入已熔化的水溶性基质中，或用少量水制成浓溶液，用羊毛脂吸收后再与油脂性基质混匀。

③ 难溶性药物。制成最细粉，过六号筛，与基质混合。

④ 含挥发油的中药。量大时加入乳化剂，制成乳剂型基质直接加入。

另外，栓剂中还可根据需要加入表面活性剂、吸收促进剂、抗氧剂等添加剂。

（3）模孔润滑　为使栓剂易从模具中脱模，通常在栓模内壁涂一薄层与栓剂基质性质相反的润滑剂。模孔内润滑剂：① 油脂性基质的栓剂，常用软肥皂、甘油各 1 份与 95% 乙醇 5 份混合所得；② 水溶性或亲水性基质的栓剂，常用液体石蜡或植物油等。

3. 置换价

一般情况下，栓模的容量是固定的，但它会因为基质或药物的密度不同而使栓剂的质量有所差异。一般栓模所容纳的质量是以可可豆脂为代表的基质质量。为保持栓剂原有体积和药物剂量，需要用置换价（displacement value，DV）计算基质用量。

置换价是用以计算栓剂基质用量的参数。药物的质量与同体积基质质量之比值称为该药物对某基质的置换价。测定方法如下：制纯基质栓，称其平均质量为 $G$，另制药物含量为 $C\%$ 的含药栓，得平均质量为 $M$，每粒平均含药量为 $W = M \times C\%$，则可用下式计算某药物对某基质的置换价 $DV$。

$$DV = W/[G - (M - W)] \tag{11-1}$$

用测定的置换值可以方便地计算出该种含药栓所需基质的质量 $X$。

$$X = (G - y/DV) \times n \tag{11-2}$$

式中，$y$ 表示处方中药物的剂量；$n$ 为拟制备栓剂枚数。

### （二）栓剂的生产设备

#### 1. 基质处理设备

基质配制设备常采用栓剂化基质罐（即蒸汽加热配料夹层锅）、SJZ-I 型栓剂高效均质机等设备，如图 11-4 所示。

栓剂灌装前主要混合设备多采用栓剂高效均质机（如 SJZ-I 型），主要进行药物与基质按比例混合后搅拌、均质、乳化，是配料罐的替代产品。其工作原理是基质与药物在夹层保温

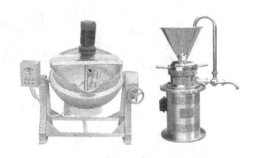

**图 11-4　栓剂配制主要设备**

罐内，通过高速旋转的特殊装置，将药物与基质从容器底部连续吸入转子区，在强烈的剪切力作用下，物料从定子孔中抛出，落在容器表面改变方向落下，同时新的物料被吸进转子区，开始一个新的工作循环。主要特点如下：结构简单，适用于不同物料混合；混合均匀，药物与基质混合充分，使栓剂成形后不分层，有利于提高生物利用度；灌注时不产生气泡和药物分离；与药物接触部件全部为不锈钢材质，符合 GMP 标准。

#### 2. 栓剂灌封设备

（1）CZS-15A 型高速全自动栓剂灌封机组　GZS-15A 型高速全自动栓剂灌封机组是目前国内自动化程度最高、产量最大的栓剂设备。该机组主要由高速制带机、高速灌注机、高速冷冻机、高速封口机组成，能自动完成栓剂的制壳、灌注、冷却成形、封口、打批号、撕口线、切底边、齐上边、计数剪切全部工序，具有瘪泡不灌装并自动剔除功能。该机组由 PLC 程序控制，工业人机界面操作是目前国内自动化程度最高的栓剂设备。本设备生产栓剂的工艺路线如下：成卷的塑料片材（PVC，PVC/PE）经过栓剂制带机正压吹塑成形，

自动进入灌注工位,已搅拌均匀的药液通过高精度计量装置自动灌注到空壳内后,连续进入冷却工位,经过一定时间的低温定型,实现液态到固态的转化,变成固体栓剂。通过封口工位的预热、封上口、打批号、打撕口线、切底边、齐上边、计数剪切工序制成成品栓剂。

(2)CZS-9A型高速全自动栓剂灌封机组 CZS-9A型高速全自动栓剂灌封机组(图11-5)主要由高速制带机、高速灌注机、高速冷冻机、高速封口机四部分组成,能自动完成栓剂的制壳、灌注、冷却成形、封口、打批号、打撕口线、切底边、齐上边、计数剪切全部工序,具有瘪泡不灌装并自动剔除功能、对色标自动纠偏功能及灌装量检测功能。

(3)ZS-I直线型全自动栓剂灌封机组 本机组可适应于各种基质、各种黏度及各种形状的化学药品和植物药品的栓剂生产(图11-6)。工作原理是成卷的塑料片材(PVC,PVC/PE)经栓剂制壳机正压吹塑成形,自动进入灌注工序,已搅拌均匀的药液通过高精度计量泵自动灌注空壳后,被剪成多条等长的片段,经过若干时间的低温定型,实现液—固态转化,变成固体栓粒,通过整形、封口、打批号和剪切工序,制成成品栓剂。

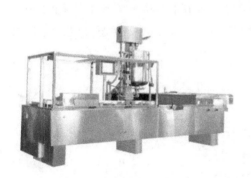

**图11-5 GZS-9A型高速全自动栓剂灌封机组**

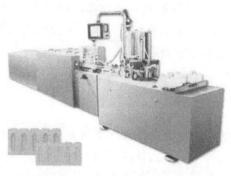

**图11-6 ZS-I直线型全自动栓剂灌封机组**

(4)UKLX120A型栓剂生产自动线 本线适用于医药行业栓剂的自动包装。全线由"U"形栓剂灌装机、UL5A型栓剂冷冻机、UF13A栓剂封切机三台单机组成(图11-7)。用变频调速,速度调节方便、生产效率高,可自动完成栓剂定量灌装、冷冻固化、封口、定数分版、切断等功能。全线既可连线生产,也可单机操作。冷冻固化无须转带,栓带连续运

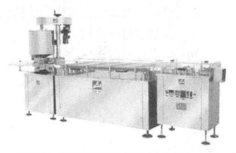

**图11-7 UKLX120A型栓剂生产自动线**

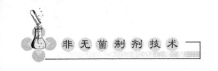
动，方便地实现全线联机。封切机可在封口处热打印批号及药品名称，分板切断数量（在 1～10 粒内）可任意设定。封口部位牢固、密封性好。

## 任务实施

### （一）岗位职责

① 严格执行《栓剂的制备岗位操作法》和《栓剂配制与成型标准操作规程》。

② 严格执行生产指令，保证栓剂制备的所用物料的名称、数量、规格、质量准确无误，物料质量符合质量要求。

③ 自觉遵守工艺纪律，保证本岗位不发生混药、错药或对药品造成污染，发现偏差及时上报。

④ 负责栓剂的配制与成型岗位所有设备的安全使用及日常保养，防止生产事故发生。

⑤ 认真如实填写生产记录，做到字迹清晰、内容真实、数据完整，不得任意涂改和撕毁，做好交接记录，顺利进入下一道工序。

⑥ 工作结束或更换品种时应及时做好清洁卫生并按有关 SOP 进行清场工作，认真填写相应记录。做到岗位生产状态标识、设备所处状态标识、清洁状态标识清晰明了。

### （二）生产资料

① 批生产指令单（表 11-1）

② 批生产记录。

③《D 级洁净区生产人员进出规程》。

④《D 级洁净区物料进出标准操作规程》。

⑤《栓剂配制与成型岗位标准操作规程》。

⑥《栓剂化基质罐使用、清洁消毒标准操作规程》。

⑦《栓剂高效均质机使用、清洁消毒标准操作规程》。

⑧《栓剂灌封机使用、清洁消毒标准操作规程》。

⑨《生产过程状态标示操作规程》。

⑩《D 级洁净区清场标准操作规程》。

⑪ 清场记录。

表 11-1　批生产指令单

| 产品名称： | | | 产品批号： | | |
|---|---|---|---|---|---|
| 产品规格： | | | 批量： | | |
| 物料的批号与用量 | | | | | |
| 序号 | 物料名称 | 用量 | 检验单号 | 批号 | 供货单位 |
| | | | | | |
| | | | | | |
| | | | | | |
| | | | | | |
| 生产开始时间： | | | 生产结束时间： | | |
| 填表人 | | 审核人 | | 监督人 | |
| 填表日期 | | 审核日期 | | 监督日期 | |
| 备注： | | | | | |

### （三）栓剂配制与成型岗位操作法

1. 生产前准备

① 检查操作室是否有清场合格证（副本），时间是否在有效期内。

② 检查压差、温度和湿度是否符合生产规定。

③ 检查容器、用具和计量器是否已清洁、消毒，是否完好，是否在有效期内。

④ 检查设备是否已清洁、消毒，是否完好，是否在有效期内。

⑤ 检查生产现场是否有上批次生产的遗留物，如文件、用具、物料等。

⑥ 检查本次生产用文件是否齐全，如生产记录、各种状态标示。

⑦ 检查栓剂化基质罐安全附件、附属各阀门（压力表、蒸汽阀、排气阀、排水阀）是否完好。

⑧ 检查栓剂高效均质机投料口、进出口封条、输送泵、夹层加热装置、电机装置等其他附件是否完好。

⑨ 检查操作场地有无其他安全隐患（电线线路安全，无破损或老化），检查管道各接口连接是否完好。

⑩ 检查无异常后挂本次运行状态标识，进入配制与成型操作。

2. 生产操作

（1）基质融化

① 按照生产指令单将称量合格的基质（混合脂肪酸甘油酯）投放到栓剂化基质罐。

② 打开排气阀、排水阀，排尽夹层内的冷水、气，2～3 min 内排尽。

③ 打开蒸汽阀门，将罐体加热 2～3 min 后，关小排气阀、排水阀，并随时观察压力表的指示，必须在允许承受的压力范围之内。

④ 利用蒸汽加热罐体而使基质融化，待温度达到 55～65 ℃，并且有 2/3 基质已融化时，关闭蒸汽阀，搅拌融化。

⑤ 基质全部熔融后，55～65 ℃ 保温备用。

（2）药液配制

① 将处方量的药物细粉末加入栓剂化基质罐中初步搅拌混合，制成含药浆液，保温。

② 启动水浴电循环泵将栓剂高效均质机罐体加热至 55～65 ℃ 保温。

③ 将部分药物浆液从投料口投入，经输送泵（通过 80 目）输入罐体中，并启动高速剪切电机装置，开始搅拌。

④ 将混匀的浆液通过胶体磨循环搅拌 40 min，温度保持在 55～60 ℃，灌入贮药罐中保温备用，贴黄色待检标示，移入中间站，待检。

⑤ 打开栓剂化基质罐排气阀、排水阀，排尽夹层中的气、水，并按清洁规程清洁。

（3）栓剂成型

① 检查机器内外有无异物。

② 检查机器底部循环水箱内的水位是否在正常水位。

③ 接通总电源。

④ 接通机器总开关，检查所有功能开关状态，所有功能开关应处于目前正常生产状态。

⑤ 打开搅拌开关，调整适当转速，调整循环水水温至工艺要求温度。

⑥ 调整四块铝箔和循环水加热仪表，设置温度至横封 150～165 ℃、纵封 150～170 ℃。

⑦ 将铝箔轻轻放在机器供料盘上，锁紧。旋开偏心胶辊，将铝箔从两轮中间穿过。

⑧ 从左至右将前后两条铝箔分别穿过各工位（切口、冲压、灌注、封口、压纹）夹存卡具上，旋紧偏心胶辊。

⑨ 待升温结束后可开车调整铝带，放下冲压工作螺栓，启动运转按钮，点动若干工作循环，然后将冲压工作螺栓旋至工作位置。

⑩ 开车运转，检查铝箔带情况（外观、密闭、批号、剪裁位置等），做必要调整。

⑪ 装上注塞泵，紧定各螺栓、螺母，灌注针头，涂少量润滑基质后将其安装在灌注泵上接通循环水。注意 6 个栓塞的前后位置，不要超出泵体，也不

要退入过多。

⑫ 将料斗旋至灌封口相对位置，用连接管加垫与灌注泵连接，并将料斗卡死。

⑬ 空车运转确认无误后，打开落料阀门，灌药（调整机器时必须停车，两人操作时必须两人同意后再开车）。

⑭ 检查药品灌注量，调节泵活塞。

⑮ 灌注完毕关主机，继续运转冷却部分至全部药品输运完毕。

⑯ 关闭机器总开关，关闭水。

⑰ 卸下针头，灌注泵，连接管、垫，用热水洗净待用，注意清洗、拆卸时轻拿轻放，严禁磕碰。

⑱ 详细记录批生产记录。

3. 质量控制要求

① 栓剂外形光滑整洁，无气泡、花斑、杂点等。

② 栓剂应有适宜的硬度，以免在包装或储存时变形。

③ 栓剂质量应符合重量差异限度要求。

4. 如实填写生产操作记录

栓剂配制与成型批生产记录见表11-2、表11-3。

5. 清场

① 操作间、设备、容器、器具更换成"待清洁"标识。

② 将装有栓剂的储药桶贴黄色待检标识，移入中间站，经检验合格后转入下一步操作。

③ 操作间的状态更换成"清洁中"，设备悬挂"待清洁"标识。

④ 清退剩余物料、废料，并按车间生产过程剩余产品的处理标准操作规程进行处理。

⑤ 打开栓剂化基质罐的出水阀、进水阀，排尽夹层内水、气后关闭。

⑥ 打开出料阀，用清洁剂清洗夹层锅的内壁，直至无残留物为止，再用纯化水冲洗2遍，用75%乙醇溶液擦拭搅拌器的刀叶、刀座，以及夹层锅内腔壁，包括不锈钢上盖消毒1遍。

⑦ 清洗栓剂化基质罐外壁，并用75%乙醇溶液擦拭。

⑧ 向栓剂高效均质机中通入清洗液，打开输送泵和搅拌电机，由出料口流出，至无残留物为止。

⑨ 向栓剂高效均质机中再通入纯化水冲洗2遍，加入75%乙醇溶液消毒1遍。关闭输送泵和搅拌电机。

⑩ 栓剂灌封机外表面及整个操作台面用清洁剂刷洗至无污垢后，用饮用水反复冲洗掉清洁剂，再用纯化设备水擦洗2遍，最后用消毒剂擦洗2遍。

## 表 11-2 栓剂配制与成型岗位生产记录一

| 产品名称 | | 规格 | | 批号 | |
|---|---|---|---|---|---|
| 工序名称 | | 生产日期 | | 批量 | |
| 生产场所 | | 主要设备 | | | |

| 序号 | 指令 | | | 工艺参数 | | 操作参数 | 操作者签名 |
|---|---|---|---|---|---|---|---|
| 1 | 岗位上应具有"三证" | | | 清场合格证<br>设备完好证<br>计量器具鉴定合格证 | | 有☐ 无☐<br>有☐ 无☐<br>有☐ 无☐ | |
| | 取下《清场合格证》，附于本记录后 | | | | | 完成☐ 未办☐ | |
| 2 | 检查设备的清洁卫生 | | | 电子天平<br>栓剂化基质罐<br>栓剂高效均质机<br>胶体磨<br>周转容器<br>操作室<br>其他设备 | | 已清洁☐ 未清洁☐<br>已清洁☐ 未清洁☐<br>已清洁☐ 未清洁☐<br>已清洁☐ 未清洁☐<br>已清洁☐ 未清洁☐<br>已清洁☐ 未清洁☐<br>已清洁☐ 未清洁☐ | |
| | 空机试车 | | | | | 正常☐ 异常☐ | |
| 3 | 与中转站管理人员交接物料 | | | 校对—品名<br>—规格<br>—批号<br>—数量<br>—质量 | | 符合☐ 不符☐<br>符合☐ 不符☐<br>符合☐ 不符☐<br>符合☐ 不符☐<br>符合☐ 不符☐ | |
| | 物料领用 | 桶号 | 毛重/kg | 皮重/kg | 净重/kg | 主药含量/% | |
| | | | | | | | |
| | | | | | | | |
| 4 | 栓剂化基质罐操作 | | | 安全附件、附属各阀门<br>投料<br>打开排气阀、排水阀<br>打开蒸汽阀门<br>关闭蒸汽阀 | | 符合要求☐<br>完成☐<br>排尽夹层内冷水、气☐<br>压力　　Pa<br>温度　　℃ | |

续表

| 序号 | 指令 | 工艺参数 | 操作参数 | 操作者签名 |
|---|---|---|---|---|
| 5 | 栓剂高效均质机 | 高速搅拌电机<br>水浴电循环泵<br>进出口密封<br>输送泵<br>启动水浴电循环泵为罐<br>　体加热保温<br>初步投料<br>启动搅拌电机投料，并<br>　全部投入<br>关闭输送泵<br>关闭搅拌电机<br>关闭水浴循环泵 | 符合要求□<br>符合要求□<br>符合要求□<br>符合要求□<br>完成□　　温度　　℃<br><br>完成□<br>搅拌　min　完成□<br><br>完成□<br>完成□<br>完成□ | |
| 6 | 栓剂灌封机操作 | 打开搅拌开关，设置循<br>　环水温度<br>铝箔放置正确位置<br>开车试运转<br>安装灌注塞<br>加装料斗<br>空车运转<br>加料灌封 | 完成□　　温度　　℃<br><br>符合要求□<br>符合要求□<br>完成□<br>完成□<br>符合要求□<br>完成□ | |
| 7 | 投料总量　　kg　　　　　　　　混合后基质总量　　kg | | | |
| | 计算人　|　　复核人　|　QA　|　岗位负责人 | | | |
| 8 | 异常情况与处理记录： | | | |

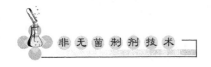
## 表 11-3  栓剂配制与成型岗位生产记录二

| 产品名称 | | | | 规格 | | 批号 | |
|---|---|---|---|---|---|---|---|
| 1 | 物料平衡计算 | 物料平衡＝混合后基质总量/投料总量×100% | | | | | |
| 1 | 物料平衡计算 | 操作者签名： | | | 年　　月　　日 | | |
| 2 | 药物含量检查 | | | 取样量/kg | | 药物含量/% | |
| 2 | 药物含量检查 | | 1 | | | | |
| 2 | 药物含量检查 | | 2 | | | | |
| 2 | 药物含量检查 | | 3 | | | | |
| 2 | 药物含量检查 | | 4 | | | | |
| 2 | 药物含量检查 | | 5 | | | | |
| 2 | 药物含量检查 | | 6 | | | | |
| 2 | 药物含量检查 | | 7 | | | | |
| 2 | 药物含量检查 | | 8 | | | | |
| 2 | 药物含量检查 | | 9 | | | | |
| 2 | 药物含量检查 | | 10 | | | | |
| QA | | | | 岗位负责人 | | | |

"中间品递交"粘贴处

备注：

⑪ 拆下模具、出料口、灌装嘴，随后用清洁剂擦洗干净，然后用饮用水反复冲洗掉清洁剂，再用纯化水冲洗 2 遍，最后用消毒剂擦拭 2 遍，晾干备用。

⑫ 拆下贮料管的管路，随后用清洁剂擦洗干净，然后用饮用水反复冲洗掉清洁剂，再用纯化水冲洗 2 遍，最后用消毒剂擦拭 2 遍，晾干备用。

⑬ 拆下贮药罐，用清洁剂擦洗干净，然后用饮用水反复冲洗掉清洁剂，再用纯化水冲洗 2 遍，最后用消毒剂擦拭 2 遍，晾干备用。

⑭ 清洁完毕，填写清洁记录，并请 QA 人员检查清洁情况，确认清洁合格后，签字并贴挂"已清洁"状态标示。

⑮ 清洁之前，必须关掉电源，不得带电清洁，以防安全事故发生，并且避免电机溅上水，以防电机损坏。

⑯ 及时填写清场记录，纳入批生产记录，经 QA 人员复核，发"清场合格证"一式两份。正本纳入本批清场记录，副本作为下次生产凭证。

**（四）生产工艺管理要点**

① 配制与成型操作室符合 D 级（30 万级）要求。室内相对室外呈正压，温度 18 ~ 26 ℃、相对湿度 45% ~ 65%。

② 配制与成型过程中经常观察栓剂成型情况。

③ 生产过程中所有物料均应有标示，防止发生混药、混批。

**（五）质量控制关键点**

① 蒸气压力：不能高于栓剂化基质罐所承受最大压力，同时通过调整蒸汽阀门控制温度在规定值。

② 基质熔融物温度：合理控制在规定范围内，不宜过高，否则会造成冷却后栓剂中空或顶端塌陷，因此当基质融化了 2/3 时，停止加热，搅拌溶解。

③ 物料预处理：各组分药物应先粉碎成细粉，否则影响药物在基质中的分散。

④ 投料：投料准确，搅拌混合均匀，药物含量及药物均匀度符合要求。

**（六）质量判断**

① 栓剂外形光滑整洁，无气泡、花斑、杂点等。

② 栓剂有适宜的硬度，以免在包装或储存时变形。

③ 栓剂质量应符合重量差异限度要求。

## 任务考核

| 考核内容 | | 技能要求 | 分值 | 考核结果 |
|---|---|---|---|---|
| 生产前准备 | 生产工具准备 | 1. 检查核实清场情况，检查清场合格证<br>2. 对设备状况进行检查，确保设备处于合格状态<br>3. 对计量容器、衡器进行检查核准<br>4. 对生产用工具的清洁状态进行检查 | 10 | |
| | 物料准备 | 1. 按生产指令领取生产原辅料<br>2. 按生产工艺规程制定标准核实所用原辅料（检验报告单、规格、批号） | | |
| 配制与成型 | | 1. 正确调试及使用栓剂化基质罐、栓剂高效均质机、栓剂灌封机（按设备 SOP 操作）<br>2. 正确计算物料平衡 | 40 | |
| 质量控制 | | 1. 外观光滑整洁，无气泡、花斑、杂点等<br>2. 硬度符合要求<br>3. 物料平衡符合要求<br>4. 重量差异符合要求 | 20 | |
| 记录 | | 生产记录准确完整 | 10 | |
| 生产结束清场 | | 1. 作业场地清洁<br>2. 工具和容器清洁<br>3. 生产设备清洁<br>4. 清场记录 | 10 | |
| 其他 | | 正确回答考核人员的提问 | 10 | |

## 任务强化

1. 栓剂的制备方法有哪些？
2. 置换价的定义是什么？如何计算？
3. 简述热熔法制备栓剂的工艺流程。

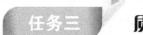

## 质检与包装

### 任务目标

1. 能看懂质检与包装生产指令单。
2. 能按质检与包装设备的标准操作规程进行操作。
3. 能按岗位操作规程对物料或产品进行质检与包装。
4. 能进行生产工艺参数控制和质量控制。
5. 能按标准操作规程对设备进行清洁及清场操作。
6. 能对生产过程中出现的异常情况进行初步处理。
7. 能正确填写原始记录。

### 任务卡

| 任务名称 | 质检与包装 | 学号 | | 姓名 | |
|---|---|---|---|---|---|
| 关键点 | 一、栓剂质检的项目<br>二、栓剂质检与包装的方法<br>三、栓剂质检与包装所使用的设备 | | | | |
| 开始时间 | | | 完成时间 | | |
| 签发人 | | | 执行人 | | |

### 任务场景

1. 场地：多媒体教室、VR 实训室、GMP 实训中心质检与包装车间。
2. 材料：质检与包装批生产记录，质检岗位、包装岗位、质检设备及包装设备相关 SOP 等。
3. 设备：万分之一分析天平、融变时限检查仪及栓剂包装线等设备。

### 任务准备

#### （一）栓剂的质量评价

栓剂中的药物与基质应混合均匀，其外形应完整光滑，放入腔道后应无刺激性，应能融化、软化或溶化，并与分泌液混合，逐渐释放出药物，产生局部或全身作用；并应有适宜的硬度，以免在包装或贮存时变形。

根据《中国药典》（2015 年版），除另有规定外，栓剂应进行以下相应检查。

1. 重量差异

取供试品 10 粒，精密称定总质量，求得平均粒重后，再分别精密称定每粒的质量。每粒质量与平均粒重相比较（有标示粒重的中药栓剂，每粒质量应与标示粒重比较），按表 11-4 中的规定，超出重量差异限度的不得多于 1 粒，并不得超出限度 1 倍。

凡规定检查含量均匀度的栓剂，一般不再进行重量差异检查。

表 11-4　栓剂的重量差异限度

| 平均质量/g | 重量差异限度/% |
|---|---|
| ≤1.0 | ±10 |
| 1.0～3.0 | ±7.5 |
| >3.0 | ±5 |

2. 融变时限

融变时限是检查栓剂在规定条件下的融化、软化或溶散的情况。

仪器装置是由透明的套筒与有金属圆板的金属架组成，如图 11-8 所示。测定时，取供试品 3 粒，在室温放置 1 h 后，分别放在 3 个金属架的下层圆板上，装入各自的套筒内，并用挂钩固定。除另有规定外，将上述装置分别垂直浸入盛有不少于 4 L 的

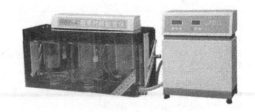

图 11-8　融变时限检查仪

(37.0±0.5)℃水的容器中，其上端位置应在水面下 90 mm 处，容器中装一转动器，每隔 10 min 在溶液中翻转该装置一次。

除另有规定外，3 粒脂肪性基质的栓剂均应在 30 min 内全部融化、软化或触压时无硬心；3 粒水溶性基质的栓剂均应在 60 min 内全部溶解，如有 1 粒不符合规定，应另取 3 粒复试，均应符合规定。

3. 微生物限度

除另有规定外，按照非无菌产品微生物限度检查：微生物计数法（通则 1105）和控制菌检查法（通则 1106）及非无菌药品微生物限度标准（通则 1107）检查，应符合规定。

**（二）栓剂的包装与贮存**

1. 栓剂的包装

栓剂通常是内、外两层包装。原则上要求每个栓剂都要包裹，不外露，栓

剂之间有间隔，不接触，防止在运输和贮存过程中因撞击而破碎，或因受热而黏着、熔化造成变形等。使用较多的包装材料是用无毒的塑料壳（类似胶囊上、下两节），将栓剂装好并封入小塑料袋中即得。自动制栓包装的生产线使制栓与包装联动在一起。

2. 栓剂的贮存

一般栓剂应于 30 ℃以下密闭贮存和运输，防止因受热、受潮而变形、发霉、变质。脂肪性基质的栓剂最好在冰箱中（−2 ～ +2 ℃）保存。甘油、明胶类水溶性基质的栓剂，既要防止受潮软化、变形或发霉、变质，又要避免干燥失水、变硬或收缩，所以应密闭，室温阴凉处贮存。

## ▷ 任务实施

### （一）岗位职责

① 严格执行《质检岗位操作法》《包装岗位操作法》《质检设备标准操作规程》和《包装设备标准操作规程》。

② 严格执行生产指令，保证待质检与包装物料的名称、数量、规格、质量准确无误，待质检物料质量符合质量要求。

③ 自觉遵守工艺纪律，保证质检与包装岗位不发生混药、错药或对药品造成污染，发现偏差及时上报。

④ 生产过程中，按状态标志管理程序做好状态标志管理工作，做到状态标志清晰明了。

⑤ 负责质检与包装岗位所有设备的安全使用及日常保养，防止生产事故发生。

⑥ 认真如实填写生产记录，做到字迹清晰、内容真实、数据完整，不得任意涂改和撕毁，做好交接记录，顺利进入下一道工序。

⑦ 工作结束或更换品种时应及时做好清洁卫生并按有关 SOP 进行清场工作，认真填写相应记录。做到岗位生产状态标识、设备所处状态标识、清洁状态标识清晰明了。

### （二）生产资料

① 批生产指令单（表 11-5）。

②《质检与包装岗位操作规程》。

③《质检与包装设备标准操作规程》。

④《质检与包装设备标准清洁、保养操作规程》。

⑤《D 级洁净区操作间清洁标准操作规程》。

⑥ 物料交接单。

⑦ 质检与包装操作批生产记录。

⑧ 清场记录。

表 11-5　批生产指令单

| 产品名称： | | | 产品批号： | | |
|---|---|---|---|---|---|
| 产品代码： | | | 批量： | | |
| | 名称 | 批号 | 规格 | 质检量 | 实际用量 |
| 待质检与<br>包装物料 | | | | | |
| | | | | | |
| | | | | | |
| 包装材料 | | | | | |
| | | | | | |
| | | | | | |
| 生产开始时间： | | | 生产结束时间： | | |
| 填表人 | | 审核人 | | 监督人 | |
| 填表日期 | | 审核日期 | | 监督日期 | |
| 备注： | | | | | |

### （三）质检与包装岗位操作法

1. 生产前准备

① 检查设备和工作场所是否有上批遗留的产品、文件或与本批生产无关的物料；检查是否有上次生产的"清场合格证"（副本），是否有质检员或检查员签名。

② 检查操作间、工具、器具、设备等是否已更换"已清洁"或"合格"状态标识，并核对是否在有效期内。

③ 检查操作间的温度、相对湿度、压差是否与要求相符，并记录。

④ 检查水、电供应是否正常。

⑤ 根据生产指令填写领料单，从物料间领取待质检与包装物料，并核对名称、代码、批号、规格、质量、数量是否相符。

⑥ 操作前检查设备各部件是否松动。

⑦ 检查无异常后挂本次运行状态标识，进入质检操作间。

2. 质检操作

① 生产人员到中转站（室）按领料单逐项核对物料无误，领取待质检物料。

② 操作人员戴好口罩和洁净手套，将待质检的物料按照《中国药典》（2015 年版）要求逐项进行质量检查。

③ 分别进行外观、重量差异和融变时限检查。

④ 记录。操作过程中及时填写批生产记录、设备运行记录，要求字迹清晰、内容真实、数据完整，并由操作人及复核人签名。记录应保持清洁，不得撕毁和任意涂改；更改时，在更改处签字，并使原数据仍可辨认。

⑤ 操作过程中出现异常时，按《生产过程偏差处理管理规程》处理。

3. 包装操作

（1）领取物料

操作人员依据批内包装指令及日计划生产量，到中转站领取有绿色合格状态标记周转的待包装半成品。核对物料品名、规格、批号、数量、检验报告单或合格证等，确认无误后，交接双方在物料交接单上签字。注意在领取物料前应首先确认栓剂是否为"放行"状态标识，同时无检验合格证的物料应拒绝领取。

（2）包装

① 开启机器前，检查栓剂包材、药盒、说明书等是否与包装工艺要求相符，机器中无其他遗留物。

② 操作人员启动设备，空运转正常后，开始生产。

③ 根据工艺需要对产品进行装塞说明书。

④ 操作人员应监控设备的情况，将破损、缺粒等不合格品挑出，手工调好再放在包装线上。

⑤ 贴标操作人员根据批包装指令设置批号、生产日期、有效期，调控设备使标签打印内容清晰准确，标签粘贴端正平整。

⑥ 经操作人员检查合格的成品装在洁净周转容器内，准确称取质量，认真填写周转卡片挂在物料容器上。

⑦ 生产完毕，将产品运往中转站，与中转站负责人进行复核交接，双方在中转站进出站台账上签字。

⑧ 将残料装在塑料袋内称重后，注明品名、批号、规格、质量等交材料员，依据"物料结料退料工作程序"办理退料手续。废料按照《生产废弃物处理管理规程》执行。

4. 如实填写生产操作记录

栓剂质检批生产记录见表11-6。

表 11-6　栓剂质检批生产记录

| 品名 | | 批号 | | 生产日期 | | 页 | |
|---|---|---|---|---|---|---|---|
| 岗位 | | 批次量 | | 工艺规程号 | | 版 | |
| 外观检查 | | | | | | | |
| 情况说明： | | | | | | | |
| 结果判定： | | | | | | | |
| 操作人 | | | | 审核人 | | | |
| 重量差异检查及融变时限检查 | | | | | | | |
| 仪器设备 | | | | | | | |
| 装量差异检测 | 序号 | 1 | 2 | 3 | 4 | 5 | |
| | 装量 | | | | | | |
| | 序号 | 6 | 7 | 8 | 9 | 10 | |
| | 装量 | | | | | | |
| | 序号 | 11 | 12 | 13 | 14 | 15 | |
| | 装量 | | | | | | |
| | 序号 | 16 | 17 | 18 | 19 | 20 | |
| | 装量 | | | | | | |
| | 结论： | | | | | | |
| 融变时限检查 | | | | | | | |
| 开始时间 | | | | 结束时间 | | | |
| 情况说明 | | | | | | | |
| 结果判定 | | | | | | | |
| 备注 | | | | | | | |
| 操作人 | | | | 审核人 | | | |

栓剂内包装岗位生产记录见表 11-7。

### 表11-7 栓剂内包装岗位生产记录

| 产品名称 | | | 规格 | | 批号 | |
|---|---|---|---|---|---|---|
| 代码 | | | 批量 | | 日期 | |

<table>
<tr><td rowspan="6">生产前检查</td><td colspan="6">操作要求</td><td>执行情况</td></tr>
<tr><td colspan="6">1. 生产相关文件是否齐全</td><td>是□ 否□</td></tr>
<tr><td colspan="6">2. 清场合格证是否在有效期内</td><td>是□ 否□</td></tr>
<tr><td colspan="6">3. 按包装指令领取待包装品，核对品名、规格、批号、数量</td><td>是□ 否□</td></tr>
<tr><td colspan="6">4. 按包装指令领取内包装材料，核对品名、规格、批号、数量</td><td>是□ 否□</td></tr>
<tr><td colspan="6">5. 设备是否完好</td><td>是□ 否□</td></tr>
</table>

<table>
<tr><td rowspan="21">生产操作</td><td>时间</td><td colspan="2">装量准确</td><td>封口严密</td><td>时间</td><td>装量准确</td><td>封口严密</td></tr>
<tr><td></td><td colspan="2">是□ 否□</td><td>是□ 否□</td><td></td><td>是□ 否□</td><td>是□ 否□</td></tr>
<tr><td></td><td colspan="2">是□ 否□</td><td>是□ 否□</td><td></td><td>是□ 否□</td><td>是□ 否□</td></tr>
<tr><td></td><td colspan="2">是□ 否□</td><td>是□ 否□</td><td></td><td>是□ 否□</td><td>是□ 否□</td></tr>
<tr><td></td><td colspan="2">是□ 否□</td><td>是□ 否□</td><td></td><td>是□ 否□</td><td>是□ 否□</td></tr>
<tr><td></td><td colspan="2">是□ 否□</td><td>是□ 否□</td><td></td><td>是□ 否□</td><td>是□ 否□</td></tr>
<tr><td></td><td colspan="2">是□ 否□</td><td>是□ 否□</td><td></td><td>是□ 否□</td><td>是□ 否□</td></tr>
<tr><td></td><td colspan="2">是□ 否□</td><td>是□ 否□</td><td></td><td>是□ 否□</td><td>是□ 否□</td></tr>
<tr><td></td><td colspan="2">是□ 否□</td><td>是□ 否□</td><td></td><td>是□ 否□</td><td>是□ 否□</td></tr>
<tr><td></td><td colspan="2">是□ 否□</td><td>是□ 否□</td><td></td><td>是□ 否□</td><td>是□ 否□</td></tr>
<tr><td></td><td colspan="2">是□ 否□</td><td>是□ 否□</td><td></td><td>是□ 否□</td><td>是□ 否□</td></tr>
<tr><td colspan="2">物料</td><td colspan="2">领取量</td><td></td><td>剩余量</td><td>损耗量</td></tr>
<tr><td colspan="2"></td><td colspan="2"></td><td></td><td></td><td></td></tr>
<tr><td colspan="2">包材产地</td><td colspan="2"></td><td></td><td></td><td></td></tr>
<tr><td colspan="2">包装规格</td><td colspan="2"></td><td></td><td>包装数量</td><td></td></tr>
<tr><td colspan="2">设备</td><td colspan="2"></td><td></td><td></td><td></td></tr>
<tr><td colspan="2">操作人</td><td colspan="2"></td><td></td><td>审核人</td><td></td></tr>
</table>

<table>
<tr><td rowspan="3">物料平衡</td><td colspan="4">公式：<br>物料平衡＝(包装数量×每粒质量＋余料量＋损耗量)/领料量×100%<br>包材平衡＝(实用包材＋残损包材＋退回包材)/领取包材×100%<br>计算：<br><br>　　　　　　　　　　计算人：　　　　审核人：</td></tr>
<tr><td colspan="4">≤限度≤　　　实际为　　%　　　符合限度□　　　不符合限度□</td></tr>
</table>

<table>
<tr><td rowspan="2">传递</td><td>移交人</td><td></td><td>交接量</td><td></td><td>日期</td><td></td></tr>
<tr><td>接收人</td><td></td><td>监控人</td><td></td><td></td><td></td></tr>
<tr><td></td><td>QA</td><td></td><td>岗位负责人</td><td></td><td></td><td></td></tr>
<tr><td>备注</td><td colspan="6"></td></tr>
</table>

5. 清场

① 操作间、设备、容器、器具更换成"待清洁"标识。

② 生产过程中产生的废弃物按标准操作规程进行集中处理。

③ 清理本批生产所用生产文件。

④ 按设备、容器的清洁操作规程对生产设备、容器、器具进行清洁消毒，QA 复核签字，并更换"已清洁"标识。

⑤ 按《D 级洁净区操作间清洁标准操作规程》对生产操作的整个区域（包括天花板、墙面、地面、操作台等）进行清洁，及时填写清场记录。

⑥ 清场结束后，经 QA 人员复核并签字，发"清场合格证"一式两份。正本纳入本批生产记录，副本留下作为下批生产凭证。

⑦ 将操作间更换为"已清洁"标识。

⑧ 操作人员退出洁净区，按进入洁净区时的相反程序执行。

**（四）生产工艺管理要点**

① 质检与内包装操作室符合 D 级（30 万级）要求。室内相对室外呈正压，温度 18 ~ 26 ℃、相对湿度 45% ~ 65%。

② 质检与包装过程中注意废品的处理。

③ 质检与包装过程中所有物料均应有标示，防止发生混药、混批。

**（五）质量控制关键点**

① 设备仪器校准。

② 符合《中国药典》（2015 年版）栓剂质量检查要求。

③ 准确计算和填写记录。

**（六）质量判断**

质检与包装后所得物料符合生产要求。按照制药企业 GMP 要求进行抽检。

## ▶ 任务考核

| 考核内容 | | 技能要求 | 分值 | 考核结果 |
|---|---|---|---|---|
| 生产前准备 | 生产工具准备 | 1. 检查核实清场情况，检查清场合格证<br>2. 对设备状况进行检查，确保设备处于合格状态<br>3. 对计量容器、衡器进行检查核准<br>4. 对生产用工具的清洁状态进行检查 | 10 | |
| | 物料准备 | 1. 按生产指令领取待质检与包装物料<br>2. 按生产工艺规程制定标准核实待质检与包装物料（批生产记录、规格、批号） | | |

续表

| 考核内容 | 技能要求 | 分值 | 考核结果 |
|---|---|---|---|
| 质检与包装 | 1. 正确调试及使用万分之一分析天平（按设备 SOP 操作）<br>2. 正确调试及使用其他检测设备和仪器（按设备 SOP 操作）<br>3. 正确调试及使用栓剂包装设备和仪器（按设备 SOP 操作） | 40 | |
| 质量控制 | 1. 填写正确，无错误<br>2. 数据计算正确<br>3. 判定准确 | 20 | |
| 记录 | 生产记录准确完整 | 10 | |
| 生产结束清场 | 1. 作业场地清洁<br>2. 工具和容器清洁<br>3. 生产设备清洁<br>4. 清场记录 | 10 | |
| 其他 | 正确回答考核人员的提问 | 10 | |

## ▶ 任务强化

1. 栓剂质检的项目有哪些？
2. 栓剂质检的判定依据分别是什么？
3. 栓剂包装的设备有哪些？常见的包装材料有哪些？

# 项目十二 软膏剂的制备

## 任务一 认知软膏剂的处方

### 任务目标

1. 能识记软膏剂的概念。
2. 能识记软膏剂的常用基质。
3. 能描述软膏剂的特点。
4. 能描述软膏剂的分类。
5. 能描述软膏剂的质量要求。

### 任务卡

| 任务名称 | 认知软膏剂的处方 | 学号 | | 姓名 | |
|---|---|---|---|---|---|
| 关键点 | 一、软膏剂的特点<br>二、软膏剂的分类<br>三、软膏剂的处方和基质 | | | | |
| 开始时间 | | | 完成时间 | | |
| 执行人 | | | 审核人 | | |

### 任务场景

1. 场地：多媒体教室、VR 实训室、GMP 实训中心软膏剂车间。
2. 材料：《中国药典》（2015 年版）、软膏剂处方等。
3. 设备：计算机等设备。

### 任务准备

#### （一）软膏剂的定义

软膏剂（ointments）系指药物与适应基质均匀混合制成的具有一定稠度的

均匀半固体外用制剂（图 12-1）。常用基质分为油脂性、水溶性和乳剂型基质，其中用乳剂型基质制成的易于涂布的软膏剂称乳膏剂（cream）。

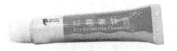

**图 12-1　软膏剂示例**

**（二）软膏剂的特点**

软膏剂多应用于慢性皮肤病，对皮肤、黏膜或创面起到保护、润滑和局部治疗作用，如消毒、杀菌、防腐、收敛等。软膏剂中的药物亦可通过透皮吸收进入体循环，产生全身治疗作用。但急性损伤的皮肤不能使用软膏剂。

**（三）软膏剂的分类**

1. 根据不同的基质分类

（1）油膏剂　以油脂性基质（如凡士林、羊毛脂等）制备的软膏剂。

（2）乳膏剂　以乳剂型基质制成的易于涂布的软膏剂，因基质不同，可分为水包油型（O/W）和油包水型（W/O）乳膏剂。

（3）凝胶剂　药物与能形成凝胶的辅料制成的软膏剂。

2. 根据药物在基质中的分散状态分类

（1）溶液型　为药物溶解（或共熔）于基质或基质组分中制成的软膏剂。

（2）混悬型　为药物细粉均匀分散于基质中制成的软膏剂。

（3）乳剂型　即乳膏剂。

**（四）软膏剂的质量要求**

优良的软膏剂应符合如下质量要求：均匀、软滑、细腻，涂于皮肤上无粗糙感；有适宜的硬度，涂于皮肤或黏膜上不融化，黏稠度随季节变化应很小；易涂布、易洗除，不污染皮肤和衣物；性质稳定，应无酸败、异臭、变色、变硬，乳膏剂不得有油水分离及胀气等现象，能保持药物的固有疗效；无刺激性、致敏性及其他不良反应；用于溃疡、大面积烧伤等创面的软膏剂应无菌，眼用软膏剂应在无菌条件下配制。

**知识链接**

**影响软膏剂吸收的因素**

1. 皮肤条件

① 应用部位。皮肤的厚薄、毛孔的多少等与药物的穿透、吸收均有关系。

② 病变皮肤。病变破损的皮肤能加快药物的吸收，但可能引起疼痛、过敏及中毒。

③ 皮肤的温度与湿度。皮肤温度高，血流量增加，吸收增加。潮湿的皮肤，可增强角质层的水合作用，使其疏松而增加药物的穿透力。

④ 清洁的皮肤。

2. 药物性质

皮肤细胞膜是类脂性的，非极性较强，油溶性药物较易穿透皮肤，但组织液是极性的，故药物必须具有合适的油、水分配系数，另应选用相对分子质量小、药理作用强的药物。

3. 基质的组成与性质

药物的释放在乳剂型基质中最快，动物油脂中次之，植物油中又次之，烃类基质中最差。表面活性剂加入油脂性基质中能增加药物的吸收；基质与皮肤的水合作用，能增加药物的穿透力，烃类基质的闭塞性好，可引起较强的水合作用，W/O 型乳剂型基质次之，O/W 型乳剂型基质又次之，水溶性基质则几乎不能阻止水分蒸发。

4. 其他因素

药物浓度、应用面积、应用次数、与皮肤接触的时间等与药物吸收的量成正比。年龄和性别对皮肤的穿透、吸收亦有影响。老年人因皮肤干燥，穿透和吸收能力差；女性较男性皮肤薄，屏障机能亦较弱，故穿透、吸收能力较强；婴儿的表皮比成人薄，穿透能力比成人强。

## （五）软膏剂的常用基质

1. 基质的作用

软膏剂主要由药物、基质和附加剂组成，基质不仅是软膏剂的赋形剂，也是药物的载体，而且对软膏剂的质量与药物的治疗有重要影响，它能影响药物的理化性质、药物的释放和吸收及其在皮肤内的扩散。不少起保护、润滑作用的软膏剂，其基质还是发挥生理效应的药物。另外，软膏剂中还可加入保湿剂、防腐剂、增稠剂、抗氧剂、透皮吸收促进剂等附加剂，但用量相对较少，可根据需要而定。

2. 基质的种类

常用的软膏剂基质根据其组成可分为三类：油脂性基质、水溶性基质和乳剂型基质。但目前还没有哪种单一基质能完全满足要求，实际应用时，应根据各基质的特点、药物的性质、制剂的疗效和产品的稳定性等具体分析，合理选用不同类型基质混合组成。

（1）油脂性基质　主要包括烃类、类脂类和油脂类等。此类基质的特点是无刺激性、润滑性好，涂于皮肤能形成封闭性油膜，防止水分蒸发，可促进皮肤水合作用，对皮肤有保护和软化作用；理化性质稳定，能与多种药物配伍，不易长菌；但油腻性大，不易洗除；疏水性强，吸水性较差，与分泌物不易混合；药物的释放性能差，往往影响皮肤的正常生理，故不适用于有渗出液的皮肤损伤。油脂性基质一般不单独用于制备软膏，可加入表面活性剂增加其吸水性或用作乳剂型基质中的油相。此类基质主要用于遇水不稳定的药物，适用于表皮增厚、角化、皲裂等慢性皮损和某些感染性皮肤病的早期。

① 烃类：石油蒸馏后得到的高级烃的混合物，其中大部分为饱和烃，主要包括凡士林、固体石蜡和液体石蜡等。

a. 凡士林，又称为软石蜡，为液体烃类与固体烃类的半固体混合物，是最常用的油脂性基质，分为黄、白两种，后者系经前者漂白而得，其中黄凡士林的刺激性小。熔程 38 ～ 60 ℃，无臭无刺激，化学性质稳定，抗氧性良好，不易酸败，配伍面广，特别适用于遇水不稳定的药物如抗生素等。凡士林有适宜的黏稠性与涂展性，既可单独作软膏剂基质，又能与蜂蜡、植物等混合使用。在特性上，凡士林油腻性大，极具防水性，不易与水混合，对皮肤有保护、软化及保湿作用，是良好的皮肤保护层。但本品对皮肤的穿透性差，释药速度慢，主要起局部的覆盖和保护作用，仅适用于皮肤表面病变。

凡士林吸水性差，仅能吸收其质量5%的水分，故不能与较大量的水性药液配伍，不适用于急性炎症且有大量渗出液的患处。使用时可加入适量羊毛脂、胆固醇和一些高级脂肪醇等增加其吸水性，如在凡士林中加入15%羊毛脂，可增加吸水量至50%；加入适量表面活性剂也可增加吸水性。

b. 固体石蜡和液体石蜡均为从石油中得到的烃类混合物。固体石蜡是固体饱和烃混合物，熔程 50 ～ 65 ℃，因石蜡的结构比较均匀，与其他基质融合后不易单独析出，故较优于蜂蜡，可用于调节软膏剂的稠度。液体石蜡为液体饱和烃混合物，能与多数油脂或挥发油混合，主要用于调节软膏剂的稠度，也常用作乳剂型基质的油相。液体石蜡还可作为加液研磨的液体，用来研磨药物粉末，以利于药物与基质混匀。液体石蜡分轻质和重质两种，黏度也略有不同，常用轻质液体石蜡。

② 类脂类：此类基质是高级脂肪酸与高级脂肪醇化合而成的酯及其混合物，常从动物中提取分离而得，如羊毛脂、鲸蜡、蜂蜡等。其物理性质类似脂肪，但化学性质较脂肪稳定。其具有一定的吸水性和表面活性作用，常与油脂性基质特别是烃类合用，可增加油脂性基质的吸水性。此类基质可吸收较多的水分而形成 W/O 型乳剂，具有乳化作用。

a. 羊毛脂又称无水羊毛脂，为淡黄色至棕黄色软膏状物，其主要成分为胆固醇类的棕榈酸酯及游离的胆固醇类，熔程 36 ～ 42 ℃，化学性质稳定，不易酸败，有黏性而滑，臭味微弱而特异。羊毛脂不溶于水，但具有较强的吸水性，可吸收约 2 倍质量的水并形成 W/O 型乳剂型基质。羊毛脂的组成和性质与皮脂分泌物类似，能使主药迅速被黏膜及皮肤吸收，有附着力，故可提高药物的穿透性，有利于药物的透皮吸收。但纯羊毛脂过于黏稠，涂于局部有不适感，不宜单独作软膏基质，常与凡士林合用，可改善凡士林的吸水性与药物的穿透性，亦可调节软膏稠度，以得到适宜的软膏基质。含水 30% 的羊毛脂称为含水羊毛脂，其黏性低，取用方便，便于应用，可在乳剂型基质中起辅助乳化剂的作用。

b. 蜂蜡与鲸蜡。两者均为蜡状固体，吸水性差，不易酸败。蜂蜡的主要成分为棕榈酸蜂蜡醇酯，有黄、白之分，后者由前者精制而成，熔程 62 ~ 67 ℃。鲸蜡的主要成分为鲸蜡醇棕榈酸酯，熔程 42 ~ 50 ℃。两者均因含有少量游离高级脂肪醇而具有一定的表面活性作用，为较弱的 W/O 型乳化剂，在 O/W 型乳剂型基质中可作稳定剂，常用于取代乳剂型基质中的部分脂肪性物质以调节基质稠度或增加稳定性。

③ 硅酮：俗称硅油或二甲硅油，由不同分子量的聚二甲基硅氧烷组成，为无色或淡黄色透明油状液体，无臭无味，黏度随分子量增加而增大，在应用温度范围内（ −40 ~ 150 ℃）黏度变化极小。本品不溶于水，化学稳定性良好，但在强酸强碱中降解，对皮肤无刺激性与毒性。硅酮较好的疏水性和较小的表面张力使之具有较好的润滑性而易于涂布，且不污染衣物，不妨碍皮肤的正常功能，是一种较理想的疏水性基质。

本品能与多种基质如羊毛脂、硬脂醇、硬脂酸甘油、聚山梨酯类等配合应用，还可将其与油脂性基质合用制成防护性软膏，保护皮肤对抗水性酸液、碱液等的刺激与腐蚀，亦可制成乳剂型基质应用。较羊毛脂与凡士林，硅酮对药物的释放快，对皮肤的穿透性强，但成本较高。其对眼睛有刺激性，故不宜作眼膏剂基质。

④ 油脂类：系动植物高级脂肪酸甘油酯及其混合物，因动物性油脂稳定性差而很少应用，常用植物油脂。油脂类常与类脂类混合使用，以获得适当稠度的油脂类基质。

a. 植物油，常用麻油、花生油、棉籽油等。由于其分子结构中存在不饱和键，故稳定性不如烃类，在储存过程中易受空气、温度、光线、氧气等因素的影响而发生分解、氧化和酸败等，常加入抗氧剂和防腐剂加以克服。植物油在常温下为液体，不能单独作基质使用，常与熔点较高的蜡类熔合而得到适宜稠度的基质，如花生油或棉籽油与蜂蜡以 2 : 1（W/W）的比例加热熔合而成的"单软膏"，可直接用作软膏基质。植物油还可作为乳剂型基质中的油相使用。

b. 氢化植物油，即由植物油经催化加氢而得，稳定性较原植物油好，不易酸败，也可与其他基质混合用作软膏基质。

（2）水溶性基质　由天然或合成的水溶性高分子物质胶溶在水中形成的半固体状的凝胶。此类基质易溶于水，无油腻感，易涂展，易洗除；对皮肤和黏膜无刺激性，可与水性物质混合并能吸收组织渗出液，有利于分泌物的排除，释药速度较快。但其对皮肤的润滑、软化作用较差，基质中的水分易蒸发使软膏硬化，部分基质久储易霉败，因此常需加入防腐剂和保湿剂。水溶性基质多用于湿润、糜烂创面、腔道黏膜等，还可作为防油保护性软膏的基质，遇水不稳定的药物不宜选用此类基质。常用于制备此类基质的高分子物质有聚乙二醇类、甘油明胶、纤维素衍生物、卡波姆、淀粉甘油等。

① 聚乙二醇（PEG）类：系用环氧乙烷与水或乙二醇逐步加成聚合得到的水溶性聚醚，常用分子量为 300～6 000，随分子量增加由无色无臭黏稠液体过渡到蜡状固体。此类基质无毒，对眼睛和皮肤无明显刺激，具有良好的水溶性和药物相溶性，能与渗出液混合且易洗除；能耐高温，性质较稳定，不易霉变。聚乙二醇具有较强的吸水性，PEG 软膏因具有清洁、干燥表面的作用而被用于处理发炎、渗出液体及皮炎等，但涂于皮肤有刺激感，久用可引起皮肤脱水，产生干燥感。

固体与液体聚乙二醇以适当比例混合可制成半固体的软膏基质，并通过改变分子量调节稠度。PEG 对季铵盐类、山梨糖醇及羟苯酯类等有配伍变化，可与苯甲酸、水杨酸、鞣酸等络合，使基质软化，并降低防腐剂活性，使用时需注意避免。

② 甘油明胶：系由 10%～30% 的甘油、1%～3% 的明胶与水加热制成的透明凝酸。本品温热后易涂布，涂于皮肤上形成一层保护膜，因具有弹性，特别适合于含维生素类的营养性软膏的制备。

③ 纤维素衍生物：系纤维素的合成衍生物，常用的有甲基纤维素（MC）、甲基纤维素钠（CMC-Na）等。此类基质的水溶液呈中性，性质稳定，MC 可溶于冷水，CMC-Na 在冷、热水中均溶，浓度较高时呈凝胶状，较为常用。羧甲基纤维素钠是阴离子型化合物，遇强酸及汞、铁、锌等重金属离子及阳离子型药物可生成不溶物，故不能配伍使用。

④ 卡波姆（carbomer）。商品名为卡波普（Carbopol），白色疏松粉末，引湿性强，水溶液黏度低，呈酸性，加碱中和后呈稠厚凝胶。无毒，耐热，粉末对眼、黏膜、呼吸道等有刺激。

⑤ 淀粉甘油。由 7%～10% 的淀粉、70% 的甘油与水加热制成。本品能与铜、锌等金属盐类配伍，可用作眼膏基质。因甘油含量高，故能抑制微生物生长而较稳定。

（3）乳剂型基质 系指油相与水相借助乳化剂的作用在一定的温度下混合乳化，搅拌至冷凝并在室温下形成的半固体基质，用乳剂型基质制备的软膏剂也称为乳膏剂。乳剂型基质的类型及原理与乳剂相仿，由油相、水相和乳化剂三部分组成，不同之处在于此类基质常用的油相多为固体或半固体，如硬脂酸、蜂蜡、石蜡、高级醇（十八醇）、凡士林等，有时为了调节稠度，也可加入定量液体石蜡、植物油等。根据乳化剂种类的不同，乳剂型基质有水包油（O/W）型和油包水（W/O）型。其中 O/W 型乳剂型基质外相能与大量水混合，基质含水量较高，无油腻性，易于涂布和用水洗除，色白如雪，有"雪花膏"之称。W/O 型乳剂型基质较不含水的油脂性基质油性小，易涂布，能吸收部分水分，且使用后水分从皮肤蒸发时有和缓的冷却作用，故有"冷霜"之称。

乳剂型基质油性较小或无油性，稠度适宜，润滑性好，易于涂展和洗除，乳化剂的表面活性作用使其对水和油均有一定的亲和力，可与创面渗出物或分泌物混合，利于药物与表皮接触，促进药物的经皮渗透，药物的释放不妨碍皮肤的分泌与水分的蒸发，对皮肤的正常功能影响较小。乳剂型基质特别是 O/W 型基质中药物的释放和透皮吸收均较快。但 O/W 型基质因外相含水量多，在储存过程中易霉变，常需加入防腐剂如尼泊金酯类、三氯叔丁醇、山梨酸等，同时水分易挥发而使软膏变硬甚至转型，故常加入甘油、丙二醇、山梨醇等作保湿剂，一般用量为 5% ~ 20%。

乳剂型基质适用于亚急性、慢性及无渗出液的皮肤损伤和皮肤瘙痒症，但因其具有"反向吸收"作用，即 O/W 型软膏用于分泌物较多的皮肤病，如润湿性湿疹时，被吸收的分泌物可重新透入皮肤而使炎症恶化，因此忌用于糜烂、溃疡、水疱及脓疱等有大量渗出液的皮损和创面。

乳化剂对乳剂型基质的形成起关键性作用，常用的乳化剂有皂类、高级脂肪醇与脂肪醇硫酸酯类、多元醇酯类、聚氧乙烯醚类等。

① 皂类

a. 一价皂：由脂肪酸（如硬脂酸、油酸等）与一价金属离子（如钠、钾、铵等）的无机碱或有机碱作用生成的新生皂类，如钠皂、钾皂、三乙醇胺皂等。一价皂的 HLB 值在 15 ~ 18，亲水性强于亲油性，易形成 O/W 型的乳剂型基质，但若处方中油相含量过多时可转型为 W/O 型乳剂型基质。碳原子数为 18 的硬脂酸为常用脂肪酸，其用量为基质总量的 10% ~ 25%，主要作为油相成分，硬脂酸与碱反应生成新生皂，未皂化的部分被乳化形成分散相（油相），因其具有凝固作用可增加基质黏度。

用硬脂酸制成的乳剂型基质，外观光滑美观，用于皮肤不觉油感，水分蒸发后在皮肤上留有一层硬脂酸薄膜而具有保护作用。但单用硬脂酸为油相制成的基质润滑作用差，故常加入凡士林、液体石蜡等油脂性基质用以调节稠度和涂展性。以硬脂酸钠为乳化剂制成的钠皂较硬，而钾皂有软肥皂之称，制得的基质较为柔软，新生有机铵皂为乳化剂制成的基质较为细腻、光亮美观。因此，后者常与前两者合用或单用作乳化剂。

此类基质易被酸、碱及钙、镁离子或其他电解质破坏，故忌与含钙、镁离子类药物及酸、碱类药物合用。因一价皂为阴离子型表面活性剂，忌与阳离子型表面活性剂及阳离子药物如硫酸新霉素、硫酸庆大霉素、醋酸洗必泰等配伍联用。

b. 多价皂：系由二、三价的金属（如钙、镁、锌、铝）氧化物与脂肪酸作用而成，如硬脂酸钙、硬脂酸镁、硬脂酸铝等。多价皂 HLB 值小于 6，解离度小，亲油性强，易形成 W/O 型乳剂型基质。新生多价皂较易形成，可在制备基质反应中生成，因其黏度较大，形成的乳化剂也较稳定，但耐酸性差。

② 高级脂肪醇与脂肪醇硫酸酯类

a. 高级脂肪醇：常用的有十六烷醇（鲸蜡醇）和十八烷醇（硬脂醇），熔程分别为 45～50 ℃和 56～60 ℃。二者为白色晶体，均不溶于水，但有一定的吸水能力，吸水后可形成的 W/O 型乳化剂，若用于 O/W 型基质的油相中可增加基质稠度和乳剂的稳定性。本品还可与凡士林等油脂性基质混合，以增加凡士林的吸水性，形成 W/O 型乳剂型基质。以新生皂为乳化剂的乳剂型基质中，若用十六烷醇和十八烷醇取代部分硬脂酸，所形成的基质较细腻光亮。

b. 脂肪醇硫酸酯类：常用的有十二烷基硫酸钠（SDS），又称月桂醇硫酸钠（SLS），属阴离子型表面活性剂，HLB 值为 40，是优良的 O/W 型乳化剂。本品易溶于水，水溶液呈中性，对皮肤刺激性较小，在广泛的 pH 范围内稳定，能耐酸和钙、镁盐等，但与阳离子型表面活性剂及阳离子药物作用可形成沉淀并失效，加入 1.5%～2% 的氯化钠可使之丧失乳化作用，其乳化作用的适宜 pH 值为 6～7，不应小于 4 或大于 8。本品常与其他 W/O 型乳化剂合用，调节 HLB 值以达到油相所需范围，其与辅助 W/O 型乳化剂如十六烷醇、十八烷醇、硬脂酸甘油酯、司盘类等合用可增加稳定性和黏稠度，常用量为 0.5%～2%。

③ 多元醇酯类

a. 硬脂酸甘油酯：即单、双硬脂酸甘油酯的混合物，不溶于水，溶于热乙醇及乳剂型基质的油相中，HLB 值为 3.8，是一种较弱的 W/O 型乳化剂，与较强的 O/W 型乳化剂合用时，则制得的乳剂型基质稳定，且产品细腻润滑，用量为 15% 左右。本品常作为乳剂型基质的稳定剂或增稠剂，并可增加其润滑性。

b. 脂肪酸山梨酯类（司盘类）与聚山梨酯类（吐温类）。司盘类和吐温类均为非离子型表面活性剂，中性，毒性小，对黏膜和皮肤的刺激性小，对热稳定。其中吐温类 HLB 值为 10.5～16.7，为 O/W 型乳化剂；司盘类 HLB 值 4.3～8.6，为 W/O 型乳化剂。两者均可单独作软膏剂的乳化剂，也可与其他乳化剂合用以调节 HLB 值，亦可增加基质稳定性。使用时可与酸性盐或电解质配伍，但与碱类、重金属盐、酚类及鞣质均有配伍变化，使乳剂被破坏。吐温类能严重抑制一些防腐剂、消毒剂的效能，易与尼泊金酯类、苯甲酸、季铵盐类防腐剂络合，使之部分失活，但可通过适当增加防腐剂用量予以克服。以非离子型表面活性剂为乳化剂的基质中可用的防腐剂有山梨酸、洗必泰碘、氯甲酚等，用量约 0.2%。

④ 聚氧乙烯醚类

a. 平平加 O：系脂肪醇聚氧乙烯醚类，HLB 值为 15.9，属非离子型 O/W 型乳化剂。本品单独使用不能制成稳定的乳剂型基质，常与其他乳化剂或辅助乳化剂按不同配比混合使用，可提高乳化效率，增加基质稳定性。平平加 O 不宜与酚羟基类化合物如苯酚、间苯二酚等配伍以免形成络合物，可破坏乳剂型基质。

b. 乳化剂 OP：系烷基酚聚氧乙烯醚类，HLB 值为 14.5，属非离子型 O/W 型乳化剂。易溶于水，1% 水溶液的 pH 值为 5.7，对皮肤无刺激性。本品耐酸、碱、还原剂及氧化剂，性质稳定，但水溶液中如有大量的金属离子如铁、锌、铜存在时，会使乳化剂 OP 的表面活性降低。用量一般为油相质量的 5%～10%，常与其他乳化剂合用。本品不宜与酚羟基类药物配伍，以免破坏乳剂型基质。

知识链接

**软膏剂应如何正确使用呢?**

① 涂敷药前，应将患处皮肤清洗干净。

② 皮肤有破损、溃烂、渗出物的部位不要涂敷。

③ 涂敷部位有灼烧或瘙痒、发红、肿胀、出疹等反应时，应停药，并将局部药物洗冲。

④ 有些药物涂敷后可采用封包（即用塑料膜、胶布包裹皮肤），可显著提高角质层水量，封包下的角质层含水量可由 15% 增至 50%，增加药物的吸收，并可提高疗效。

⑤ 有些治疗关节痛、肌肉痛等的药膏，涂敷后可轻轻按摩，能提高疗效。

温馨提示：涂敷软膏并非越厚越好，应薄薄地涂一层，保持皮肤的正常呼吸。

## ➤ 任务实施

### （一）VR 沉浸式实训

进入 VR 实训室，认知软膏剂的处方，完成任务。

### （二）药物制剂 GMP 实训车间实训

进入药物制剂 GMP 实训车间，认知软膏剂的处方，完成任务。

### （三）多媒体展示

分组上台用 PPT 展示"认知软膏剂的处方"。

## ➤ 任务强化

1. 简述软膏剂的定义和特点。

2. 简述软膏剂的分类。

3. 简述软膏剂的处方组成。

4. 简述软膏剂的常用基质。

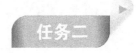

# 任务二 软膏剂的配制与灌封

## ➤ 任务目标

1. 能看懂软膏剂的生产工艺流程。

2. 能按生产指令单领取物料，进行生产准备。

3. 能按真空乳化搅拌机、软膏灌封机的标准操作规程进行操作。

4. 能按岗位操作规程生产乳膏剂。

5. 能进行生产工艺参数控制和质量控制。

6. 能按标准操作规程对设备进行清洁及清场操作。

7. 能对生产过程中出现的异常情况进行初步处理。

8. 能正确填写原始记录。

## 任务卡

| 任务名称 | 软膏剂的配制与灌封 | 学号 | | 姓名 | |
|---|---|---|---|---|---|
| 关键点 | 一、软膏剂的制备方法<br>二、软膏剂的生产设备 | | | | |
| 开始时间 | | | 完成时间 | | |
| 执行人 | | | 审核人 | | |

## 任务场景

1. 场地：多媒体教室、VR 实训室、GMP 实训中心软膏剂车间。

2. 材料：软膏剂批生产记录、软膏剂岗位及真空乳化搅拌机和软膏灌封机相关 SOP 等。

3. 设备：真空乳化搅拌机和软膏灌封机等设备。

## 任务准备

### （一）软膏剂的制备方法

软膏剂的制备一般采用研合法、熔合法和乳化法。制备方法的选择需根据药物与基质的性质、用量及设备条件而定。通常溶液型、混悬型多采用研合法和熔合法，乳剂型常采用乳化法。

1. 基质的处理

基质处理主要针对油脂性基质，若质地纯净可直接取用，若混有机械性异物，或大量生产时，则需进行加热过滤及灭菌处理。先将基质加热熔融，用细布或七号筛趁热过滤除杂，继续加热至 150 ℃约 1 h，灭菌并除水分。

2. 药物的加入方法

① 药物不溶于基质或基质中任何组分时，须将其粉碎成能通过六号筛的细粉（眼膏剂中药粉应过九号筛）。若采用研合法，可先取少量液体成分如液体石蜡、植物油、甘油等与药粉研匀呈糊状，再用等量递加法与剩余基质混匀。

② 药物可直接溶于基质中时，将油溶性药物溶于少量液体油中，再与油脂性基质混匀制成油脂性基质软膏剂；水溶性药物溶于少量水后，与水溶性基质混匀制成水溶性基质软膏剂。水溶性药物也可用少量水溶解后，用羊毛脂等吸水性较强的油脂性基质吸收，然后加入油脂性基质中。此类软膏剂多为溶液型。

③ 含有特殊性质的药物时，若为半固体黏稠性药物（如鱼石脂或煤焦油

等），可直接与基质混合，必要时先与少量羊毛脂或聚山梨酯类混合后再与凡士林等油性基质混合；药物有共熔性成分（如樟脑、薄荷脑、冰片等）时，可先研磨至共熔再与基质混合。单独使用时可用少量适宜溶剂溶解，再加入基质中混匀。

④ 中药浸出物为液体（如水煎浓缩液、流浸膏等）时，可浓缩至稠膏状后加入基质中；如为固体浸膏，则可加少量水或稀醇等研成糊状后，再与基质混匀。

⑤ 挥发性或受热易破坏药物，制备时采用熔合法或乳化法时，应在基质冷却至40 ℃以下后加入，以减少破坏或损失。

3. 制备方法

（1）研合法 基质为油脂性的半固体时，可直接采用研合法（水溶性基质和乳剂型基质不适用），即在常温下通过研磨或搅拌将基质与药物均匀混合，对热不稳定的药物及不溶于基质的药物可采用此法。制备时先取已研细的药物与部分基质或适宜液体研磨成细腻糊状，再等量递加其余基质研匀，直至制成的软膏取少许涂于手背上无沙砾感为止。可溶性药物可用水、甘油溶解，用羊毛脂吸收后再加入油脂性基质中。不溶性药物量少（小于5%）时，用适量液体石蜡或植物油研磨后再加入基质中研合。此法适用于小量制备，可用软膏刀在瓷或玻璃的膏板上调制，也可在乳钵中研制；大量制备时可用电动研钵生产。

（2）熔合法 此法适用于熔点较高、常温下不能与药物均匀混合的软膏基质，也适用于对热稳定的药物或可溶解于基质的药物。制备时先将熔点高的基质加热熔化，然后将其余基质依熔点高低顺序依次加入，待全部基质熔化后，加入液体成分或可溶性药物，搅匀并冷凝成膏状。操作时加热温度可逐渐降低，以避免低熔点物质高温分解。在熔融和冷凝过程中，均应不断搅拌，使成品均匀光滑。但冷却过程不可太快，以免高熔点基质呈块状析出。基质凝固后应停止搅拌，以免搅入空气而影响质量。不溶于基质的药物，须先研成细粉后筛入熔化或软化的基质中，搅拌混合均匀，若不够细腻，可通过胶体磨或三滚筒软膏研磨机进一步研匀，使软膏细腻均匀、无颗粒感。此法适合于油脂性基质的大量制备，可用电动搅拌机混合。

（3）乳化法 乳化法是专门用于制备乳剂型软膏剂的方法。将油脂性和油溶性组分一并加热熔化成油相，细布或筛网过滤，并保持温度在80 ℃左右；为防止两相混合时油相组分过早析出或凝结，另将水溶性组分（含防腐剂、保湿剂等）溶于水作为水相，加热至较油相温度略高时，将油、水两相混合，边加边搅，直至乳化完成并冷凝。为防止搅拌时空气混入而引起乳膏在储存时发生油水分离、霉变等问题，大量生产时可在乳膏温度降至30 ℃左右时再通过胶体磨研磨使产品更细腻均匀。

油、水两相的混合方法：

① 两相同时混合，适用于连续性生产或大批量的操作，需要配置输送泵和连续混合装置等。

② 分散相加到连续相中，适用于含小体积分散相的乳剂系统。

③ 连续相加到分散相中，适用于多数乳剂系统，混合过程通过乳化剂的转型，从而产生更为细小的分散相粒子，形成的乳化剂均匀细腻。

**（二）软膏剂的生产设备**

软膏剂配制常用的设备有 ZJR 型真空均质乳化机、TZGZ 型系列真空乳化搅拌机、胶体磨、配料锅等。

1. ZJR 型真空均质乳化机

ZJR 型真空均质乳化机（图 12-2）由主锅、油锅、水锅、电器控制系统、液压系统、真空系统及机架等构成。主锅由均质搅拌锅、双向搅拌机构等组成，可用于软膏剂的加热、溶解、乳化，可搅拌、乳化高黏度物料。加料及出料都可用真空泵完成，操作简便。尤其适合乳膏剂的制备，根据生产规模可选择不同型号的机型。

操作时物料先在水、油锅中预热、搅拌，再通过输送管道在真空状态下直接吸入均质锅内。在均质锅内经搅拌混合后流入均质器中，并被迅速破碎成 200 nm 至 2 μm 的微粒。物料微粒化、乳化、混合、调匀、分散等可于短时间内完成。均质结束后升高锅盖，按下倾倒按钮开关可使锅内物料排向锅外容器内。

2. TZGZ 型系列真空乳化搅拌机

TZGZ 型真空乳化搅拌机（图 12-3）主要由预处理锅、主锅、真空泵、液压、电器控制系统等组成，均质搅拌采用变频无级调速，加热采用电热和蒸汽加热两种，乳化快，操作方便，可用于软膏剂的加热、溶解、均质乳化。

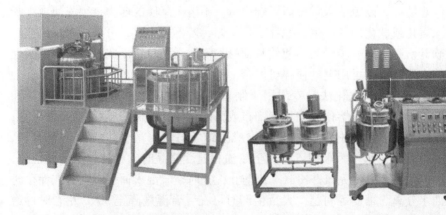

图 12-2　ZJR 型真空均质乳化机　　　图 12-3　TZGZ 型真空乳化搅拌机

## 任务实施

### (一) 岗位职责

① 严格执行《软膏剂的制备岗位操作法》和《软膏剂配制与灌封标准操作规程》。

② 严格执行生产指令，保证软膏剂制备的所用物料的名称、数量、规格、质量准确无误，物料质量符合质量要求。

③ 自觉遵守工艺纪律，保证本岗位不发生混药、错药或对药品造成污染，发现偏差及时上报。

④ 负责软膏剂的配制与灌封岗位所有设备的安全使用及日常保养，防止生产事故发生。

⑤ 认真如实填写生产记录，做到字迹清晰、内容真实、数据完整，不得任意涂改和撕毁，做好交接记录，顺利进入下一道工序。

⑥ 工作结束或更换品种时应及时做好清洁卫生并按有关 SOP 进行清场工作，认真填写相应记录。做到岗位生产状态标识、设备所处状态标识、清洁状态标识清晰明了。

### (二) 生产资料

① 批生产指令单（表 12-1）

②《软膏剂配制与灌封岗位操作规程》。

③《软膏剂配制与灌封设备标准操作规程》。

④《软膏剂配制与灌封设备清洁、保养操作规程》。

⑤《D 级洁净区操作间清洁标准操作规程》。

⑥ 物料交接单。

⑦ 软膏剂配制与灌封生产记录。

⑧ 清场记录。

### (三) 软膏剂配制与灌封岗位操作法

1. 生产前准备

① 检查设备和工作场所是否有上批遗留的产品、文件或与本批生产无关的物料；检查是否有上次生产的"清场合格证"（副本），是否有质检员或检查员签名。

② 检查操作间、工具、器具、设备等是否已更换"已清洁"或"合格"状态标识，并核对是否在有效期内。

③ 检查操作间的温度、相对湿度、压差是否与要求相符，并记录。

④ 检查水、电供应是否正常，开启纯化水阀放水 10 min。

表 12-1　批生产指令单

| 产品名称： | | | 产品批号： | | |
|---|---|---|---|---|---|
| 产品规格： | | | 批量： | | |
| 原辅料 | 物料名称 | 用量 | 检验单号 | 批号 | 供货单位 |
| | | | | | |
| | | | | | |
| | | | | | |
| | | | | | |
| 生产开始时间： | | | 生产结束时间： | | |
| 填表人 | | 审核人 | | 监督人 | |
| 填表日期 | | 审核日期 | | 监督日期 | |
| 备注： | | | | | |

⑤ 根据生产指令填写领料单，从物料间领取原辅料，并核对名称、代码、批号、规格、质量、数量是否相符。

⑥ 操作前检查加热、搅拌、真空是否正常，关闭油相罐、乳化罐底部阀门，打开真空泵冷却水阀门。

⑦ 检查无异常后挂本次运行状态标识，进入配制操作。

⑧ 检查储油箱的液位不超过视镜的 2/3，用润滑油涂抹阀杆和导轴。

⑨ 用 75% 乙醇溶液对储料罐、喷头、活塞、连接管等进行消毒，并按由下至上的顺序进行安装。安装计量泵时方向要准确，并扭紧，紧固螺母时力度要适宜。

⑩ 检查抛管机械手是否安装到位。

⑪ 启动灌封机前应手动试机 2～3 圈，确保运转无误。

⑫ 检查铝管，表面应平滑光洁，内容清晰完整，光标位置正确；管内无异物，管帽与管嘴配合；检查合格后装机。

⑬ 装上批号板，点动灌封机，观察运转是否正常；检查密封性、光标位置和批号。

⑭ 检查无异常后挂本次运行状态标识，进入灌封操作。

2. 生产操作

（1）配制操作

① 配制油相：将油脂性基质和油溶性物质置于水浴或夹层锅中，调节温度为 70～80 ℃，开始加热，待油相开始熔化时，开启搅拌至完全熔化，保温备用。

② 配制水相：将水溶性物质（含防腐剂、保湿剂等）投入处方量的纯化水中，加热至略高于油相温度，搅拌使溶解完全，保温备用。

③ 乳化：启动加热装置和真空泵，将油、水两相从带过滤装置的管路中抽入乳化锅中边加边搅拌，使其发生乳化，待乳化完全后，降温并搅拌至冷凝，停止搅拌，真空静置。

④ 加药：根据药物的性质，可在配制水相或油相时加入药物并搅拌均匀。

⑤ 静置：将软膏静置 24 h 后，称重，送至灌封工序。

（2）灌封操作

① 操作人员戴好口罩和一次性手套。

② 加料。将料液加满储料罐，盖上盖子，生产中当储料罐内料液不足储料罐总容积的 1/3 时，必须进行加料。

③ 灌封。开启灌封机总电源开关；设定每小时产量、是否注药等参数，按"送管"开始进空管，通过点动设定，抽样检查是否有空管，检查装量合格并确认设备无异常后，正常开机；每隔 10 min 检查一次密封口、批号和装量。

3. 如实填写生产操作记录

软膏剂配制与灌封批生产记录见表 12-2。

4. 清场

① 操作间、设备、容器、器具更换成"待清洁"标识。

② 将中间产品称重并做好记录，填写请验单报质检部检验。

③ 将中间产品加盖密闭，置于中间站存放。

④ 生产过程中产生的废弃物（如滤渣等）按标准操作规程进行集中处理。

⑤ 清理本批生产所用生产文件。

⑥ 按设备、容器的清洁操作规程对生产设备、容器、器具进行清洁消毒，QA 人员复核签字，并更换"已清洁"标识。

⑦ 按《D 级洁净区操作间清洁标准操作规程》对生产操作的整个区域（包括天花板、墙面、地面、操作台等）进行清洁，及时填写清场记录。

⑧ 清场结束后，经 QA 人员复核并签字，发"清场合格证"一式两份。正本纳入本批生产记录，副本留下作为下批生产凭证。

⑨ 将操作间更换为"已清洁"标识。

⑩ 操作人员退出洁净区，按进入洁净区时的相反程序执行。

**（四）生产工艺管理要点**

① 配制与灌封操作室符合 D 级（30 万级）要求。室内相对室外呈正压，温度 18 ~ 26 ℃、相对湿度 45% ~ 65%。

② 配制与灌封过程中经常观察栓剂成型情况。

表 12-2　软膏剂配制与灌封批生产记录

| 产品名称 | | 规格 | | | 批号 | | |
|---|---|---|---|---|---|---|---|
| 工序名称 | | 生产日期 | | | 批量 | | |
| 生产场所 | | | 主要设备 | | | | |
| 序号 | 指令 | 工艺参数 | | 操作参数 | | 操作者签名 | |
| 1 | 生产环境检查 | 室内温度：18 ~ 26 ℃<br>相对湿度：45% ~ 65%<br>压差<br>清场合格证<br>生产状态牌填写完整 | | 符合□　不符□<br>符合□　不符□<br>符合□　不符□<br>有□　　无□<br>是□　　否□ | | | |
| 2 | 设备安装与检查 | 设备清洁情况<br>设备部件是否按要求安装到位<br>检查水、电、气是否正常<br>天平是否校正<br>点动运行设备是否正常 | | 已清洁□未清洁□<br>是□　　否□<br>是□　　否□<br>是□　　否□<br>是□　　否□ | | | |
| 3 | 领料 | 核对：品名<br>　　　批号<br>　　　质量 | | 符合□　不符□<br>符合□　不符□<br>符合□　不符□ | | | |
| 4 | 配制 | 油相温度<br>油相搅拌时间<br>水相温度<br>水相搅拌时间<br>乳化罐搅拌速度<br>乳化时间<br>软膏最终冷却温度 | | 符合□　不符□<br>符合□　不符□<br>符合□　不符□<br>符合□　不符□<br>符合□　不符□<br>符合□　不符□<br>符合□　不符□ | | | |
| 5 | 灌封 | 抛管机械手<br>压缩空气<br>手动试车<br>批号<br>铝管<br>调节装量 | | 符合□　不符□<br>符合□　不符□<br>符合□　不符□<br>符合□　不符□<br>符合□　不符□<br>符合□　不符□ | | | |
| 6 | 质量检查 | 外观<br>粒度<br>黏稠度 | | 符合□　不符□<br>符合□　不符□<br>符合□　不符□ | | | |
| 7 | 中间产品 | 桶号 | 毛重/kg | 皮重/kg | 净重/kg | 日期 | 班次 | 设备编号 |
| | | 1 | | | | | | |
| | | 2 | | | | | | |
| | | 与中转站管理人员交接，接受人核对，并在递交单上签名 | | | | | 已签□　未签□ | |
| | | 写请验单报检 | | | | | 是□　　否□ | |
| 生产日期 | | | | | 复核人 | | |
| 物料平衡 | | | | | | | |
| 备注 | | | | | | | |

③ 生产过程中所有物料均应有标示，防止发生混药、混批。

**（五）质量控制关键点**

① 油相、水相的加热温度、时间应严格控制，水相温度比油相温度略高 5 ℃左右。

② 乳化完全后，温度不宜骤降，需缓慢降温并搅拌至冷凝，以免影响产品外观。

③ 外观应均匀、细、润滑，涂于皮肤上无粗糙感。

④ 混悬型软膏必须控制粒度在规定范围内。

⑤ 黏稠度适宜，应易涂布于皮肤或黏膜上，不融化。

**（六）质量判断**

（1）密封性　密封合格率应达到 100%。

（2）外观　光标位置准确，批号正确完整清晰，文字对称美观，尾部折叠严密、整齐，铝管无变形。

（3）装量　取供试品 5 个（50 g 以上者 3 个），按照《中国药典》2015 年版四部（通则 0942）最低装量检查法检查，结果应符合表 12-3 所示规定，如有 1 个容器装量不符合规定，则另取 5 个（50 g 以上者 3 个）复试，应全部符合规定。

表 12-3　最低装量要求

| 标示装量 | 平均装量 | 每个容器装量 |
| --- | --- | --- |
| 20 g（mL）以下 | 不少于标示装量 | 不少于标示装量的 93% |
| 20 g（mL）至 50 g（mL） | 不少于标示装量 | 不少于标示装量 95% |
| 50 g（mL）以上 | 不少于标示装量 | 不少于标示装量 97% |

## 任务考核

| 考核内容 | | 技能要求 | 分值 | 考核结果 |
| --- | --- | --- | --- | --- |
| 生产前准备 | 生产工具准备 | 1. 检查核实清场情况，检查清场合格证<br>2. 对设备状况进行检查，确保设备处于合格状态<br>3. 对计量容器、衡器进行检查核准<br>4. 对生产用工具的清洁状态进行检查 | 10 | |
| | 物料准备 | 1. 按生产指令领取生产原辅料<br>2. 按生产工艺规程制定标准核实所用原辅料（检验报告单、规格、批号） | | |

续表

| 考核内容 | 技能要求 | 分值 | 考核结果 |
|---|---|---|---|
| 配制与灌封 | 1. 正确调试及使用真空乳化搅拌机和软膏灌封机（按设备 SOP 操作）<br>2. 正确计算物料平衡 | 40 | |
| 质量控制 | 1. 外观尾部折叠严密、整齐，铝管无变形等<br>2. 密封性符合要求<br>3. 物料平衡符合要求<br>4. 装量符合要求 | 20 | |
| 记录 | 生产记录准确完整 | 10 | |
| 生产结束清场 | 1. 作业场地清洁<br>2. 工具和容器清洁<br>3. 生产设备清洁<br>4. 清场记录 | 10 | |
| 其他 | 正确回答考核人员的提问 | 10 | |

## 任务强化

1. 软膏剂的制备方法有哪些？
2. 简述软膏剂油水两相混合的方法。
3. 简述制备软膏剂的常用设备。

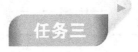

任务三　质检与包装

## 任务目标

1. 能看懂质检与包装生产指令单。
2. 能按质检与包装设备的标准操作规程进行操作。
3. 能按岗位操作规程对物料或产品进行质检与包装。
4. 能进行生产工艺参数控制和质量控制。
5. 能按标准操作规程对设备进行清洁及清场操作。
6. 能对生产过程中出现的异常情况进行初步处理。
7. 能正确填写原始记录。

## 任务卡

| 任务名称 | 质检与包装 | 学号 | | 姓名 | |
|---|---|---|---|---|---|
| 关键点 | 一、软膏剂质检的项目<br>二、软膏剂质检与包装的方法<br>三、软膏剂质检与包装所使用的设备 | | | | |
| 开始时间 | | | 完成时间 | | |
| 签发人 | | | 执行人 | | |

## 任务场景

1. 场地：多媒体教室、VR 实训室、GMP 实训中心质检与包装车间。

2. 材料：质检与包装批生产记录，质检岗位、包装岗位、质检设备及包装设备相关 SOP 等。

3. 设备：万分之一分析天平、融变时限检查仪及软膏剂包装线等设备。

## 任务准备

### （一）软膏剂的质量评价

根据《中国药典》（2015 年版），软膏剂应做主药含量、性状、粒度、装量、微生物和无菌等项目检查。此外，软膏剂的质量评价还包括软膏剂的物理性质、刺激性、稳定性等方面的检测。

1. 主药含量

一般软膏剂应按照药典要求测定主药含量，并符合规定。测定方法多采用适宜的溶剂将药物从基质中提取，然后进行含量测定。

2. 性状

按照各药物软膏剂性状项下的规定，应符合要求。

3. 粒度

除另有规定外，混悬型软膏剂取适量的供试品，涂成薄膜，薄层面积相当于盖玻片面积，共涂 3 片，按照粒度和粒度分布测定法检查，均不得检出大于 180 μm 的粒子。

4. 装量

依据《中国药典》（2015 年版）四部（通则 0942）最低装量检查法检查，应符合规定。

5. 物理性质

（1）熔点　油脂性基质或原料可用熔点检查控制质量，测定方法可采用《中国药典》（2015年版）中规定的方法或显微熔点仪测定法，由于熔点的测定不易观察清楚，须取数次平均值来评定。一般软膏以接近凡士林的熔点（38～60℃）为宜。

（2）黏度与稠度　对液体物质如液体石蜡、硅油，测定其黏度可控制质量，目前常用的有旋转黏度计、落球黏度计、穿入计等。对半固体或固体供试品如凡士林等，除黏度外，常需测定塑变值、塑性黏度、触变指数等流变性指标，这些因素总和称为稠度。可用插度计测定，以插度计的锥体下降0.1 mm深度为1个插入度单位，一般软膏常温时插入度为100～300，其中乳膏在200～300。

（3）酸碱度　凡士林、液体石蜡、羊毛脂等基质在精制过程中须用酸、碱处理，故药典规定检查产品的酸碱度，以免引起刺激。测定时取样品加适当溶剂振荡，所得溶液用pH计测定酸碱度，一般控制pH值为4.4～8.3，乳剂型基质W/O型pH≤8.5，O/W型pH≤8.3。

（4）物理外观　要求色泽均匀一致，质地细腻，无粗糙感，无污物。

6. 刺激性

用于考察软膏对皮肤、黏膜有无刺激性或致敏作用，可在动物及人体上进行试验。测定方法是将供试品涂在去毛的家兔皮肤、眼黏膜上，或黏附在人体的手臂、大腿内侧皮肤上，24 h后观察有无发红、起泡、充血或其他过敏现象。会引起过敏反应的药物和基质不宜采用。

7. 无菌

依据《中国药典》（2015年版），烧伤或重度损伤用软膏剂要求无菌。按照《中国药典》（2015年版）四部（通则1101）无菌检查法检查，应符合规定。

8. 微生物限度

除另有规定外，依据《中国药典》（2015年版）四部非无菌产品微生物限度检查法检查：微生物计数法（通则1105）、控制菌检查法（通则1106）及非无菌药品微生物限度标准（通则1107）检查，应符合规定。

9. 稳定性

软膏剂普遍受温度的影响较大，将软膏装入密封容器内，分别置于烘箱［（40±1）℃］、室温［（25±3）℃］及冰箱［（5±2）℃］中至少储存一个月，检查其稠度、失水、酸度、色泽、均匀性、霉变等现象及药物含量是否改变等。乳膏剂应进行耐热、耐寒试验，将供试品分别置于5℃恒温6 h及-15℃放置24 h，应无油水分离现象。一般W/O型乳剂型基质耐热性差，油水易分层，O/W型乳剂型基质耐寒性差，质地易变粗。

10. 药物释放、穿透及吸收

（1）体外试验法　有离体皮肤法、半透膜扩散法、凝胶扩散法和微生物法等，其中以离体试验法较为接近实际情况。

（2）体内试验法　将软膏涂于人体或动物的皮肤上，定时测定体液或组织器官中药物含量。测定方法有体液与组织器官中的药物含量测定法、生理反应法、放射性示踪原子法等。

（3）释放度检查法　主要有表玻片法、渗析池法、圆盘法等。虽然这些方法不能完全反映制剂中药物吸收的情况，但作为药厂控制内部质量标准有一定的实用意义。

## （二）软膏剂的包装与贮存

软膏剂多采用锡管、铝管、塑料管等多种材料的软膏管作为内包装，也可包装于塑料盒、金属盒或广口玻璃瓶中。一般软膏剂应遮光密闭贮存，乳剂型软膏剂除遮光密封外，宜置25 ℃以下贮存且不得冷冻。

## 任务实施

### （一）岗位职责

① 严格执行《质检岗位操作法》《包装岗位操作法》《质检设备标准操作规程》和《包装设备标准操作规程》。

② 严格执行生产指令，保证待质检与包装物料的名称、数量、规格、质量准确无误，待质检物料质量符合质量要求。

③ 自觉遵守工艺纪律，保证质检与包装岗位不发生混药、错药或对药品造成污染，发现偏差及时上报。

④ 生产过程中，按状态标志管理程序做好状态标志管理工作，做到状态标志清晰明了。

⑤ 负责质检与包装岗位所有设备的安全使用及日常保养，防止生产事故发生。

⑥ 认真如实填写生产记录，做到字迹清晰、内容真实、数据完整，不得任意涂改和撕毁，做好交接记录，顺利进入下一道工序。

⑦ 工作结束或更换品种时应及时做好清洁卫生并按有关SOP进行清场工作，认真填写相应记录。做到岗位生产状态标识、设备所处状态标识、清洁状态标识清晰明了。

### （二）生产资料

① 批生产指令单（表12-4）。

②《质检与包装岗位操作法》。

③《质检与包装设备标准操作规程》。

④《质检与包装设备标准清洁、保养操作规程》。

⑤《D级洁净区操作间清洁标准操作规程》。

⑥ 物料交接单。

⑦ 质检与包装操作生产记录。

⑧ 清场记录。

表 12-4　批生产指令单

| 产品名称： | | | 产品批号： | | |
|---|---|---|---|---|---|
| 产品代码： | | | 批量： | | |
| | 名称 | 批号 | 规格 | 质检量 | 实际用量 |
| 待质检与包装物料 | | | | | |
| | | | | | |
| | | | | | |
| 包装材料 | | | | | |
| | | | | | |
| | | | | | |
| 生产开始时间： | | | 生产结束时间： | | |
| 填表人 | | 审核人 | | 监督人 | |
| 填表日期 | | 审核日期 | | 监督日期 | |
| 备注： | | | | | |

### （三）质检与包装岗位操作法

1. 生产前准备

① 检查设备和工作场所是否有上批遗留的产品、文件或与本批生产无关的物料；检查是否有上次生产的"清场合格证"（副本），是否有质检员或检查员签名。

② 检查操作间、工具、器具、设备等是否已更换"已清洁"或"合格"状态标识，并核对是否在有效期内。

③ 检查操作间的温度、相对湿度、压差是否与要求相符，并记录。

④ 检查水、电供应是否正常。

⑤ 根据生产指令填写领料单，从物料间领取待质检与包装物料，并核对名称、代码、批号、规格、质量、数量是否相符。

⑥ 操作前检查设备各部件是否松动。

⑦ 检查无异常后挂本次运行状态标识，进入质检操作间。

2. 质检操作

① 生产人员到中转站（室）按领料单逐项核对物料无误，领取待质检物料。

② 操作人员戴好口罩和洁净手套，将待质检的物料按照《中国药典》（2015 年版）要求逐项进行质量检查。

③ 分别进行外观、最低装量、粒度、主药含量等检查。

④ 记录。操作过程中及时填写批生产记录、设备运行记录，要求字迹清晰、内容真实、数据完整，并由操作人及复核人签名。记录应保持清洁，不得撕毁和任意涂改；更改时，在更改处签字，并使原数据仍可辨认。

⑤ 操作过程中出现异常时，按《生产过程偏差处理管理规程》处理。

3. 包装操作

（1）领取物料　操作人员依据批内包装指令及日计划生产量，到中转站领取有绿色合格状态标记周转的待包装半成品。核对物料品名、规格、批号、数量、检验报告单或合格证等，确认无误后，交接双方在物料交接单上签字。注意在领取物料前应首先确认软膏剂是否为"放行"状态标识，同时无检验合格证的物料应拒绝领取。

（2）包装　按照软膏剂包装线要求进行软膏剂包装。

4. 如实填写生产操作记录

软膏剂质检批生产记录见表12-5。

软膏剂内包装岗位生产记录见表12-6。

5. 清场

① 操作间、设备、容器、器具更换成"待清洁"标识。

② 生产过程中产生的废弃物按标准操作规程进行集中处理。

③ 清理本批生产所用生产文件。

④ 按设备、容器的清洁操作规程对生产设备、容器、器具进行清洁消毒，QA 复核签字，并更换"已清洁"标识。

⑤ 按《D 级洁净区操作间清洁标准操作规程》对生产操作的整个区域（包括天花板、墙面、地面、操作台等）进行清洁，及时填写清场记录。

⑥ 清场结束后，经 QA 人员复核并签字，发"清场合格证"一式两份。正本纳入本批生产记录，副本留下作为下批生产凭证。

⑦ 将操作间更换为"已清洁"标识。

⑧ 操作人员退出洁净区，按进入洁净区时的相反程序执行。

## 表 12-5  软膏剂质检批生产记录

| 品名 | | 批号 | | 生产日期 | | 页 | |
|---|---|---|---|---|---|---|---|
| 岗位 | | 批次量 | | 工艺规程号 | | 版 | |
| 外观及粒度检查 | | | | | | | |
| 情况说明： | | | | | | | |
| 结果判定： | | | | | | | |
| 操作人 | | | | 审核人 | | | |
| 最低装量检查及主药含量检查 | | | | | | | |
| 仪器设备 | | | | | | | |
| 最低装量 | 序号 | 1 | 2 | 3 | 4 | 5 | |
| | 装量 | | | | | | |
| | 序号 | 6 | 7 | 8 | 9 | 10 | |
| | 装量 | | | | | | |
| | 序号 | 11 | 12 | 13 | 14 | 15 | |
| | 装量 | | | | | | |
| | 序号 | 16 | 17 | 18 | 19 | 20 | |
| | 装量 | | | | | | |
| | 结论： | | | | | | |
| 主药含量检查 | | | | | | | |
| 提取前量 | | | | 提取后量 | | | |
| 提取介质 | | | | | | | |
| 计算结果判定 | | | | | | | |
| 备注 | | | | | | | |
| 操作人 | | | | 审核人 | | | |

### 表 12-6 软膏剂内包装岗位生产记录

| 产品名称 | | 规格 | | 批号 | |
|---|---|---|---|---|---|
| 代码 | | 批量 | | 日期 | |

| | 操作要求 | | | | 执行情况 |
|---|---|---|---|---|---|
| 生产前检查 | 1. 生产相关文件是否齐全<br>2. 清场合格证是否在有效期内<br>3. 按包装指令领取待包装品，核对品名、规格、批号、数量<br>4. 按包装指令领取内包装材料，核对品名、规格、批号、数量<br>5. 设备是否完好 | | | | 是□ 否□<br>是□ 否□<br>是□ 否□<br>是□ 否□<br>是□ 否□ |

| | 时间 | 装量准确 | 封口严密 | 时间 | 装量准确 | 封口严密 |
|---|---|---|---|---|---|---|
| 生产操作 | | 是□ 否□ | 是□ 否□ | | 是□ 否□ | 是□ 否□ |
| | | 是□ 否□ | 是□ 否□ | | 是□ 否□ | 是□ 否□ |
| | | 是□ 否□ | 是□ 否□ | | 是□ 否□ | 是□ 否□ |
| | | 是□ 否□ | 是□ 否□ | | 是□ 否□ | 是□ 否□ |
| | | 是□ 否□ | 是□ 否□ | | 是□ 否□ | 是□ 否□ |
| | | 是□ 否□ | 是□ 否□ | | 是□ 否□ | 是□ 否□ |
| | | 是□ 否□ | 是□ 否□ | | 是□ 否□ | 是□ 否□ |
| | | 是□ 否□ | 是□ 否□ | | 是□ 否□ | 是□ 否□ |
| | | 是□ 否□ | 是□ 否□ | | 是□ 否□ | 是□ 否□ |
| | | 是□ 否□ | 是□ 否□ | | 是□ 否□ | 是□ 否□ |

| 物料 | 领取量 | 剩余量 | 损耗量 |
|---|---|---|---|
| | | | |

| 包材产地 | | | |
|---|---|---|---|
| 包装规格 | | 包装数量 | |
| 设备 | | | |
| 操作人 | | 审核人 | |

| 物料平衡 | 计算：<br><br>计算人： 审核人： |
|---|---|
| | ≤限度≤ 实际为 % 符合限度□ 不符合限度□ |

| 传递 | 移交人 | | 交接量 | | 日期 | |
|---|---|---|---|---|---|---|
| | 接收人 | | | 监控人 | | |

| QA | | 岗位负责人 | |
|---|---|---|---|

| 备注 | |
|---|---|

### （四）生产工艺管理要点

① 质检与内包装操作室符合 D 级（30 万级）要求。室内相对室外呈正压，温度 18 ~ 26 ℃、相对湿度 45% ~ 65%。

② 质检与包装过程中注意废品的处理。

③ 质检与包装过程中所有物料均应有标示，防止发生混药、混批。

### （五）质量控制关键点

① 设备仪器校准。

② 符合《中国药典》（2015 年版）软膏剂质量检查要求。

③ 准确计算和填写记录。

### （六）质量判断

质检与包装后所得物料符合生产要求。按照制药企业 GMP 要求进行抽检。

## ▶ 任务考核

| 考核内容 | | 技能要求 | 分值 | 考核结果 |
|---|---|---|---|---|
| 生产前准备 | 生产工具准备 | 1. 检查核实清场情况，检查清场合格证<br>2. 对设备状况进行检查，确保设备处于合格状态<br>3. 对计量容器、衡器进行检查核准<br>4. 对生产用工具的清洁状态进行检查 | 10 | |
| | 物料准备 | 1. 按生产指令领取待质检与包装物料<br>2. 按生产工艺规程制定标准核实待质检与包装物料（批生产记录、规格、批号） | | |
| 质检与包装 | | 1. 正确调试及使用万分之一分析天平（按设备 SOP 操作）<br>2. 正确调试及使用其他检测设备和仪器（按设备 SOP 操作）<br>3. 正确调试及使用软膏剂包装设备和仪器（按设备 SOP 操作） | 40 | |
| 质量控制 | | 1. 填写正确，无错误<br>2. 数据计算正确<br>3. 判定准确 | 20 | |
| 记录 | | 生产记录准确完整 | 10 | |
| 生产结束清场 | | 1. 作业场地清洁<br>2. 工具和容器清洁<br>3. 生产设备清洁<br>4. 清场记录 | 10 | |
| 其他 | | 正确回答考核人员的提问 | 10 | |

## 任务强化

1. 软膏剂质检的项目有哪些?
2. 软膏剂质检的判定依据分别是什么?
3. 软膏剂包装的设备有哪些? 常见的包装材料有哪些?

# 项目十三 膜剂的制备

## 任务一 ▶ 认知膜剂的处方

### 任务目标

1. 能识记膜剂的概念。
2. 能识记膜剂的成膜材料。
3. 能描述膜剂的特点。
4. 能描述膜剂的分类。
5. 能描述膜剂的质量要求。

### 任务卡

| 任务名称 | 认知膜剂的处方 | 学号 | | 姓名 | |
|---|---|---|---|---|---|
| 关键点 | 一、膜剂的特点<br>二、膜剂的分类<br>三、膜剂的处方和成膜材料 | | | | |
| 开始时间 | | 完成时间 | | | |
| 执行人 | | 审核人 | | | |

### 任务场景

1. 场地：多媒体教室、VR实训室、GMP实训中心膜剂车间。
2. 材料：《中国药典》（2015年版）、膜剂处方等。
3. 设备：计算机等设备。

### 任务准备

#### （一）膜剂的定义

膜剂（films）系指将药物溶解或均匀分散在成膜材料中制成的薄膜状剂

型（图 13-1）。常用的成膜材料有聚乙烯醇（PVA）、聚丙烯类、纤维素类及其他天然高分子材料。膜剂可供口服、口含、舌下给药，眼结膜囊内、阴道内给药；外用可用作皮肤和黏膜创伤、烧伤或炎症表面的覆盖等多种途径给药。

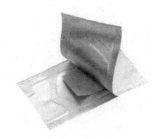

图 13-1　膜剂示例

膜剂通常厚度为 0.1～0.2 mm，不超过 1 mm，有透明和有色不透明之分，面积依临床应用部位而有差别，通常眼用膜面积为 5 mm×（10～15）mm，呈椭圆形或长方形：口服膜面积为 10 mm×10 mm 或 15 mm×15 mm；外用膜较大，一般可达 50 mm×50 mm。

### （二）膜剂的特点

① 药物含量准确，稳定性好，吸收快，疗效高，应用方便。例如，硝酸甘油膜剂中的硝酸甘油的迁移现象可得到控制。

② 膜剂体积小、质量轻；便于携带、运输和储存。

③ 膜剂生产与片剂相比无粉尘飞扬，对于刺激性、毒副作用较强的药物生产，容易解决劳动保护问题，如抗癌药膜、避孕药膜等。

④ 所用成膜材料少，如将小剂量药片改成膜剂，可节约大量的淀粉、蔗糖、糊精等辅料。

⑤ 采用不同的成膜材料可制成不同释药速度的膜剂，如制备速释膜、缓释或恒释膜剂。

⑥ 生产工艺简单、易于掌握，既适合于药厂用成膜机大量生产，也适合医院制剂室用玻璃板等小量制备。

⑦ 采用多层膜，可以解决药物之间的配伍禁忌和分析检验上的干扰因素等问题。

膜剂的主要缺点是在品种上受很大的限制，载药量小，只适合剂量小的药物；此外，膜剂的重量差异不容易控制，收率不高。

### （三）膜剂的分类

1. 按膜的构成分类

（1）单层膜剂　指药物直接溶解或分散在成膜材料的溶液中制成的膜剂，大多数膜剂属于单层膜剂。

（2）夹心膜剂　将含有药物的药膜置于两层不溶的高分子膜中，药物首先渗透出外膜后再到体液中，其释药速率不因作用时间延长和膜中药物浓度减低而变慢，自始至终维持恒定，故又称"恒释膜"。其中眼用膜疗效可以维持释放 7 天左右，放置于阴道的避孕膜疗效可达 1 个月以上，牙用膜的疗效能够维持半年之久，这是一类新型的长效制剂。

（3）多层复方膜　是将有配伍禁忌或互相有干扰的药物分别制成薄膜，然后再将各层叠合，黏结在一起制得的膜剂。

2. 按给药途径分类

（1）口服膜剂　例如，口服金莲花黄酮膜、丹参膜等可以代替口服片剂等剂型。

（2）口腔用膜剂　包括口含的膜剂，可贴于口腔溃疡处或牙周脓肿处，起到消炎、愈合溃疡面的作用，如蜂胶口腔膜、复方氯己定地塞米松膜等。

（3）眼用膜剂　用于眼结膜囊（眼结膜穹窿）内，能克服眼药膏和滴眼液作用时间短的缺点，以较少的药物达到局部高浓度并能维持较长时间，如毛果芸香碱眼用药膜、治疗青光眼的槟榔碱眼用药膜等。

（4）鼻用膜剂　例如，治疗鼻部疾病的复方辛夷花药膜、麻黄药膜、白芨药膜等。

（5）阴道用膜剂　可代替栓剂、软膏剂用于阴道炎症和避孕等，例如治疗宫颈糜烂的复方黄连膜、三颗针膜，终止 2 ～ 5 个月妊娠的芫花引产药膜、复方蛇床子膜等。

（6）皮肤及创面用膜剂　覆盖于皮肤和黏膜创伤、烧伤或炎症表面，既能用于治疗又可节约大量纱布、脱脂棉等敷料。例如，用于治疗Ⅱ度烧伤和深Ⅱ度烧伤的中西药物复方制剂"灼创贴"、冻疮药膜、烧伤药膜等。

（7）植入膜剂　需经过手术植于体内，逐渐发挥缓释药效的作用，通常使用的成膜材料是可生物降解的高分子化合物，可不必取出膜材，如环磷酰胺植入膜剂、卡莫司汀植入膜剂等。

---

**知识链接**

### 中药膜剂的发展

自 20 世纪 70 年代以来，膜剂新剂型以避孕药膜为开端，促使速效硝酸甘油膜剂、氨哮素（克仑特罗）速效长效膜剂相继投产，其是一种以水溶性聚乙烯醇为成膜材料的膜剂，具有起效快、药物稳定性好的特点，为国内首创。之后膜剂的研究越来越多，1985 年我国首次将膜剂载入药典，中药膜剂为散剂、膏剂、酊剂融为一体的新剂型。给药途径较广，如口服、外用，外用包括口腔、眼、鼻、皮肤膜、阴道等多个部位，可用于局部或全身的疾病。中药膜剂已广泛用于临床各科，且较传统的外用剂型如散、汤剂及洗、贴剂等更加方便实用。中药膜剂的研究发展很快，一些产品已正式投入生产。例如，复方青黛散膜、丹参膜、万年青甙膜等，临床取得了良好的效果。随着科技的发展，新的成膜材料不断涌现，新的中药膜剂也将会不断被开发。

在众多的膜剂研究中，中药外用膜剂研究较多，其中绝大多数为治外科病的外用膜，如皮肤科膜剂、耳鼻喉科膜剂、眼科膜剂、烧伤科膜剂、妇科膜剂等，而对于"内科外治"的膜剂研究较少。在透皮吸收制剂越来越被重视的今天，充分利用膜剂特有的性能深入研究，把外用膜剂的产品扩展到内科领域，达到"内科外治"是非常必要的，这也是膜剂的一个发展方向。

### （四）成膜材料

成膜材料作为药物的载体，又称成膜基质。成膜材料的性能、质量不仅对膜剂成型工艺有影响，而且对膜剂成品质量及药效发挥产生重要影响。

1. 成膜材料的要求

① 无毒性、无刺激性，应用于皮肤、黏膜、创伤、烧伤、溃疡或炎症时，应既不妨碍组织愈合，又不对机体的防卫和免疫机能产生干扰作用。被机体吸收后，对机体生理机能无影响，能够被机体代谢或排泄，长期应用无致畸、致癌等作用。

② 性质稳定，无不良的臭味，不降低主药疗效，也不干扰含量测定。

③ 成膜与脱膜性能良好，制成的膜有足够的强度和柔软性。

④ 制成的药膜应能根据需要控制释药速度。

⑤ 来源丰富、价格便宜，其质量符合药用规定。

总的来说，选择膜剂的成膜材料时应从药膜的物理性质、药物作用机理的要求、经济效益等方面综合考虑。

2. 常用成膜材料

制备膜剂所用的成膜材料主要有天然的和合成的高分子两大类。天然的成膜材料有淀粉、糊精、纤维素、虫胶、明胶、白芨胶、海藻酸、琼脂等。合成的成膜材料有乙基纤维素、甲基纤维素、胺甲基纤维素等纤维素衍生物，聚乙烯醇，聚乙烯吡咯烷酮，聚乙烯胺，聚乙烯吡啶衍生物等。下面介绍几种常用的成膜材料：

（1）聚乙烯醇（PVA）　为白色或淡黄色粉末状颗粒，是由醋酸乙烯在甲醇溶剂中进行聚合反应生成聚醋酸乙烯，然后再与甲醇发生醇解反应而得。PVA 是目前应用最理想、最广泛的成膜材料，其成膜性能、脱膜性能及膜的抗拉强度、柔软性、吸湿性和水溶性能良好，适用于制成各种途径应用的膜剂。目前国内使用的 PVA 以 05 – 88 和 17 – 88 两种规格为多（前面一组数字×100 表示的是聚合度，即 500 和 1 700；后面表示的是醇解度 88%）。通常醇解度为 88% 时，水溶性最好，在温水中能够很快溶解。当醇解度达 99% 以上时在温水中只能溶胀，在沸水中才能溶解。PVA 不仅对眼组织无刺激性，还是良好的眼球润湿剂，能在角膜表面形成一层保护膜。口服后吸收很少，在体内释放药物后，80% 的 PVA 在 48 h 内由大便中排出。

聚乙烯醇在工业上主要作为维尼纶的原料，药用规格的聚乙烯醇可用工业用的聚乙烯醇精制而得。精制方法是将工业用的聚乙烯醇以 85% 乙醇浸泡，过夜，滤过压干，再浸泡一次，再压干，最后烘干备用。

（2）乙烯-醋酸乙烯共聚物（EVA）　为无色粉末，不溶于水，溶于有机溶剂，热塑性好，其性能与醋酸乙烯比例有关，在相对分子量相同的条件下，醋酸乙烯的比例越大，材料的溶解性、成膜性、透明性、柔韧性、弹性越好。EVA 可用作眼部、阴道、子宫等控释膜材料。

（3）聚乙烯吡咯烷酮（PVP）　安全无毒，既有优良的生理惰性，不参与人体新陈代谢，又具有优良的生物相容性，对皮肤、黏膜、眼等不形成任何刺激。水溶液黏度随分子量增加而升高，单独使用成膜性差，可与其他成膜材料配合使用。PVP 可溶于水，具有吸湿性，应注意防腐霉变。

## 任务实施

### （一）VR 沉浸式实训
进入 VR 实训室，认知膜剂的处方，完成任务。

### （二）药物制剂 GMP 实训车间实训
进入药物制剂 GMP 实训车间，认知膜剂的处方，完成任务。

### （三）多媒体展示
分组上台用 PPT 展示"认知膜剂的处方"。

## 任务强化

1. 简述膜剂的定义和特点。
2. 简述膜剂的分类。
3. 简述膜剂的处方组成。
4. 简述膜剂的成膜材料。

## 任务二　成　膜

### 任务目标

1. 能看懂膜剂的生产工艺流程。
2. 能看懂生产指令单。
3. 能按涂膜机的标准操作规程进行操作。
4. 能按岗位操作规程生产膜剂。
5. 能进行生产工艺参数控制和质量控制。
6. 能按标准操作规程对设备进行清洁及清场操作。
7. 能对生产过程中出现的异常情况进行初步处理。
8. 能正确填写原始记录。

### 任务卡

| 任务名称 | 成膜 | 学号 | | 姓名 | |
|---|---|---|---|---|---|
| 关键点 | 一、膜剂的制备方法<br>二、膜剂的生产设备 | | | | |
| 开始时间 | | 完成时间 | | | |
| 执行人 | | 审核人 | | | |

### 任务场景

1. 场地：多媒体教室、VR 实训室、GMP 实训中心膜剂车间。
2. 材料：膜剂批生产记录、膜剂岗位及涂膜机相关 SOP 等。
3. 设备：涂膜机等设备。

### 任务准备

#### （一）膜剂的制备

膜剂应在清洁避菌的环境中制备，眼膜宜在超净工作台配制。制备方法主要有均浆流延成膜法、压延成膜法、复合制膜法等。除另有规定外，通常的制备方法一般包括如下步骤：熔浆、加药、制膜、干燥、分剂量、包装。

膜剂中除主药和成膜材料外，还常含有一些附加剂，其处方组成如下：

主药：不大于70%（g/g）；

成膜材料（PVA等）：不小于30%；

增塑剂（甘油等）：不大于20%；

着色剂（色素，$TiO_2$等）：不大于2%；

填充剂（$CaCO_3$等）：不大于20%；

表面活性剂（吐温80等）：1%～2%；

矫味剂（甜菊糖）：适量；

脱膜剂（液体石蜡等）：适量。

## （二）膜剂的制备方法

### 1. 均浆流延成膜法

均浆流延成膜法又称流延法、涂膜法，是目前国内制备膜剂主要采用的方法。

少量制备时，将精制后的聚乙烯醇（PVA）溶解于水中，趁热过滤，加入主药及附加剂，搅拌溶解。除去气泡后倾于已涂有脱膜剂的光洁玻璃板或不锈钢板上，用推杆涂成宽度一致、厚度均匀的薄层，80～100℃烘干（亦可70～80℃鼓风干燥）。脱膜后，根据主药配制量或取样分析主药含量后计算单剂量的面积，剪切或划成单剂量的小格，用纸或聚乙烯薄膜包装。工业上大量生产时采用涂膜机（流延机）制备。

### 2. 压延法

压延法又称为压融成膜法、热塑制膜法。该法系将成膜材料、药物细粉和附加剂混匀后，在一定的压力和温度下，用压延机热压熔融成一定厚度的薄膜，冷却脱膜，经分剂量切割，包装即可。该法适用于耐热药物和低熔点成膜材料，工艺简单，成本较低，适合大量生产。但该法载药量比流延法低，要求膜材、药物及其他辅料必须能以粉末状态混合均匀，否则难以成膜且易含量不均。常用设备有平板式压延机和滚筒式压延机。

### 3. 复合制膜法

复合制膜法适用于缓释膜剂的制备。将水溶性成膜材料如PVA制成含药的内膜带；另用不溶性的成膜材料EVA制成具有凹穴的下外膜带和上外膜带；将内膜带剪切后置于外膜带的凹穴中，热封包装即可。也可将水溶性的成膜材料用易挥发溶剂制成含药匀浆，定量注入下外膜带的凹穴中，热风吹干后盖上外膜带，热封包装即得。

## （三）膜剂的生产设备

均浆流延成膜法用涂膜机（流延机）来制备膜剂。涂膜机（图13-2）的工作原理是将配好的半流体原料放入储料斗，由旋转辊子碾压出内含气泡，经可调宽度及高度的加料口流到涂布辊并与运动的基材相黏，药膜涂布厚度由带微米级精度调整辊进行精压，涂膜完成后的带药基带进入不同温度段的烘道烘干至要求，经后道展平后与裁切机配套，完成药膜分切。

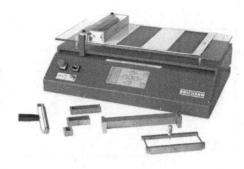

图 13-2 涂膜机

## 任务实施

### （一）岗位职责

① 严格执行《膜剂的制备岗位操作法》和《膜剂成膜标准操作规程》。

② 严格执行生产指令，保证膜剂制备的所用物料的名称、数量、规格、质量准确无误，物料质量符合质量要求。

③ 自觉遵守工艺纪律，保证本岗位不发生混药、错药或对药品造成污染，发现偏差及时上报。

④ 负责膜剂成膜岗位所有设备的安全使用及日常保养，防止生产事故发生。

⑤ 认真如实填写生产记录，做到字迹清晰、内容真实、数据完整，不得任意涂改和撕毁，做好交接记录，顺利进入下一道工序。

⑥ 工作结束或更换品种时应及时做好清洁卫生工作并按有关 SOP 进行清场工作，认真填写相应记录。做到岗位生产状态标识、设备所处状态标识、清洁状态标识清晰明了。

### （二）生产资料

① 批生产指令单（表 13-1）

②《膜剂成膜岗位操作法》。

③《膜剂成膜设备标准操作规程》。

④《膜剂成膜设备清洁、保养操作规程》。

⑤《D 级洁净区操作间清洁标准操作规程》。

⑥ 物料交接单。

⑦ 膜剂成膜生产记录。

⑧ 清场记录。

### （三）膜剂成膜岗位操作法

1. 生产前准备

① 检查设备和工作场所是否有上批遗留的产品、文件或与本批生产无关的物料；检查是否有上次生产的"清场合格证"（副本），是否有质检员或检查员签名。

表 13-1　批生产指令单

| 产品名称： | | | 产品批号： | | |
|---|---|---|---|---|---|
| 产品代码： | | | 批量： | | |
| 原辅料 | 物料名称 | 用量 | 检验单号 | 批号 | 供货单位 |
| | | | | | |
| | | | | | |
| | | | | | |
| | | | | | |
| | | | | | |
| 生产开始时间： | | | 生产结束时间： | | |
| 填表人 | | 审核人 | | 监督人 | |
| 填表日期 | | 审核日期 | | 监督日期 | |
| 备注： | | | | | |

② 检查操作间、工具、器具、设备等是否已更换"已清洁"或"合格"状态标识，并核对是否在有效期内。

③ 检查操作间的温度、相对湿度、压差是否与要求相符，并记录。

④ 检查水、电供应是否正常。

⑤ 检查无异常后挂本次运行状态标识，进入成膜操作。

2. 成膜操作

（1）领料　根据批生产指令填写领料单，领料时必须一人称量、一人复核，并及时填写批原辅料配料单，并共同核对所需原辅料的品名、物料编号、物料批号、质量，以及合格证是否在规定的有效期内，确认与主配方一致后在"车间物料领发台账"上签字。

（2）投料　接通电源，打开匀机，将 PVA、聚山梨酯-80、甘油加入纯化水中，加热溶解并开启搅拌，然后再加入粉碎过筛好的二氧化钛，搅拌 30 min，加入硝酸甘油乙醇溶液。

（3）均质　开启均质，均质 1 h，随时通过观察窗观察罐内药液情况。调整药液总量、相对密度、含量等至规定范围，均质 10 h。

（4）制膜　将均质好的药液倒入涂膜机的储料斗中，打开开关，经辊压制后进行烘干，截切机进行分剂量。

3. 如实填写生产操作记录

膜剂成膜批生产记录见表 13-2。

表 13-2　膜剂成膜批生产记录

| 产品名称 | | 规格 | | 批号 | |
|---|---|---|---|---|---|
| 工序名称 | | 生产日期 | | 批量 | |
| 生产场所 | | | 主要设备 | | |

| 序号 | 指令 | 工艺参数 | 操作参数 | 操作者签名 |
|---|---|---|---|---|
| 1 | 生产环境检查 | 室内温度：18 ~ 26 ℃<br>相对湿度：45% ~ 65%<br>压差<br>清场合格证<br>生产状态牌填写完整 | 符合□　不符□<br>符合□　不符□<br>符合□　不符□<br>有□　　无□<br>是□　　否□ | |
| 2 | 设备安装与检查 | 设备清洁情况<br>设备部件是否按要求安装到位<br>检查水、电、气是否正常<br>天平是否校正 | 已清洁□　未清洁□<br>是□　　否□<br>是□　　否□<br>是□　　否□ | |
| 3 | 领料 | 核对：品名<br>　　　批号<br>　　　质量 | 符合□　不符□<br>符合□　不符□<br>符合□　不符□ | |
| 4 | 成膜 | 均质温度<br>均质时间<br>搅拌时间<br>搅拌速度<br>药膜厚度<br>烘干温度<br>裁切尺寸 | 符合□　不符□<br>符合□　不符□<br>符合□　不符□<br>符合□　不符□<br>符合□　不符□<br>符合□　不符□<br>符合□　不符□ | |
| 5 | 质量检查 | 外观 | 符合□　不符□ | |

| 生产日期 | | 复核人 | |
|---|---|---|---|
| 物料平衡 | | | |
| 备注 | | | |

4. 清场

① 操作间、设备、容器、器具更换成"待清洁"标识。

② 将中间产品称重并做好记录，填写请验单报质检部检验。

③ 将中间产品加盖密闭，置于中间站存放，待检验合格后转入包装工序。

④ 生产过程中产生的废弃物（如废料、包材等）按标准操作规程进行处理。

⑤ 清理本批生产所用生产文件。

⑥ 按设备、容器的清洁操作规程对生产设备、容器、器具进行清洁消毒，QA 人员复核签字，并更换"已清洁"标识。

⑦ 按《D 级洁净区操作间清洁标准操作规程》对生产操作的整个区域（包括天花板、墙面、地面、操作台等）进行清洁，及时填写清场记录。

⑧ 清场结束后，经 QA 人员复核并签字，发"清场合格证"一式两份。正本纳入本批生产记录，副本留下作为下批生产凭证。

⑨ 将操作间更换为"已清洁"标识。

⑩ 操作人员退出洁净区，按进入洁净区时的相反程序执行。

**（四）生产工艺管理要点**

① 成膜操作室符合 D 级（30 万级）要求。室内相对室外呈正压，温度 18 ~ 26 ℃、相对湿度 45% ~ 65%。

② 成膜过程中经常观察膜剂成型情况。

③ 生产过程中所有物料均应有标示，防止发生混药、混批。

**（五）质量控制关键点**

外观应完整光洁、厚度一致、色泽均匀、无明显气泡。

**（六）质量判断**

成膜后所得膜剂符合生产要求。按照制药企业 GMP 要求进行抽检。

## 任务考核

| 考核内容 | | 技能要求 | 分值 | 考核结果 |
|---|---|---|---|---|
| 生产前准备 | 生产工具准备 | 1. 检查核实清场情况，检查清场合格证<br>2. 对设备状况进行检查，确保设备处于合格状态<br>3. 对计量容器、衡器进行检查核准<br>4. 对生产用工具的清洁状态进行检查 | 10 | |
| | 物料准备 | 1. 按生产指令领取生产原辅料<br>2. 按生产工艺规程制定标准核实所用原辅料（检验报告单、规格、批号） | | |
| 成膜 | | 1. 正确调试及使用涂膜机（按设备 SOP 操作）<br>2. 正确计算物料平衡 | 40 | |
| 质量控制 | | 1. 外观完整光洁、厚度一致、色泽均匀、无明显气泡<br>2. 密封性符合要求<br>3. 物料平衡符合要求<br>4. 装量符合要求 | 20 | |
| 记录 | | 生产记录准确完整 | 10 | |

续表

| 考核内容 | 技能要求 | 分值 | 考核结果 |
|---|---|---|---|
| 生产结束清场 | 1. 作业场地清洁<br>2. 工具和容器清洁<br>3. 生产设备清洁<br>4. 清场记录 | 10 | |
| 其他 | 正确回答考核人员的提问 | 10 | |

## 任务强化

1. 膜剂的制备方法有哪些？
2. 制备膜剂的常用设备有哪些？

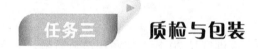

## 任务三 质检与包装

## 任务目标

1. 能看懂质检与包装生产指令单。
2. 能按质检与包装设备的标准操作规程进行操作。
3. 能按岗位操作规程对物料或产品进行质检与包装。
4. 能够进行生产工艺参数控制和质量控制。
5. 能按标准操作规程对设备进行清洁及清场操作。
6. 能对生产过程中出现的异常情况进行初步处理。
7. 能正确填写原始记录。

## 任务卡

| 任务名称 | 质检与包装 | 学号 | | 姓名 | |
|---|---|---|---|---|---|
| 关键点 | 一、膜剂质检的项目<br>二、膜剂质检与包装的方法<br>三、膜剂质检与包装所使用的设备 | | | | |
| 开始时间 | | | 完成时间 | | |
| 签发人 | | | 执行人 | | |

## 任务场景

1. 场地：多媒体教室、VR 实训室、GMP 实训中心质检与包装车间。

2. 材料：质检与包装批生产记录，质检岗位、包装岗位、质检设备及包装设备相关 SOP 等。

3. 设备：万分之一分析天平及膜剂包装线等设备。

## 任务准备

### （一）膜剂的质量评价

膜剂外观应完整光洁、厚度一致、色泽均匀、无明显气泡。多剂量膜剂的分格压痕应均匀清晰，并能按压痕撕开。

根据《中国药典》（2015 年版），除另有规定外，膜剂应进行以下相应检查。

1. 重量差异

除另有规定外，取供试品 20 片，精密称定总质量，求得平均重量，再分别精密称定各片的质量。每片质量与平均质量相比较，按表 13-3 中的规定，超出重量差异限度的膜片不得多于 2 片，并不得有 1 片超出限度 1 倍。

表 13-3　膜剂的重量差异限度

| 标示装量/g | 装量差异限度/% |
| --- | --- |
| ≤0.02 | ±15.0 |
| 0.02～0.20 | ±10.0 |
| >0.20 | ±7.5 |

凡进行含量均匀度检查的膜剂，一般不再进行重量差异检查。

2. 微生物限度

除另有规定外，按照《中国药典》（2015 年版）非无菌产品微生物限度检查：微生物计数法（通则 1105）和控制菌检查法（通则 1106）及非无菌药品微生物限度标准（通则 1107）检查，应符合规定。

### （二）膜剂的包装与贮存

膜剂所用的包装材料应无毒性，能够防止污染，方便使用，并且不能与原料药物或成膜材料发生理化作用。除另有规定外，膜剂应密封贮存，防止受潮、发霉和变质。

## 任务实施

### （一）岗位职责

① 严格执行《质检岗位操作法》《包装岗位操作法》《质检设备标准操作规程》和《包装设备标准操作规程》。

② 严格执行生产指令，保证待质检与包装物料的名称、数量、规格、质量准确无误，待质检物料质量符合质量要求。

③ 自觉遵守工艺纪律，保证质检与包装岗位不发生混药、错药或对药品造成污染，发现偏差及时上报。

④ 生产过程中，按状态标志管理程序做好状态标志管理工作，做到状态标志清晰明了。

⑤ 负责质检与包装岗位所有设备的安全使用及日常保养，防止生产事故发生。

⑥ 认真如实填写生产记录，做到字迹清晰、内容真实、数据完整，不得任意涂改和撕毁，做好交接记录，顺利进入下一道工序。

⑦ 工作结束或更换品种时应及时做好清洁卫生工作并按有关 SOP 进行清场工作，认真填写相应记录。做到岗位生产状态标识、设备所处状态标识、清洁状态标识清晰明了。

### （二）生产资料

① 批生产指令单（表 13-4）。

②《质检与包装岗位操作法》。

③《质检与包装设备标准操作规程》。

④《质检与包装设备标准清洁、保养操作规程》。

⑤《D 级洁净区操作间清洁标准操作规程》。

⑥ 物料交接单。

⑦ 质检与包装操作生产记录。

⑧ 清场记录。

### （三）质检与包装岗位操作法

1. 生产前准备

① 检查设备和工作场所是否有上批遗留的产品、文件或与本批生产无关的物料；检查是否有上次生产的"清场合格证"（副本），是否有质检员或检查员签名。

② 检查操作间、工具、器具、设备等是否已更换"已清洁"或"合格"状态标识，并核对是否在有效期内。

表 13-4　批生产指令单

| 产品名称： | | | 产品批号： | | |
|---|---|---|---|---|---|
| 产品代码： | | | 批量： | | |
| | 名称 | 批号 | 规格 | 质检量 | 实际用量 |
| 待质检与包装物料 | | | | | |
| | | | | | |
| | | | | | |
| 包装材料 | | | | | |
| | | | | | |
| | | | | | |
| 生产开始时间： | | | 生产结束时间： | | |
| 填表人 | | 审核人 | | 监督人 | |
| 填表日期 | | 审核日期 | | 监督日期 | |
| 备注： | | | | | |

③ 检查操作间的温度、相对湿度、压差是否与要求相符，并记录。

④ 检查水、电供应是否正常。

⑤ 根据生产指令填写领料单，从物料间领取待质检与包装物料，并核对名称、代码、批号、规格、质量、数量是否相符。

⑥ 操作前检查设备各部件是否松动。

⑦ 检查无异常后挂本次运行状态标识，进入质检操作间。

2. 质检操作

① 生产人员到中转站（室）按领料单逐项核对物料无误，领取待质检物料。

② 操作人员戴好口罩和洁净手套，将待质检的物料按照《中国药典》（2015 年版）要求逐项进行质量检查。

③ 分别进行外观、重量差异等检查。

④ 记录。操作过程中及时填写批生产记录、设备运行记录，要求字迹清晰、内容真实、数据完整，并由操作人及复核人签名。记录应保持清洁，不得撕毁和任意涂改；更改时，在更改处签字，并使原数据仍可辨认。

⑤ 操作过程中出现异常时，按《生产过程偏差处理管理规程》处理。

3. 包装操作

（1）领取物料　操作人员依据批内包装指令及日计划生产量，到中转站

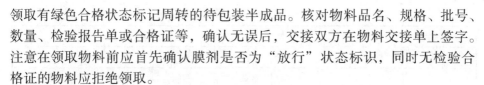

领取有绿色合格状态标记周转的待包装半成品。核对物料品名、规格、批号、数量、检验报告单或合格证等，确认无误后，交接双方在物料交接单上签字。注意在领取物料前应首先确认膜剂是否为"放行"状态标识，同时无检验合格证的物料应拒绝领取。

（2）包装　按照膜剂包装线要求进行膜剂包装。

4. 如实填写生产操作记录

膜剂质检批生产记录见表13-5。

表 13-5　膜剂质检批生产记录

| 品名 | | 批号 | | 生产日期 | | | 页 | |
|---|---|---|---|---|---|---|---|---|
| 岗位 | | 批次量 | | 工艺规程号 | | | 版 | |
| 外观检查 | | | | | | | | |
| 情况说明： | | | | | | | | |
| 结果判定： | | | | | | | | |
| 操作人 | | | | 审核人 | | | | |
| 重量差异检查 | | | | | | | | |
| 仪器设备 | | | | | | | | |
| 膜剂质量 | | 序号 | 1 | 2 | 3 | 4 | | 5 |
| | | 装量 | | | | | | |
| | | 序号 | 6 | 7 | 8 | 9 | | 10 |
| | | 装量 | | | | | | |
| | | 序号 | 11 | 12 | 13 | 14 | | 15 |
| | | 装量 | | | | | | |
| | | 序号 | 16 | 17 | 18 | 19 | | 20 |
| | | 装量 | | | | | | |
| | | 结论： | | | | | | |
| 备注 | | | | | | | | |
| 操作人 | | | | 审核人 | | | | |

膜剂内包装岗位生产记录见表13-6。

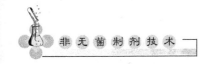

表 13-6　膜剂内包装岗位生产记录

| 产品名称 | | | 规格 | | | 批号 | | |
|---|---|---|---|---|---|---|---|---|
| 代码 | | | 批量 | | | 日期 | | |

| 生产前检查 | 操作要求 | | | | | | 执行情况 | |
|---|---|---|---|---|---|---|---|---|
| | 1. 生产相关文件是否齐全 | | | | | | 是□　否□ | |
| | 2. 清场合格证是否在有效期内 | | | | | | 是□　否□ | |
| | 3. 按包装指令领取待包装品，核对品名、规格、批号、数量 | | | | | | 是□　否□ | |
| | 4. 按包装指令领取内包装材料，核对品名、规格、批号、数量 | | | | | | 是□　否□ | |
| | 5. 设备是否完好 | | | | | | 是□　否□ | |

| 生产操作 | 时间 | 装量准确 | 封口严密 | 时间 | 装量准确 | 封口严密 |
|---|---|---|---|---|---|---|
| | | 是□　否□ | 是□　否□ | | 是□　否□ | 是□　否□ |
| | | 是□　否□ | 是□　否□ | | 是□　否□ | 是□　否□ |
| | | 是□　否□ | 是□　否□ | | 是□　否□ | 是□　否□ |
| | | 是□　否□ | 是□　否□ | | 是□　否□ | 是□　否□ |
| | | 是□　否□ | 是□　否□ | | 是□　否□ | 是□　否□ |
| | | 是□　否□ | 是□　否□ | | 是□　否□ | 是□　否□ |
| | | 是□　否□ | 是□　否□ | | 是□　否□ | 是□　否□ |
| | | 是□　否□ | 是□　否□ | | 是□　否□ | 是□　否□ |
| | | 是□　否□ | 是□　否□ | | 是□　否□ | 是□　否□ |
| | | 是□　否□ | 是□　否□ | | 是□　否□ | 是□　否□ |
| | 物料 | | 领取量 | | 剩余量 | 损耗量 |
| | | | | | | |
| | 包材产地 | | | | | |
| | 包装规格 | | | | 包装数量 | |
| | 设备 | | | | | |
| | 操作人 | | | | 审核人 | |

| 物料平衡 | 计算： |
|---|---|
| | 计算人：　　　　　审核人： |
| | ≤限度≤　　实际为　%　　符合限度□　　不符合限度□ |

| 传递 | 移交人 | | 交接量 | | 日期 | |
|---|---|---|---|---|---|---|
| | 接收人 | | | 监控人 | | |
| QA | | | 岗位负责人 | | | |
| 备注 | | | | | | |

5. 清场

① 操作间、设备、容器、器具更换成"待清洁"标识。

② 生产过程中产生的废弃物按标准操作规程进行集中处理。

③ 清理本批生产所用生产文件。

④ 按设备、容器的清洁操作规程对生产设备、容器、器具进行清洁消毒，QA 复核签字，并更换"已清洁"标识。

⑤ 按《D 级洁净区操作间清洁标准操作规程》对生产操作的整个区域（包括天花板、墙面、地面、操作台等）进行清洁，及时填写清场记录。

⑥ 清场结束后，经 QA 人员复核并签字，发"清场合格证"一式两份。正本纳入本批生产记录，副本留下作为下批生产凭证。

⑦ 将操作间更换为"已清洁"标识。

⑧ 操作人员退出洁净区，按进入洁净区时的相反程序执行。

### （四）生产工艺管理要点

① 质检与内包装操作室符合 D 级（30 万级）要求。室内相对室外呈正压，温度 18 ~ 26 ℃、相对湿度 45% ~ 65%。

② 质检与包装过程中注意废品的处理。

③ 质检与包装过程中所有物料均应有标示，防止发生混药、混批。

### （五）质量控制关键点

① 设备仪器校准。

② 符合《中国药典》（2015 年版）膜剂质量检查要求。

③ 准确计算和填写记录。

### （六）质量判断

质检与包装后所得物料符合生产要求。按照制药企业 GMP 要求进行抽检。

## 任务考核

| 考核内容 | | 技能要求 | 分值 | 考核结果 |
|---|---|---|---|---|
| 生产前准备 | 生产工具准备 | 1. 检查核实清场情况，检查清场合格证<br>2. 对设备状况进行检查，确保设备处于合格状态<br>3. 对计量容器、衡器进行检查核准<br>4. 对生产用工具的清洁状态进行检查 | 10 | |
| | 物料准备 | 1. 按生产指令领取待质检与包装物料<br>2. 按生产工艺规程制定标准核实待质检与包装物料（批生产记录、规格、批号） | | |

| 考核内容 | 技能要求 | 分值 | 考核结果 |
|---|---|---|---|
| 质检与包装 | 1. 正确调试及使用万分之一分析天平（按设备 SOP 操作）<br>2. 正确调试及使用膜剂包装设备和仪器（按设备 SOP 操作） | 40 | |
| 质量控制 | 1. 填写正确，无错误<br>2. 数据计算正确<br>3. 判定准确 | 20 | |
| 记录 | 生产记录准确完整 | 10 | |
| 生产结束清场 | 1. 作业场地清洁<br>2. 工具和容器清洁<br>3. 生产设备清洁<br>4. 清场记录 | 10 | |
| 其他 | 正确回答考核人员的提问 | 10 | |

## ▶ 任务强化

1. 膜剂质检的项目有哪些？

2. 膜剂质检的判定依据分别是什么？

3. 膜剂包装的设备有哪些？常见的包装材料有哪些？

# 项目十四 滴丸剂的制备

## 任务一 认知滴丸剂的处方

### 任务目标

1. 能识记滴丸剂的概念。
2. 能识记滴丸剂的常用基质。
3. 能描述滴丸剂的特点。
4. 能描述滴丸剂的分类。
5. 能描述滴丸剂的质量要求。

### 任务卡

| 任务名称 | 认知滴丸剂的处方 | 学号 | | 姓名 | |
|---|---|---|---|---|---|
| 关键点 | 一、滴丸剂的特点<br>二、滴丸剂的分类<br>三、滴丸剂的处方和常用基质 | | | | |
| 开始时间 | | 完成时间 | | | |
| 执行人 | | 审核人 | | | |

### 任务场景

1. 场地：多媒体教室、VR 实训室、GMP 实训中心滴丸剂车间。
2. 材料：《中国药典》（2015 年版）、滴丸剂处方等。
3. 设备：计算机等设备。

### 任务准备

#### （一）滴丸剂的定义

滴丸剂（drop pills）系指药物或药材提取物与基质用适宜方法混匀后，滴入不相混溶的冷凝液中，收缩冷凝而制成的球形制剂，药物可以溶解或乳化或混悬于基质中。新型基质和固体分散技术的应用使滴丸剂有了迅速的发展，目前有缓释型、控释型及鼻用、耳用、直肠用、眼用等滴丸种类（图14-1）。

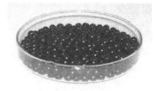

**图 14-1　滴丸剂示例**

### （二）滴丸剂的特点

① 滴丸中的药物可高度分散于基质中，故起效迅速，生物利用度高、副作用小。

② 将液体药物制成滴丸这种固体剂型，便于服用和运输。

③ 生产设备简单、操作容易，无粉尘，有利于环境和劳动保护，自动化程度高，生产条件易控制。

④ 基质尚有一定的保护作用，可增加易氧化及挥发性药物的稳定性。

⑤ 滴丸可根据需要制成内服、外用、缓释、控释或局部治疗等多种类型。

⑥ 目前可供选用的基质和冷却剂品种较少，滴丸含药量低，服用粒数多，故多用于剂量较小的药物。

> **知识链接**
>
> ### 滴丸剂的发展
>
> 1933 年丹麦首次制成维生素甲丁滴丸后，相继报道的有维生素 A、维生素 AD、维生素 $ADB_1$、维生素 $ADB_1C$、苯巴比妥及酒石酸锑钾等滴丸。但由于制备工艺、制造理论尚不成熟，不能解决生产上的问题，无法保证产品质量，因此滴丸剂型就销声匿迹了。
>
> 20 世纪 60 年代末我国药学工作者受到西药倍效灰黄霉素制成滴丸的启发，做了大量的研究工作后，滴丸剂的理论、应用范围和生产设备等有了很大的进展，使滴丸剂具备了工业化生产的条件。
>
> 1977 年我国药典开始收载滴丸剂型，使《中国药典》成为世界上第一个收载滴丸剂的药典。可以说，滴丸剂也成为我国独有的剂型。
>
> 现在，滴丸的种类繁多，有速效高效滴丸、缓控释滴丸、溶液滴丸、栓剂滴丸、硬胶囊滴丸、脂质体滴丸、包衣滴丸、肠溶滴丸、干包衣滴丸等。

### （三）滴丸剂的常用基质及冷凝液

滴丸中除主药以外的附加剂均称为基质，基质可赋予滴丸一定的形态，而冷凝液可影响滴丸的成型，因此基质和冷凝液的选择对滴丸剂的形成都至关重要。

1. 基质的要求

① 不与主药发生化学反应，不影响主药的疗效和检测。

② 要求熔点较低，或加一定量的热水（60 ~ 100 ℃）能溶化成液体，而骤冷后又能凝固成固体，在室温下仍保持固体状态，且与药物混合后仍能保持上述物理性质。

③ 基质对人体安全，无毒无害。

2. 基质的种类

滴丸基质包括水溶性基质和非水溶性基质。

① 水溶性基质有聚乙二醇（PEG）类（如 PEG 4000，PEG 6000 等）、硬脂酸钠、甘油明胶、泊洛沙姆等。

② 非水溶性基质有硬脂酸、单硬脂酸甘油、虫蜡、蜂蜡、氢化植物油等。

3. 冷凝液的要求

冷凝液用来冷却滴出的液滴，使之在表面张力的作用下冷凝成固体丸剂。应根据基质的性质来选择冷凝液。

① 冷凝液性质稳定：与主药、基质不相混溶，也不发生化学反应，安全无害。

② 有适宜的相对密度：即与液滴的相对密度相近，使滴丸在冷凝液中缓慢下沉或上浮，充分凝固收缩，使丸形圆整。

③ 有适当的表面张力：使液滴与冷却剂间的黏附力小于液滴的内聚力而利于收缩成丸。

4. 常用的冷凝液

① 水溶性冷凝液：可用水或不同浓度的乙醇等，适用于脂肪性基质。

② 脂肪性冷凝液：可用液体石蜡、植物油、甲基硅油、煤油或它们的混合物，适用于水溶性基质。

## 任务实施

**（一）VR 沉浸式实训**
进入 VR 实训室，认知滴丸剂的处方，完成任务。

**（二）药物制剂 GMP 实训车间实训**
进入药物制剂 GMP 实训车间，认知滴丸剂的处方，完成任务。

**（三）多媒体展示**
分组上台用 PPT 展示"认知滴丸剂的处方"。

## 任务强化

1. 简述滴丸剂的定义和特点。

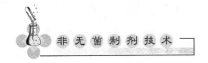
2. 简述滴丸剂的分类。

3. 简述滴丸剂的处方组成。

4. 简述滴丸剂的常用基质。

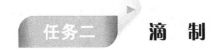

任务二　滴　制

## 任务目标

1. 能看懂滴丸剂的生产工艺流程。

2. 能看懂生产指令单。

3. 能按自动化滴丸机的标准操作规程进行操作。

4. 能按岗位操作规程生产滴丸剂。

5. 能进行生产工艺参数控制和质量控制。

6. 能按标准操作规程对设备进行清洁及清场操作。

7. 能对生产过程中出现的异常情况进行初步处理。

8. 能正确填写原始记录。

## 任务卡

| 任务名称 | 滴制 | 学号 | | 姓名 | |
|---|---|---|---|---|---|
| 关键点 | 一、滴丸剂的制备方法<br>二、滴丸剂的生产设备 | | | | |
| 开始时间 | | 完成时间 | | | |
| 执行人 | | 审核人 | | | |

## 任务场景

1. 场地：多媒体教室、VR 实训室、GMP 实训中心滴丸剂车间。

2. 材料：滴丸剂批生产记录、滴丸剂岗位及自动化滴丸机相关 SOP 等。

3. 设备：自动化滴丸机等设备。

## 任务准备

### （一）滴丸剂的制备

常采用滴制法制备滴丸剂。

① 将主药溶解、混悬或乳化在加热熔融的适宜的基质中，混合均匀。

② 将药液移入滴丸机的恒温储液罐中，保温在 80 ~ 100 ℃。

③ 选择合适的冷凝液，加入滴丸机的冷凝柱中。

④ 调节滴制速度，通过一定大小管径的滴头，药液等速滴入冷凝液中，凝固成型的丸粒在冷凝液中缓缓下沉或上浮。

⑤ 从冷凝液中收集凝固的丸粒，先用纱布擦去冷凝液，再用适宜的溶液洗除冷凝液，干燥。

⑥ 质检，剔除次品，包装。一般采用玻璃瓶、瓷瓶或铝塑复合材料包装。

### （二）滴丸剂的生产设备

制备滴丸的设备主要用滴丸机，主要部件有滴管系统（滴头和定量控制器）、保温设备（带加热恒温装置的储液罐）、控制冷凝温度的设备（冷凝柱）及收集器。根据不同的滴丸基质与冷凝液密度，滴出方式有上浮式和下沉式两种（图 14-2），冷凝方式有静态冷凝和动态冷凝两种。

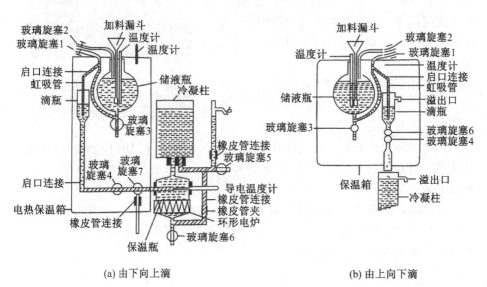

(a) 由下向上滴　　　　　　　　　　　　　(b) 由上向下滴

**图 14-2　滴丸剂制备滴丸设备示意图**

1. DWJ-2000-2T 组合式大型产业化滴丸生产线

DWJ-2000-2T 组合式大型产业化滴丸生产线（图 14-3），由国内首创的

200 孔自动化滴丸机和集丸离心机、旋转式筛选机组成。可根据用户的场地和产能要求，采用 10 个或更多的滴制系统（每个滴制系统 100 孔滴头，可单独控制使用）合并组合的方式，使滴头数量达到 1 000 个以上，由于制冷、PLC、触摸屏、调料罐等采取集约控制，自动化程度更高，与同样产能的多条生产线相比，成本、价格都有降低。该设备具有占地面积小、投资省、易操控、成品率高，用一条线的人力可操控多条生产线等突出的优势。

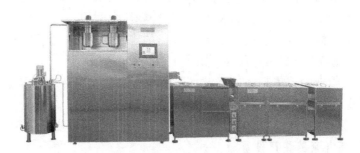

**图 14-3 DWJ-2000-2T 组合式大型产业化滴丸生产线**

2. DWJ-2000D-D 自动化滴丸机

DWJ-2000D-D 自动化滴丸机（图 14-4）具有触摸屏控制系统、药物调剂供应系统、动态滴制系统、冷却收集系统和循环制冷系统五大系统，采用 PLC 控制，10.4 英寸触摸屏显示系统流程和参数设置，自动和手动调节可自由转换。该机性能可靠，成型圆滑，丸重差异符合药典要求。不同机型可根据需求，选配 30 ～ 100 孔滴头。

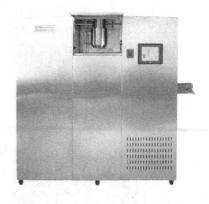

该机与集丸离心机、筛选机或一体式自动化连线离心筛选机配套使用，是大规模生产滴丸的最佳选择。

**图 14-4 DWJ-2000D-D 产业化大型自动化滴丸机**

DWJ-2000D-D 产业化大型自动化滴丸机独具 70 mg 以上大滴丸制备工艺，可根据生产要求选配 20 ～ 40 孔滴头，并可实现在线调节滴丸大小，不需要更换滴头，丸重大小可任意调节。

## 任务实施

### （一）岗位职责

① 严格执行《滴丸剂的制备岗位操作法》和《滴丸剂滴制标准操作规程》。

② 严格执行生产指令，保证滴丸剂制备的所用物料的名称、数量、规格、质量准确无误，物料质量符合质量要求。

③ 自觉遵守工艺纪律，保证本岗位不发生混药、错药或对药品造成污染，发现偏差及时上报。

④ 负责滴丸剂滴制岗位所有设备的安全使用及日常保养，防止生产事故发生。

⑤ 认真如实填写生产记录，做到字迹清晰、内容真实、数据完整，不得任意涂改和撕毁，做好交接记录，顺利进入下一道工序。

⑥ 工作结束或更换品种时应及时做好清洁卫生工作并按有关 SOP 进行清场工作，认真填写相应记录。做到岗位生产状态标识、设备所处状态标识、清洁状态标识清晰明了。

（二）生产资料

① 批生产指令单（表 14-1）

② 滴丸剂滴制岗位操作法。

③《滴丸剂滴制设备标准操作规程》。

④《滴丸剂滴制设备清洁、保养操作规程》。

⑤《D 级洁净区操作间清洁标准操作规程》。

⑥ 物料交接单。

表 14-1　批生产指令单

| 产品名称： | | | 产品批号： | | |
|---|---|---|---|---|---|
| 产品规格： | | | 批量： | | |
| | 物料名称 | 用量 | 检验单号 | 批号 | 供货单位 |
| 原辅料 | | | | | |
| | | | | | |
| | | | | | |
| | | | | | |
| | | | | | |
| | | | | | |
| 生产开始时间： | | | 生产结束时间： | | |
| 填表人 | | 审核人 | | 监督人 | |
| 填表日期 | | 审核日期 | | 监督日期 | |
| 备注： | | | | | |

⑦ 滴丸剂滴制生产记录。

⑧ 清场记录。

**（三）滴丸剂滴制岗位操作法**

1. 生产前准备

（1）复核清场情况

① 检查生产场所有无上一批生产遗留的物料、生产用具、状态标识等。

② 检查有无上一批生产记录及与本批生产无关的文件等。

③ 检查是否有上一次生产的"清场合格证"，且在有效期内，证上所填写的内容齐全，有 QA 签字。

（2）接收生产指令

① 工艺员发"滴丸生产记录"、物料标志、"运行中"标志（皆为空白）。

② 仔细阅读"批生产指令"的要求和内容。

③ 填写"运行中"标志的各项内容。

（3）设备、生产用具准备

① 准备所需接丸盘、合适规格的筛丸筛、装丸胶袋、装丸胶桶、脱油用布袋等。

② 检查滴丸机、离心机、接丸盘等生产用具是否已清洁、完好。

③ 按《滴丸机标准操作规程》检查设备是否运作正常。

④ 检查滴头开关是否关闭。

⑤ 检查油箱内的液体石蜡是否足够。

⑥ 检查电子秤、电子天平的计量范围是否符合要求、清洁完好、有计量检查合格证、在规定的使用期内，并在使用前进行校正。

⑦ 接入压缩空气管道。

2. 生产操作

① 按《滴丸机标准操作规程》设定"制冷温度""油浴温度"和"滴盘温度"，启动制冷、油泵、滴罐加热、滴盘加热。

② 投料。打开滴罐的加料口，投入已调剂好的原料，关闭加料口（原料可以是固体粒状、粉末状，或在外部加热成液状再投料均可）。

③ 打开压缩空气阀门，调整压力为 0.7 MPa。如原料黏度小，可不使用压缩空气。

④ 当药液温度达到设定温度时，将滴头用开水加热浸泡 5 min，戴手套拧入滴罐下的滴头螺纹上。

⑤ 启动"搅拌"开关，调节"调速"旋钮，使搅拌器在要求的转速下进行工作。

⑥ 待制冷温度、药液温度和滴盘温度显示达设定值后，缓慢扭动滴缸上

的滴头开关，打开滴头开关，使药液以约 1 滴/s 的速度下滴。

⑦ 试滴 30 s，取样检查滴丸外观是否圆整，去除表面的冷却油后，称量丸重，根据实际情况及时对冷却温度、滴头与冷却液面的距离和滴速做出调整，必要时调节面板上的"气压"或"真空"旋钮，直至符合工艺规程为止。

⑧ 正式滴丸后，每小时取丸 10 粒，用罩绸毛巾抹去表面冷却油，逐粒称量丸重，根据丸重调整滴速。

⑨ 收集的滴丸在接丸盘中滤油 15 min，然后装进干净的脱油用布袋，放入离心机内脱油，启动离心机 2～3 次，待离心机完全停止转动后取出布袋。

⑩ 滴丸脱油后，利用合适规格的大、小丸，分离出不合格的大丸和小丸、碎丸，中间粒径的滴丸为正品。将正品倒入内有干净胶袋的胶桶中，胶桶上挂有物料标志，标明品名、批号、日期、数量、填写人。

⑪ 连续生产时，滴罐内药液滴制完毕后关闭滴头开关，将"气压"和"真空"旋钮调整到最小位置，然后按上述②～⑩项进行下一循环操作。

3. 如实填写生产操作记录

滴丸剂滴制批生产记录见表 14-2。

4. 清场

① 关闭滴头开关。

② 将"气压"和"真空"旋钮调整到最小位置，关闭面板上的"制冷""油泵"开关。

③ 将盛装成品滴丸的胶桶放于暂存间。

④ 收集产生的废丸，如工艺允许，可循环再用于生产，否则用胶袋盛装，称重并记录数量，放于指定地点，作废弃物处理。

⑤ 清洁与清场。

a. 连续生产同一品种时，在规定的清洁周期内，设备按《滴丸机清洁规程》进行清洁，生产环境按《D 级洁净区操作间清洁标准操作规程》进行清洁；非连续生产时，在最后一批生产结束后按以上要求进行清洁。

b. 每批生产结束后按《滴丸间清场规程》进行清场，并填写清场记录。

⑥ 将本批生产的"清场合格证""准产证""中间产品递交许可证"贴在批生产记录规定的位置上。

⑦ 复查本批的批生产记录，检查是否有错、漏记。

**表 14-2 滴丸剂滴制批生产记录**

| 产品名称 | | 规格 | | 批号 | |
|---|---|---|---|---|---|
| 工序名称 | | 生产日期 | | 批量 | |
| 生产场所 | | | 主要设备 | | |

| 序号 | 指令 | 工艺参数 | 操作参数 | 操作者签名 |
|---|---|---|---|---|
| 1 | 生产环境检查 | 室内温度：18～26℃<br>相对湿度：45%～65%<br>压差<br>清场合格证<br>生产状态牌填写完整 | 符合□ 不符□<br>符合□ 不符□<br>符合□ 不符□<br>有□ 无□<br>是□ 否□ | |
| 2 | 设备安装与检查 | 设备清洁情况<br>将设备部件按要求安装到位<br>检查水、电、气是否正常<br>天平是否校正 | 已清洁□ 未清洁□<br>是□ 否□<br>是□ 否□<br>是□ 否□ | |
| 3 | 领料 | 核对：品名<br>批号<br>质量 | 符合□ 不符□<br>符合□ 不符□<br>符合□ 不符□ | |
| 4 | 滴制 | 冷却油温<br>滴灌加热温度<br>滴盘加热温度<br>冷却液温度<br>滴制高度<br>滴制速度<br>脱油<br>筛丸 | 符合□ 不符□<br>符合□ 不符□<br>符合□ 不符□<br>符合□ 不符□<br>符合□ 不符□<br>符合□ 不符□<br>符合□ 不符□<br>符合□ 不符□ | |
| 5 | 质量检查 | 外观<br>控制丸重<br>溶散时限 | 符合□ 不符□ | |

| 投料总重： | |
|---|---|
| 平均丸重 | "清场合格证"副本及"准产证"粘贴处 |
| 移交丸重： | |
| 废丸重： | |

| 操作人 | | 复核人 | |
|---|---|---|---|

| 物料平衡 | 物料平衡＝（移交丸重＋废丸重）/物料总投入量×100%<br>计算人：　　　　　　　　　　　　　年 月 日 |
|---|---|
| | 偏差分析：<br>物料平衡在规定范围内，无偏差，同意移交下工序　　□<br>物料平衡超出规定范围，有偏差，在备注栏填写偏差分析记录　□ |
| | "中间产品递交许可证"粘贴处 |
| 备注 | |

## （四）生产工艺管理要点

① 滴制操作室符合 D 级（30 万级）要求。室内相对室外呈正压，温度 18 ~ 26 ℃、相对湿度 45% ~ 65%。

② 滴制过程中经常观察滴丸剂成型情况。

③ 生产过程中所有物料均应有标示，防止发生混药、混批。

## （五）质量控制关键点

① 滴丸外形：大小均匀，圆整，色泽一致，无粘连、无拖尾。（注意：滴制速度、滴制温度、滴距、冷凝液冷却温度、药液温度、滴头口径等均影响滴丸的外观。）

② 滴丸重量差异、溶散时限：应符合《中国药典》（2015 年版）要求。

## （六）质量判断

滴制后所得滴丸剂符合生产要求。按照制药企业 GMP 要求进行抽检。

## 任务考核

| 考核内容 | 技能要求 | | 分值 | 考核结果 |
|---|---|---|---|---|
| 生产前准备 | 生产工具准备 | 1. 检查核实清场情况，检查清场合格证<br>2. 对设备状况进行检查，确保设备处于合格状态<br>3. 对计量容器、衡器进行检查核准<br>4. 对生产用工具的清洁状态进行检查 | 10 | |
| | 物料准备 | 1. 按生产指令领取生产原辅料<br>2. 按生产工艺规程制定标准核实所用原辅料（检验报告单、规格、批号） | | |
| 滴制 | 1. 正确调试及使用自动化滴丸机（按设备 SOP 操作）<br>2. 正确计算物料平衡 | | 40 | |
| 质量控制 | 1. 外观大小均匀，圆整，色泽一致，无粘连、无拖尾等<br>2. 溶散时限符合要求<br>3. 物料平衡符合要求<br>4. 重量差异符合要求 | | 20 | |
| 记录 | 生产记录准确完整 | | 10 | |
| 生产结束清场 | 1. 作业场地清洁<br>2. 工具和容器清洁<br>3. 生产设备清洁<br>4. 清场记录 | | 10 | |
| 其他 | 正确回答考核人员的提问 | | 10 | |

## 任务强化

1. 滴丸剂的制备方法有哪些？
2. 制备滴丸剂的常用设备有哪些？

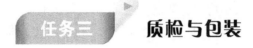

## 任务目标

1. 能看懂质检与包装生产指令单。
2. 能按质检与包装设备的标准操作规程进行操作。
3. 能按岗位操作规程对物料或产品进行质检与包装。
4. 能进行生产工艺参数控制和质量控制。
5. 能按标准操作规程对设备进行清洁及清场操作。
6. 能对生产过程中出现的异常情况进行初步处理。
7. 能正确填写原始记录。

## 任务卡

| 任务名称 | 质检与包装 | 学号 | | 姓名 | |
|---|---|---|---|---|---|
| 关键点 | 一、滴丸剂质检的项目<br>二、滴丸剂质检与包装的方法<br>三、滴丸剂质检与包装所使用的设备 | | | | |
| 开始时间 | | | 完成时间 | | |
| 签发人 | | | 执行人 | | |

## 任务场景

1. 场地：多媒体教室、VR 实训室、GMP 实训中心质检与包装车间。
2. 材料：质检与包装批生产记录，质检岗位、包装岗位、质检设备及包装设备相关 SOP 等。
3. 设备：万分之一分析天平及滴丸剂包装线等设备。

## 任务准备

### （一）滴丸剂的质量评价

滴丸剂除要求主药含量符合规定标准外，还应检查以下项目：

（1）外观 大小均匀、色泽一致，无粘连现象，表面的冷凝剂应除去。

（2）重量差异 滴丸的重量差异应符合《中国药典》（2015 年版）的规定。取滴丸 20 粒，精密称定总质量，求得平均丸重，再分别精密称定各丸的质量。每丸质量与平均丸重相比较，超出重量差异限度的丸剂不得多于 2 丸，并不得有 1 丸超出限度 1 倍，见表 14-3。

表 14-3　滴丸剂的重量差异限度

| 平均质量/g | 重量差异限度/% |
| --- | --- |
| ≤0.03 | ±15.0 |
| 0.03 ~ 0.30 | ±10.0 |
| >0.30 | ±7.5 |

包糖衣丸剂应在包衣前检查丸心的重量差异，符合规定后方可包衣。包糖衣后不再检查重量差异，薄膜衣丸应在包薄膜衣后检查重量差异并应符合规定。

（3）溶散时限 按照崩解时限检查法检查，应在 30 min 内溶散并通过筛网，包衣滴丸应在 1 h 内溶散并通过筛网，以明胶为基质的滴丸，可改在人工胃液中检查。

（4）微生物限度和含量均匀度 应符合要求。

### （二）滴丸剂的包装与储存

滴丸剂包装应严密，一般采用玻璃瓶或瓷瓶包装，亦可用铝塑复合材料等进行包装。

除另有规定外，滴丸剂应密封储存，防止受潮、发霉、变质。

## 任务实施

### （一）岗位职责

① 严格执行《质检岗位操作法》《包装岗位操作法》《质检设备标准操作规程》和《包装设备标准操作规程》。

② 严格执行生产指令，保证待质检与包装物料的名称、数量、规格、质量准确无误，待质检物料质量符合质量要求。

③ 自觉遵守工艺纪律，保证质检与包装岗位不发生混药、错药或对药品

造成污染，发现偏差及时上报。

④ 生产过程中，按状态标志管理程序做好状态标志管理工作，做到状态标志清晰明了。

⑤ 负责质检与包装岗位所有设备的安全使用及日常保养，防止生产事故发生。

⑥ 认真如实填写生产记录，做到字迹清晰、内容真实、数据完整，不得任意涂改和撕毁，做好交接记录，顺利进入下一道工序。

⑦ 工作结束或更换品种时应及时做好清洁卫生工作并按有关 SOP 进行清场工作，认真填写相应记录。做到岗位生产状态标识、设备所处状态标识、清洁状态标识清晰明了。

**（二）生产资料**

① 批生产指令单（表 14-4）。

②《质检与包装岗位操作法》。

③《质检与包装设备标准操作规程》。

④《质检与包装设备标准清洁、保养操作规程》。

⑤《D 级洁净区操作间清洁标准操作规程》。

⑥ 物料交接单。

⑦ 质检与包装操作生产记录。

⑧ 清场记录。

表 14-4　批生产指令单

| 产品名称： | | | 产品批号： | | |
|---|---|---|---|---|---|
| 产品代码： | | | 批量： | | |
| | 名称 | 批号 | 规格 | 质检量 | 实际用量 |
| 待质检与包装物料 | | | | | |
| | | | | | |
| | | | | | |
| 包装材料 | | | | | |
| | | | | | |
| 生产开始时间： | | | 生产结束时间： | | |
| 填表人 | | 审核人 | | 监督人 | |
| 填表日期 | | 审核日期 | | 监督日期 | |
| 备注： | | | | | |

### （三）质检与包装岗位操作法

1. 生产前准备

① 检查设备和工作场所是否有上批遗留的产品、文件或与本批生产无关的物料；检查是否有上次生产的"清场合格证"（副本），是否有质检员或检查员签名。

② 检查操作间、工具、器具、设备等是否已更换"已清洁"或"合格"状态标识，并核对是否在有效期内。

③ 检查操作间的温度、相对湿度、压差是否与要求相符，并记录。

④ 检查水、电供应是否正常。

⑤ 根据生产指令填写领料单，从物料间领取待质检与包装物料，并核对名称、代码、批号、规格、质量、数量是否相符。

⑥ 操作前检查设备各部件是否松动。

⑦ 检查无异常后挂本次运行状态标识，进入质检操作间。

2. 质检操作

① 生产人员到中转站（室）按领料单逐项核对物料无误，领取待质检物料。

② 操作人员戴好口罩和洁净手套，将待质检的物料按照《中国药典》（2015 年版）要求逐项进行质量检查。

③ 分别进行外观、重量差异及溶散时限等检查。

④ 记录。操作过程中及时填写批生产记录、设备运行记录，要求字迹清晰、内容真实、数据完整，并由操作人及复核人签名。记录应保持清洁，不得撕毁和任意涂改；更改时，在更改处签字，并使原数据仍可辨认。

⑤ 操作过程中出现异常时，按《生产过程偏差处理管理规程》处理。

3. 包装操作

（1）领取物料　操作人员依据批内包装指令及日计划生产量，到中转站领取有绿色合格状态标记周转的待包装半成品。核对物料品名、规格、批号、数量、检验报告单或合格证等，确认无误后，交接双方在物料交接单上签字。注意在领取物料前应首先确认滴丸剂是否为"放行"状态标识，同时无检验合格证的物料应拒绝领取。

（2）包装　按照滴丸剂包装线要求进行滴丸剂包装。

4. 如实填写生产操作记录

滴丸剂质检批生产记录见表14-5。

表 14-5　滴丸剂质检批生产记录

| 品名 | | 批号 | | 生产日期 | | 页 | |
|---|---|---|---|---|---|---|---|
| 岗位 | | 批次量 | | 工艺规程号 | | 版 | |
| 外观检查 | | | | | | | |
| 情况说明： | | | | | | | |
| 结果判定： | | | | | | | |
| 操作人 | | | | 审核人 | | | |
| 重量差异检查 | | | | | | | |
| 仪器设备 | | | | | | | |
| 滴丸剂质量 | 序号 | 1 | 2 | 3 | 4 | 5 | |
| | 装量 | | | | | | |
| | 序号 | 6 | 7 | 8 | 9 | 10 | |
| | 装量 | | | | | | |
| | 序号 | 11 | 12 | 13 | 14 | 15 | |
| | 装量 | | | | | | |
| | 序号 | 16 | 17 | 18 | 19 | 20 | |
| | 装量 | | | | | | |
| | 结论： | | | | | | |
| 溶散时限 | 开始时间 | | | 结束时间 | | | |
| | 溶散时间 | | | 溶散介质 | | | |
| | 结果判定： | | | | | | |
| 备注 | | | | | | | |
| 操作人 | | | | 审核人 | | | |

滴丸剂内包装岗位生产记录见表 14-6。

### 表 14-6 滴丸剂内包装岗位生产记录

| 产品名称 | | 规格 | | 批号 | |
|---|---|---|---|---|---|
| 代码 | | 批量 | | 日期 | |

| 生产前检查 | 操作要求 | 执行情况 |
|---|---|---|
| | 1. 生产相关文件是否齐全 | 是□ 否□ |
| | 2. 清场合格证是否在有效期内 | 是□ 否□ |
| | 3. 按包装指令领取待包装品，核对品名、规格、批号、数量 | 是□ 否□ |
| | 4. 按包装指令领取内包装材料，核对品名、规格、批号、数量 | 是□ 否□ |
| | 5. 设备是否完好 | 是□ 否□ |

| 生产操作 | 时间 | 装量准确 | 封口严密 | 时间 | 装量准确 | 封口严密 |
|---|---|---|---|---|---|---|
| | | 是□ 否□ | 是□ 否□ | | 是□ 否□ | 是□ 否□ |
| | | 是□ 否□ | 是□ 否□ | | 是□ 否□ | 是□ 否□ |
| | | 是□ 否□ | 是□ 否□ | | 是□ 否□ | 是□ 否□ |
| | | 是□ 否□ | 是□ 否□ | | 是□ 否□ | 是□ 否□ |
| | | 是□ 否□ | 是□ 否□ | | 是□ 否□ | 是□ 否□ |
| | | 是□ 否□ | 是□ 否□ | | 是□ 否□ | 是□ 否□ |
| | | 是□ 否□ | 是□ 否□ | | 是□ 否□ | 是□ 否□ |
| | | 是□ 否□ | 是□ 否□ | | 是□ 否□ | 是□ 否□ |
| | | 是□ 否□ | 是□ 否□ | | 是□ 否□ | 是□ 否□ |
| | | 是□ 否□ | 是□ 否□ | | 是□ 否□ | 是□ 否□ |

| 物料 | 领取量 | 剩余量 | 损耗量 |
|---|---|---|---|
| | | | |

| 包材产地 | | | |
|---|---|---|---|
| 包装规格 | | 包装数量 | |
| 设备 | | | |
| 操作人 | | 审核人 | |

| 物料平衡 | 计算： |
|---|---|
| | 计算人： 审核人： |
| | ≤限度≤ 实际为 % 符合限度□ 不符合限度□ |

| 传递 | 移交人 | | 交接量 | | 日期 | |
|---|---|---|---|---|---|---|
| | 接收人 | | 监控人 | | | |
| QA | | | 岗位负责人 | | | |

| 备注 | |
|---|---|
| | |

5. 清场

① 操作间、设备、容器、器具更换成"待清洁"标识。

② 生产过程中产生的废弃物按标准操作规程进行集中处理。

③ 清理本批生产所用生产文件。

④ 按设备、容器的清洁操作规程对生产设备、容器、器具进行清洁消毒，QA 复核签字，并更换"已清洁"标识。

⑤ 按《D 级洁净区操作间清洁标准操作规程》对生产操作的整个区域（包括天花板、墙面、地面、操作台等）进行清洁，及时填写清场记录。

⑥ 清场结束后，经 QA 人员复核并签字，发"清场合格证"一式两份。正本纳入本批生产记录，副本留下作为下批生产凭证。

⑦ 将操作间更换为"已清洁"标识。

⑧ 操作人员退出洁净区，按进入洁净区时的相反程序执行。

### （四）生产工艺管理要点

① 质检与内包装操作室符合 D 级（30 万级）要求。室内相对室外呈正压，温度 18 ~ 26 ℃、相对湿度 45% ~ 65%。

② 质检与包装过程中注意废品的处理。

③ 质检与包装过程中所有物料均应有标示，防止发生混药、混批。

### （五）质量控制关键点

① 设备仪器校准。

② 符合《中国药典》（2015 年版）滴丸剂质量检查要求。

③ 准确计算和填写记录。

### （六）质量判断

质检与包装后所得物料符合生产要求。按照制药企业 GMP 要求进行抽检。

### ▶ 任务考核

| 考核内容 | | 技能要求 | 分值 | 考核结果 |
|---|---|---|---|---|
| 生产前准备 | 生产工具准备 | 1. 检查核实清场情况，检查清场合格证<br>2. 对设备状况进行检查，确保设备处于合格状态<br>3. 对计量容器、衡器进行检查核准<br>4. 对生产用工具的清洁状态进行检查 | 10 | |
| | 物料准备 | 1. 按生产指令领取待质检与包装物料<br>2. 按生产工艺规程制定标准核实待质检与包装物料（批生产记录、规格、批号） | | |

续表

| 考核内容 | 技能要求 | 分值 | 考核结果 |
|---|---|---|---|
| 质检与包装 | 1. 正确调试及使用万分之一分析天平（按设备 SOP 操作）<br>2. 正确调试及使用崩解仪（按设备 SOP 操作）<br>3. 正确调试及使用滴丸剂包装设备和仪器（按设备 SOP 操作） | 40 | |
| 质量控制 | 1. 填写正确，无错误<br>2. 数据计算正确<br>3. 判定准确 | 20 | |
| 记录 | 生产记录准确完整 | 10 | |
| 生产结束清场 | 1. 作业场地清洁<br>2. 工具和容器清洁<br>3. 生产设备清洁<br>4. 清场记录 | 10 | |
| 其他 | 正确回答考核人员的提问 | 10 | |

## 任务强化

1. 滴丸剂质检的项目有哪些？

2. 滴丸剂质检的判定依据分别是什么？

3. 滴丸剂包装的设备有哪些？常见的包装材料有哪些？

# 项目十五 气体制剂的制备

## 任务一 认知气体制剂的处方

### 任务目标

1. 能识记气体制剂的概念。
2. 能识记气体制剂的处方组成。
3. 能描述气体制剂的特点。
4. 能描述气体制剂的分类。
5. 能描述气体制剂的质量要求。

### 任务卡

| 任务名称 | 认知气体制剂的处方 | 学号 | | 姓名 | |
|---|---|---|---|---|---|
| 关键点 | 一、气体制剂的特点<br>二、气体制剂的分类<br>三、气体制剂的处方 | | | | |
| 开始时间 | | 完成时间 | | | |
| 执行人 | | 审核人 | | | |

### 任务场景

1. 场地：多媒体教室、VR 实训室、GMP 实训中心气体制剂车间。
2. 材料：《中国药典》（2015 年版）、气体制剂处方等。
3. 设备：计算机等设备。

### 任务准备

#### （一）气体制剂概述

肺部由气管、支气管、细支气管、肺泡管和肺泡囊组成，肺泡是人体进行气-血交换的场所，药物的吸收也主要在肺泡处进行。气雾剂、喷雾剂与粉雾剂均是通过肺部给药，吸收速度很快，生物利用度高，几乎与注射剂相当。气雾剂、喷雾剂与粉雾剂以雾化方式通过皮肤、口腔、鼻腔、呼吸道、阴道等多种途径给药，可起到局部或全身的治疗作用。其中肺部给药、鼻腔黏膜给药因起效迅速而备受关注。

气雾剂、喷雾剂与粉雾剂均需要特殊的装置，但雾化机制不尽相同，所需装置也不同。气雾剂需要借助抛射剂产生压力将药物从容器中喷出，而喷雾剂是借助手动机械泵将药物喷出，粉雾剂则是利用患者的主动吸入（图 15-1）。

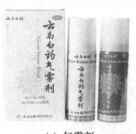  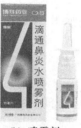 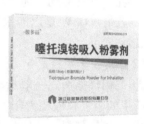

(a) 气雾剂　　　(b) 喷雾剂　　　(c) 粉雾剂

**图 15-1　气雾剂、喷雾剂、粉雾剂示例**

### （二）气雾剂

气雾剂（aerosol）系指含药溶液、乳状液或混悬液与适宜的抛射剂共同封装于具有特制阀门系统的耐压容器中，使用时借助抛射剂的压力将内容物呈雾状物喷出，用于肺部吸入或直接喷至腔道黏膜、皮肤及空间消毒的制剂。

药物喷出时多呈雾状，其雾滴一般小于 50 μm，也可以为泡沫状或微细粉末状。气雾剂可在呼吸道、皮肤等部位起局部或全身作用。

1. 气雾剂的特点

（1）优点

① 具有速效和定位作用，如治疗哮喘的气雾剂可使药物粒子直接进入肺部，吸入 2 min 即能显效。

② 药物密闭于容器内能保持药物清洁无菌，由于容器不透明、避光，不与空气中的氧或水分直接接触，增加了药物的稳定性。

③ 使用方便，药物可避免胃肠道的破坏和肝脏首过效应。

④ 可以用定量阀门准确控制剂量。

（2）缺点

① 成本较高（因需要内压容器、阀门系统和特殊的生产设备）。

② 抛射剂有制冷效应，多次使用于受伤皮肤创面可引起不适与刺激。

③ 气雾剂遇热或受撞击后易发生爆炸。

④ 抛射剂有一定的毒性，不适宜心脏病患者作为吸入气雾剂使用。

2. 气雾剂的分类

（1）按分散系统分类　可分为溶液型、混悬型、乳剂型气雾剂。

① 溶液型气雾剂：药物（固体或液体）溶解在抛射剂中，形成均匀溶液，喷出后抛射剂挥发，药物以固体或液体微粒状态到达作用部分。

② 混悬型气雾剂：药物（固体）以微粒状态分散在抛射剂中，形成混悬液，喷出后抛射剂挥发，药物以固体微粒状态到达作用部位。此类气雾剂又称为粉末气雾剂。

③ 乳剂型气雾剂：药物水溶液和抛射剂按一定的比例混合形成 O/W 型或 W/O 型乳剂。O/W 型以泡沫状态喷出，因此又称为泡沫气雾剂；W/O 型喷出时形成液流。

（2）按气雾剂组成分类　按容器中存在的相数可分为两类：

① 二相气雾剂。一般指溶液型气雾剂，由气—液两相组成。气相是抛射剂所产生的蒸气；液相为药物与抛射剂所形成的均相溶液。

② 三相气雾剂。一般指混悬型气雾剂和乳剂型气雾剂，分别由气—液—固、气—液—液三相组成。在气—液—固中，气相是抛射剂所产生的蒸气，液相是抛射剂，固相是不溶性药粉；在气—液—液中两种不溶性液体形成两相，即 O/W 型或 W/O 型。

（3）按给药是否定量分类　可分为定量气雾剂和非定量气雾剂。

（4）按医疗用途分类　可分为以下三类：

① 呼吸道吸入用气雾剂：系指药物与抛射剂呈雾状喷出时随呼吸吸入肺部的制剂，可发挥局部或全身治疗作用。

② 皮肤和黏膜用气雾剂：皮肤用气雾剂主要起保护创面、清洁消毒、局部麻醉及止血等作用；阴道黏膜用气雾剂，常用泡沫气雾剂，主要用于治疗微生物、寄生虫等引起的阴道炎，也可用于节制生育；黏膜用气雾剂主要适用于蛋白类药物的全身作用。

③ 空间消毒用气雾剂。主要用于杀虫、驱蚊及室内空气消毒。喷出的粒子极细（直径不超过 50 μm），一般在 10 μm 以下，能在空气中悬浮较长时间。

3. 气雾剂的组成

气雾剂由抛射剂、药物与附加剂、耐压容器和阀门系统组成。抛射剂与药物一同装在耐压容器中，部分抛射剂气化使容器内产生压力，若打开阀门，则药物、抛射剂一起喷出而形成雾滴。离开喷嘴后抛射剂和药物的雾滴进一步气化，雾滴变得更细。

（1）抛射剂　抛射剂是气雾剂的动力系统，是喷射压力的来源，同时兼作药物的溶剂或稀释剂。抛射剂多为液化气体，在常温常压下蒸气压应高于大气压，沸点低于室温。因此需装入耐压密封容器中，由阀门系统控制。在阀门开启时，借抛射剂的压力将容器内的药液以雾状喷出到达用药部位。对抛射剂的要求如下：① 在常温下的蒸气压大于大气压；② 应无毒、无致敏性和刺激性；③ 惰性，不与药物等发生反应；④ 不易燃，不易爆炸；⑤ 无色、无臭、无味；⑥ 价廉易得。

抛射剂一般分为氟氯烷烃、碳氢化合物及压缩气体三类。

① 氟氯烷烃，又称氟利昂，是气雾剂常用的抛射剂。特点是沸点低，常温下蒸气压略高于大气压，易控制，性质稳定，不易燃，无味，基本无臭，毒性较小，不溶于水，可作脂溶性药物的溶剂。常用的有 $F_{11}$，$F_{12}$，$F_{114}$，应用最多的是 $F_{12}$。

虽然氟利昂作抛射剂比较理想，但会破坏大气臭氧层，损害地球上生长的动植物及人类的健康。我国规定 2010 年全面禁用氟利昂。目前对环境无破坏作用的氢氟烷（如四氟乙烷和七氟丙烷）已在逐步替代氟利昂作为抛射剂。

② 碳氢化合物：有丙烷、正丁烷、异丁烷，国内不常用。此类抛射剂虽稳定、毒性不大，密度低，但易燃、易爆，不宜单独使用，常与氟氯烷烃类合用。

③ 压缩气体：主要有二氧化碳、氮气和一氧化氮等。化学性质稳定，不与药物发生反应，不燃烧，但蒸气压过高，对容器耐压性要求较高。若充入非液化压缩气体，则压力会迅速降低，不能持久喷射，因而在气雾剂中基本不用，主要用于喷雾剂。

（2）药物与附加剂

① 药物：气雾剂所用药物有液体、半固体或固体粉末。药物制成吸入用气雾剂应测定其血药浓度，定出有效剂量，安全指数小的药物必须做毒性试验，确保安全。

② 附加剂：气雾剂中往往需要添加能与抛射剂混溶的潜溶剂、增加稳定性的抗氧剂及乳化所需的表面活性剂等附加剂。如在溶液型气雾剂中加适量乙醇、丙二醇或聚乙二醇等作潜溶剂；在混悬型气雾剂中加滑石粉、胶体二氧化硅等固体润湿剂，使药物微粉易于分散混悬，还可加入适量司盘 85 等 HLB 值低的表面活性剂，或月桂醇等高级醇类作稳定剂，使药物不聚集和重结晶，在喷雾时不会阻塞阀门。在乳剂型气雾剂中若药物不溶于水或在水中不稳定时可用甘油、丙二醇代替水，还可加入适当的乳化剂如聚山梨酯或司盘类等；此外，根据药物的性质还可加入适量的抗氧剂，如维生素 C 等。

（3）耐压容器　气雾剂的容器不应与药物和抛射剂发生作用，对内容物稳定，能耐受工作压力，有一定的安全系数和冲击耐力。耐压容器有玻璃和金属容器。玻璃容器化学性质稳定，较为常用，但耐压和耐撞击性差，故其外应有塑料防护层。金属容器包括铝、不锈钢等容器，耐压性强，但对药液不稳定，需内涂聚乙烯或环氧树脂等。

（4）阀门系统　阀门系统是在密封条件下控制药物喷射的剂量。目前有非定量阀门和定量阀门两种。主要部件有封帽、阀门杆、橡胶封圈、弹簧、定量室、浸入管、推动钮等。目前使用最多的是定量型吸入气雾剂阀门系统，如图 15-2 所示。

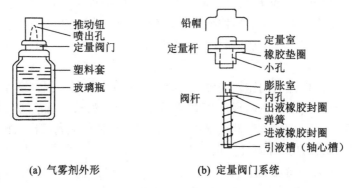

(a) 气雾剂外形　　　　　(b) 定量阀门系统

**图 15-2　气雾剂的定量阀门系统装置外形及部件示意图**

① 推动钮：用以开放和关闭气雾剂阀门的装置，装在阀门杆的顶端，常用塑料制成，有各种形状并有适当的小孔与喷嘴相连，可限制内容物喷出的方向。

② 封帽：通常为铝制品，它把阀门封固在容器上。

③ 阀门杆：即阀门的轴芯，顶端与推动钮相接，上端有内孔和膨胀室，下端还有一段细槽或缺口供药液进入定量室。

内孔是阀门连通容器内外的极细小孔，其大小关系到气雾剂的喷射雾滴的粗细。内孔位于阀门杆之旁，平常被橡胶封圈封在定量室之外，使容器内外不沟通。当撒下推动钮时，内孔进入定量室与药液相通，药液即通过它进入膨胀室，然后从喷嘴喷出。

阀门杆内有膨胀室，位于内孔之上，药液由内孔进入此室时，骤然膨胀，部分抛射剂气化而使药液雾化、喷出，进一步形成细雾滴。

④ 橡胶封圈：即封闭或打开阀门内孔的控制圈，分进液和出液两种。

a. 进液橡胶封圈紧套于阀门杆下端，在弹簧之下。它的作用是托住弹簧，同时随着阀门杆的上下移动而使进液槽打开或关闭，且封闭定量室下端，使杯内药液不致倒流。

b. 出液橡胶封圈紧套于阀门杆上端，位于内孔之下、弹簧之上。它的作用是随着阀门杆的上下移动而使内孔打开或关闭，同时封闭定量室的上端，使杯内药液不致溢出。

⑤ 弹簧：弹簧供给推动钮上升的弹力，套于阀杆，位于定量杯内，由不锈钢制成。

⑥ 定量室：其容量一般为 0.05 ～ 0.20 mL。它决定剂量的大小，由上下封圈控制药液不外溢，使喷出的剂量准确。

⑦ 浸入管：即将容器内药液向上输送到阀门系统的通道，如图 15-3 所示。它由塑料制成，向上的动力是容器的内压。

国产药用吸入型气雾剂不用浸入管，而用有引液槽的阀杆（图 15-4），故使用时需将容器倒置，使药液通过阀杆上的引液槽进入阀门系统的定量室。喷射时按下揿钮，阀杆在揿钮的压力下顶入，弹簧受压，内孔进入出液橡胶封圈以内，定量室内的药液由

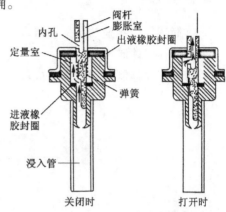

图 15-3　有浸入管的定量阀门

内孔进入膨胀室，部分汽化后自喷嘴喷出。同时引液槽全部进入瓶内，封圈封闭了药液进入定量室的通道。揿钮压力除去后，在弹簧作用下，又使阀杆恢复原位，药液再进入定量室，再次使用时，又重复这一过程。

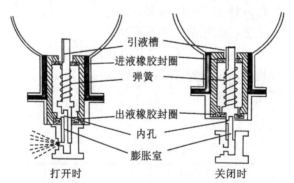

图 15-4　气雾剂无浸入管阀门启闭示意图

## 任务实施

### （一）VR 沉浸式实训

进入 VR 实训室，认知气体制剂的处方，完成任务。

### （二）药物制剂 GMP 实训车间实训

进入药物制剂 GMP 实训车间，认知气体制剂的处方，完成任务。

### （三）多媒体展示

分组上台用 PPT 展示"认知气体制剂的处方"。

## ➤ 任务强化

1. 简述气体制剂的定义和特点。
2. 简述气体制剂的分类。
3. 简述气体制剂的处方组成。

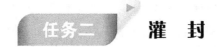

任务二　　灌　封

## ➤ 任务目标

1. 能看懂气体制剂的生产工艺流程。
2. 能看懂生产指令单。
3. 能按喷雾剂一体机的标准操作规程进行操作。
4. 能按岗位操作规程生产气体制剂。
5. 能进行生产工艺参数控制和质量控制。
6. 能按标准操作规程对设备进行清洁及清场操作。
7. 能对生产过程中出现的异常情况进行初步处理。
8. 能正确填写原始记录。

## ➤ 任务卡

| 任务名称 | 灌封 | 学号 | | 姓名 | |
|---|---|---|---|---|---|
| 关键点 | 一、气体制剂的制备方法<br>二、气体制剂的生产设备 | | | | |
| 开始时间 | | | 完成时间 | | |
| 执行人 | | | 审核人 | | |

## ➤ 任务场景

1. 场地：多媒体教室、VR 实训室、GMP 实训中心气体制剂车间。

2. 材料：气体制剂批生产记录、气体制剂岗位及喷雾剂一体机相关 SOP 等。

3. 设备：喷雾剂一体机等设备。

## 任务准备

### （一）气体制剂的制备

以气雾剂的制备为剂，其生产工艺流程如图 15-5 所示。

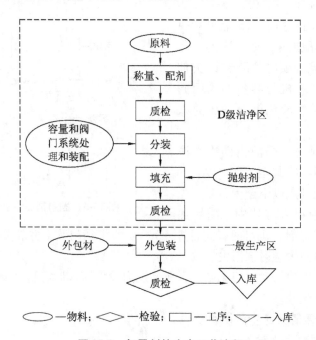

**图 15-5　气雾剂的生产工艺流程**

1. 容器、阀门系统的处理与装配

（1）玻瓶搪塑　先将玻瓶洗净烘干，预热至 120 ～ 130 ℃，趁热浸入塑料黏浆中，使瓶颈以下黏附一层塑料浆液，倒置，在 150 ～ 170 ℃烘干 15 min，备用。

（2）阀门系统的处理与装配　橡胶制品可在 75% 乙醇中浸泡 24 h，以除去色泽并消毒，干燥备用；塑料、尼龙零件洗净再浸在 95% 乙醇中备用；不锈钢弹簧在 1% ～ 3% 碱液中煮沸 10 ～ 30 min，用水洗涤数次，然后用蒸馏水洗 2 ～ 3 次，直至无油腻为止，浸泡在 95% 乙醇中备用。最后将处理好的零件按照阀门的结构装配。

2. 药物的配制与分类

按气雾剂类型进行配制：溶液型气雾剂应制成澄清药液；混悬型气雾剂应

将药物微粉化并保持干燥状态；乳剂型气雾剂应制成稳定的乳剂。

3. 抛射剂的填充

（1）压灌法　先将配好的药液（一般为药物的乙醇溶液或水溶液）在室温下灌入容器内，再将阀门装上并轧紧，然后通过压装机压入定量的抛射剂（最好先将容器内空气抽去）。

如图 15-6 所示，压灌时液化抛射剂自进口经砂棒滤过后进入压装机。操作压力以 68.65 ~ 105.975 kPa 为宜。压力偏低时，抛射剂钢瓶可用热水或红外线等加热，使之达到工作压力。当容器上顶时，灌装针头伸入阀杆内，压装机与容器的阀门同时打开，定量的液化抛射剂压灌入容器内。

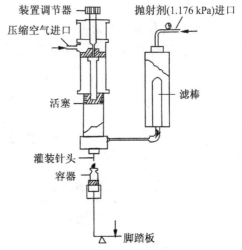

图 15-6　抛射剂压装机示意图

（2）冷灌法　药液借助冷灌法装置中热交换器冷却至 –20 ℃ 左右，抛射剂冷却至沸点以下至少 5 ℃。先将冷却的药液灌入容器中，随后加入已冷却的抛射剂（也可两者同时进入）。立即将阀门装上并轧紧，操作必须迅速完成，以减少抛射剂损失。

冷灌法速度快，对阀门无影响，成品压力较稳定；但需制冷设备和低温操作，抛射剂损失较多。

**（二）气体制剂的生产设备**

1. 气雾剂的生产设备

气雾剂灌装使用气雾剂灌装机。气雾剂灌装设备是一种用于气雾剂产品生产的特殊灌装设备。因为气雾剂产品内有压力的特殊因素，所以灌装设备分为灌液设备和灌气设备。灌液设备在常温常压下把定量液体灌入气雾罐内。灌气设备是把定量的、有一定压力的气体（或液化气体）灌入气雾罐内。又因为气雾产品要有一定的压力，所以在充气之前必须封闭气雾罐口，灌气设备是从气雾罐顶阀门口把气灌入的。

气雾剂灌装设备分手动气雾剂灌装设备、半自动气雾剂灌装设备（图 15-7）、全自动气雾剂灌装设备（图 15-8）。

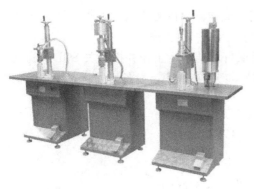

**图 15-7　半自动气雾剂灌装设备**

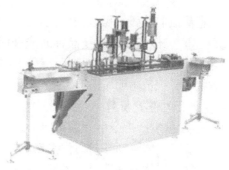

**图 15-8　全自动气雾剂灌装设备**

2. 喷雾剂的生产设备

喷雾剂的生产可采用理瓶、灌装、压盖、旋盖一体机生产线（图 15-9）完成。本生产线由全自动理瓶机、灌装旋（轧）盖机组成，可完成自动理瓶、自动送瓶、自动灌装、自动吸管压盖、自动透明外盖、自动旋盖等工序。本生

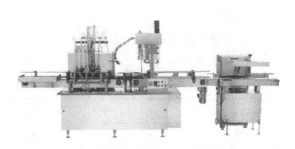

**图 15-9　喷雾剂生产线**

产线设计合理运行稳定可靠、易于维护、操作简单，完全符合 GMP 要求，可定制多头灌装和多头旋盖。该生产线操作直观方便，无瓶不灌装，计量精准，无瓶不上盖。直线式灌装旋（轧）盖一体机操作便捷、灌装精准，可选择不同的生产速度。上盖定位装置，保证喷头塑料管过长或弯曲时也能准确进入瓶口。理瓶机可完全取代手工，主要用于喷雾剂溶液的连线生产。

## 任务实施

### （一）岗位职责

① 严格执行《气体制剂的制备岗位操作法》和《灌封机标准操作规程》。

② 严格执行生产指令，保证气体制剂制备的所用物料的名称、数量、规格、质量准确无误，物料质量符合质量要求。

③ 自觉遵守工艺纪律，保证本岗位不发生混药、错药或对药品造成污染，发现偏差及时上报。

④ 负责气体制剂灌封岗位所有设备的安全使用及日常保养，防止生产事故发生。

⑤ 认真如实填写生产记录，做到字迹清晰、内容真实、数据完整，不得任意涂改和撕毁，做好交接记录，顺利进入下一道工序。

⑥ 工作结束或更换品种时应及时做好清洁卫生工作并按有关 SOP 进行清场工作，认真填写相应记录。做到岗位生产状态标识、设备所处状态标识、清洁状态标识清晰明了。

**（二）生产资料**

① 批生产指令单（表 15-1）

②《气体制剂灌封岗位操作法》。

③《气体制剂灌封设备标准操作规程》。

④《气体制剂灌封设备清洁、保养操作规程》。

⑤《D 级洁净区操作间清洁标准操作规程》。

⑥ 物料交接单。

⑦ 气体制剂灌封生产记录。

⑧ 清场记录。

表 15-1　批生产指令单

| 产品名称： | | | 产品批号： | | |
|---|---|---|---|---|---|
| 产品规格： | | | 批量： | | |
| | 物料名称 | 用量 | 检验单号 | 批号 | 供货单位 |
| 原辅料 | | | | | |
| | | | | | |
| | | | | | |
| | | | | | |
| | | | | | |
| | | | | | |
| 生产开始时间： | | | 生产结束时间： | | |
| 填表人 | | 审核人 | | 监督人 | |
| 填表日期 | | 审核日期 | | 监督日期 | |
| 备注： | | | | | |

**（三）气体制剂灌封岗位操作法**

1. 生产前准备

（1）物料　根据批生产指令领取生产用原辅料，并核对其品名、批号、规格、数量、药品生产批准文号、生产供应商是否与领料单相符，检查有无本公司检验合格证，检查外包装的完整性。确认无误后，交接双方在物料交接单上签字。然后在脱外包间进行清洁处理，脱去外包装或对外包装进行清洁后，从物流通道传入洁净区。

在脱外包间与洁净室（区）之间应设置传递窗（柜）或缓冲间，用于清洁后的原辅料和包装材料、其他物品的传递。

（2）设备　以 CHX-SPP 喷雾剂一体机（图 15-10）为例，灌装机在生产操作前清洁消毒 1 次，消毒剂为 75% 乙醇，具体操作如下：

① 先将不锈钢盛药专用桶用纯化水冲洗至无附着物，再用消毒剂溶液洁净抹布擦除桶内的水迹，然后加入 5 L 消毒剂溶液，将连接单向阀、灌装阀的硅胶

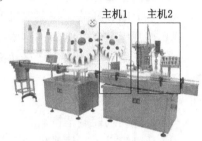

图 15-10　喷雾剂一体机

管放入消毒剂溶液桶内，按联动机使用标准规程启动主机 1，进行来回自循环 10 min。

② 用消毒剂溶液清洁、消毒进瓶斗、输送带、分度转盘（灌装、拧盖）。

③ 最后用纯化水清洗 2 遍，将消毒剂残留物清除。

④ 将灌注系统可拆部件卸下，用消毒剂浸泡 1 h 以上。

（3）检查

① 进入生产场地，检查是否有上次生产的"清场合格证"，是否有质检员或检查员签名。

② 检查生产场地是否洁净，是否有与生产无关的遗留物品。

③ 检查设备是否洁净完好，是否挂有"已清洁"标识。

④ 检查操作间的进风口与回风口是否有异常。

⑤ 检查计量器具与称量的范围是否相符；是否洁净完好；是否有检查合格证；是否在使用有效期内。

⑥ 检查记录台是否清洁干净，是否留有上批的生产记录表和与本批生产无关的文件。

⑦ 检查操作间的温度、相对湿度、压差是否与要求相符，并记录在洁净区温度、相对湿度、压差记录表上。

⑧ 接收到"批生产指令""生产记录"（空白）和"中间产品交接单"（空白）等文件后，要仔细阅读，明确产品名称、规格、批号批量、工艺要求等指令。

⑨ 复核所用物料是否正确，容器外标签是否清楚，内容与所接收的指令是否相符，质量、件数是否相符。

⑩ 检查使用的周转容器及生产用具是否洁净、有无破损。

⑪ 上述各项达到要求后，由检查员或班长检查一遍。检查合格后，取得"准产证"。在操作间的状态标识上写上"生产中"方可进行生产操作。

2. 灌装操作

① 更换状态标识牌。

② 合上电源开关，按下主机 1 灌装机、主机 2 旋盖机开关键。

③ 打开压缩空气阀门，由压缩空气控制气缸。

④ 待计量系统内的空气自动排走后，同时关闭或启动主机 1、主机 2 开关键，手动调节灌装偏心轮，灌装 5 瓶后取出，用量筒检测装量是否符合规定，如果超出范围，则调至符合为止。

⑤ 装量达到控制范围后，将主机 1、主机 2 关闭。

⑥ 开启输送入、输送出的开关键，使瓶子自动进入分度转盘。工作时应注意防止轧瓶，以免影响振荡器送瓶。

⑦ 一人到机器后部落盖岗位处，将喷头倒插入模盘孔。

⑧ 重新按下主机 1、主机 2 开关键。灌装阀碰到瓶子后计量系统开始出液，灌装结束后灌装阀上升离开瓶子，分度转盘开始转动，转到将要停止时，灌装网开始下降，泵出药液喷入药瓶。

⑨ 另一人在机器前集中注意倒瓶、夹瓶、灌装等动作，同时将遗漏喷头的瓶及时补上。

⑩ 旋好盖的瓶子经输送带输送到贴标机进行贴标，另一人负责检查旋盖。

⑪ 每 500 瓶收集为一袋，移至半成品中转间，填上标签并传递出外包间。

⑫ 生产过程中应检测装量和澄清度，其要求应符合中间产品质量标准；检测频率规定为每小时 1 次。

⑬ 及时填写生产记录。

3. 如实填写生产操作记录

灌封工序批生产记录见表 15-2。

4. 清场

① 灌装结束，记录灌装瓶数，关闭电源开关和压缩空气阀。

② 计算物料平衡，填写批生产记录。

③ 将整批的物料数量重新复核一遍，标签确认无误后，交下一工序生产或送到中间站。

④ 清退剩余物料、废料。

⑤ 将"生产运行"标识、上次生产的"清场合格证"副本按照要求纳入批生产记录；仔细核对批生产记录，按要求填写完整，同时核对该批产品的其他生产文件，检查是否遗漏，递交 QA 人员汇总。

**表 15-2　灌封工序批生产记录**

| 产品名称 | | 规格 | | 批号 | |
|---|---|---|---|---|---|
| 工序名称 | | 生产日期 | | 批量 | |
| 生产场所 | | | 主要设备 | | |

| 序号 | 指令 | | 工艺参数 | 操作参数 | | 操作者签名 |
|---|---|---|---|---|---|---|
| 1 | 岗位上应具有"三证" | | 上批清场合格证<br>设备完好证<br>计量器具检定合格证 | 有□　无□<br>有□　无□<br>有□　无□ | | |
| | 取下《清场合格证》，附于本记录后 | | | 完成□　未办□ | | |
| 2 | 检查与确认 | | 上批生产记录、文件、标识<br>上批物料<br>环境清洁<br>设备清洁<br>周转容器及生产器具是否洁净<br>进风口与回风口是否正常 | 有□　无□<br>有□　无□<br>是□　否□<br>是□　否□<br>是□　否□<br><br>是□　否□ | | |
| | 领取 | 喷瓶 | 形状：<br>规格： | 符合□　不符□<br>符合□　不符□ | | |
| | | 喷头 | 形状：<br>规格： | 符合□　不符□<br>符合□　不符□ | | |
| 3 | 灌封 | | 机台号 | 1 号机 | 2 号机 | 合计 |
| | | | 领用喷瓶数 | 瓶 | 瓶 | 瓶 |
| | | | 使用喷瓶数 | 瓶 | 瓶 | 瓶 |
| | | | 过程损数 | 瓶 | 瓶 | 瓶 |
| | | | 领用喷头数 | 个 | 个 | 个 |
| | | | 使用喷头数 | 个 | 个 | 个 |
| | | | 过程损数 | 个 | 个 | 个 |
| | | | 灌封成品数 | 瓶 | 瓶 | 瓶 |
| | | | 灌封时间 | | | |

| 序号 | 指令 | 工艺参数 | | | 操作参数 | | | | 操作者签名 |
|---|---|---|---|---|---|---|---|---|---|
| 4 | 检查项目 | 次数 项目 | 1 | 2 | 3 | 1 | 2 | 3 | 药液成品率/% |
| | | 装量/mL | | | | | | | |
| | | 澄明度 纤维 | | | | | | | 灌装成品率/% |
| | | 澄明度 其他 | | | | | | | |
| 5 | 物料结算 | 剩余喷瓶数量　瓶 | | | | 剩余喷头数量　个 | | | |
| 6 | 物料平衡 | 物料平衡=(灌装成数+退料数+废料数)/领用数×100%<br>=　　　% | | | | | | | |
| 7 | 判定 | 合格□　　不合格□ | | | | | | | |
| 8 | 灌装放行 | 外观 | | | 合格□　不合格□ | | | | |
| | | 装量 | | | 合格□　不合格□ | | | | |
| | | 澄明度 | | | 合格□　不合格□ | | | | |
| | | 是否放行 | | | 是□　　　否□ | | | | |
| 9 | QA检查员 | | | | | | | | |
| 备注 | | | | | | | | | |

⑥ 操作室换成"待清洁"标识。

⑦ 设备、容器、器具换成"待清洁"标识。

⑧ 拆卸灌注系统可拆部件，放在指定容器内清洗干净后，重新装上。

⑨ 将进瓶斗、输送带、分度转盘（灌装、拧盖）及联动机上的溶液、油垢擦拭干净，用经消毒剂浸泡拧干的抹布擦拭2遍。

⑩ 用经消毒剂浸泡拧干的抹布清洁控制板的操作台及联动机外壁。

⑪ 联动机清洁消毒后，再用纯化水浸湿抹布擦拭2遍，填写设备清洁记录，经QA人员复核签字，并更换设备"已清洁"状态标识卡。

⑫ 对周转容器和工具等进行清洗、消毒，清洁、消毒天花板、墙面、地面。

⑬ 更换操作室的状态标识。

⑭ 操作人员退出洁净区，按进入洁净区时的相反程序执行。

**（四）生产工艺管理要点**

① 灌封操作室符合 D 级（30 万级）要求。室内相对室外呈正压，温度18～26 ℃、相对湿度45%～65%。

② 灌封过程中经常观察气体制剂的制备情况。

③ 生产过程中所有物料均应有标示，防止发生混药、混批。

**（五）质量控制关键点**

1. 灌装

灌装是关键程序，开机前要求调节灌装机，控制好质量。灌装时要注意管内不能吸入空气或泡沫，灌装过程中如有药液滴出瓶外，要及时清洁干净，如发现漏液要及时清除漏瓶并清理干净。

2. 装量

装量是灌封过程的控制点，随机抽样，检查装量，使用量筒测定，要求每瓶装量范围符合《中国药典》（2015 年版）规定。

**（六）质量判断**

灌封后所得气体制剂符合生产要求。按照制药企业 GMP 要求进行抽检。

## ▶ 任务考核

| 考核内容 | | 技能要求 | 分值 | 考核结果 |
|---|---|---|---|---|
| 生产前准备 | 生产工具准备 | 1. 检查核实清场情况，检查清场合格证<br>2. 对设备状况进行检查，确保设备处于合格状态<br>3. 对计量容器、衡器进行检查核准<br>4. 对生产用工具的清洁状态进行检查 | 10 | |
| | 物料准备 | 1. 按生产指令领取生产原辅料<br>2. 按生产工艺规程制定标准核实所用原辅料（检验报告单、规格、批号） | | |
| 灌封 | | 1. 正确调试及使用喷雾剂一体机（按设备 SOP 操作）<br>2. 正确计算物料平衡 | 40 | |
| 质量控制 | | 1. 外观无破损、无泄漏等<br>2. 装量符合要求<br>3. 物料平衡符合要求<br>4. 澄明度符合要求 | 20 | |
| 记录 | | 生产记录准确完整 | 10 | |
| 生产结束清场 | | 1. 作业场地清洁<br>2. 工具和容器清洁<br>3. 生产设备清洁<br>4. 清场记录 | 10 | |
| 其他 | | 正确回答考核人员的提问 | 10 | |

## 任务强化

1. 气体制剂的制备方法有哪些？
2. 制备气体制剂的常用设备有哪些？

---

**任务三　质检与包装**

## 任务目标

1. 能看懂质检与包装生产指令单。
2. 能按质检与包装设备的标准操作规程进行操作。
3. 能按岗位操作规程对物料或产品进行质检与包装。
4. 能进行生产工艺参数控制和质量控制。
5. 能按标准操作规程对设备进行清洁及清场操作。
6. 能对生产过程中出现的异常情况进行初步处理。
7. 能正确填写原始记录。

## 任务卡

| 任务名称 | 质检与包装 | 学号 | | 姓名 | |
|---|---|---|---|---|---|
| 关键点 | 一、气体制剂质检的项目<br>二、气体制剂质检与包装的方法<br>三、气体制剂质检与包装所使用的设备 | | | | |
| 开始时间 | | | 完成时间 | | |
| 签发人 | | | 执行人 | | |

## 任务场景

1. 场地：多媒体教室、VR 实训室、GMP 实训中心质检与包装车间。

2. 材料：质检与包装批生产记录，质检岗位、包装岗位、质检设备及包装设备相关 SOP 等。

3. 设备：万分之一分析天平、其他质检设备及气体制剂包装线等设备。

## 任务准备

### （一）气体制剂的质量评价

根据《中国药典》（2015 年版）的规定，定量气雾剂释出的主药含量应准确、均一，喷出的雾滴（粒）应均匀，应标明每瓶总揿次；每揿从阀门释出的主药含量和（或）每揿从口接器释出的主药含量。非定量气雾剂应做喷射速率和喷出总量检查。

吸入气雾剂除符合气雾剂项下要求外，还应符合吸入制剂相关项下要求；鼻用气雾剂除符合气雾剂项下要求外，还应符合鼻用制剂相关项下要求。

**1. 安全、漏气检查**

制成的气雾剂应进行泄漏检查，确保使用安全。

**2. 每瓶总揿次、每揿喷量和每揿主药含量**

定量气雾剂，依法操作，每罐（瓶）总揿次应不少于标示总揿次；每揿喷量应为标示喷量的 80%～120%，凡进行每揿递送剂量均一性检查的气雾剂，不再进行该项检查；每揿主药含量应为每揿主药含量标示量的 80%～120%。

**3. 递送剂量均一性**

定量气雾剂依法检查，分别测定标示揿次前（初始 3 个剂量）、中（$n/2$ 吸起 4 个剂量，$n$ 为标示总次）、后（最后 3 个剂量），共 10 个递送剂量，递送剂量均一性应符合规定。

结果判定符合下述条件之一者，可判为符合规定。

① 10 个测定结果中，若至少 9 个测定值在平均值的 75%～125%，且全部在平均值的 65%～135%。

② 10 个测定结果中，若 2～3 个测定值超出 75%～125%，另取 20 罐（瓶）供试品测定。若 30 个测定结果中，超出 75%～125% 的测定值不多于 3 个，且全部在平均值的 65%～135%。

**4. 喷射速率和喷出总量检查（非定量气雾剂）**

① 喷射速率：取供试品 4 瓶，依法操作，重复操作 3 次，计算每瓶的平均喷射速率（g/s），均应符合各品种项下的规定。

② 喷出总量：取供试品 4 瓶，依法操作，每瓶喷出量均不得少于标示装量的 85%。

**5. 粒度**

除另有规定外，中药吸入用混悬型气雾剂若不进行微细粒子剂量测定，应做粒度检查。取供试品 1 瓶，依法操作，检查 25 个视野，平均原料药物粒径应在 5 μm 以下，粒径大于 10 μm 的粒子不得超过 10 粒。

6. 装量

非定量气雾剂按照最低装量检查法检查，应符合规定。

7. 无菌

除另有规定外，用于烧伤［除程度较轻的烧伤（Ⅰ°或浅Ⅱ°外）］、严重创伤或临床必须无菌的气雾剂，按照无菌检查法检查，应符合规定。

8. 微生物限度

除另有规定外，按照《中国药典》（2015 年版）四部非无菌产品微生物限度检查：微生物计数法（通则 1105）和控制菌检查法（通则 1106）及非无菌药品微生物限度标准（通则 1107）检查，应符合规定。

### （二）气体制剂的包装与储存

气雾剂产品应标明每瓶的装量、主药含量、总喷数、每喷主药含量。储存环境应遮光、密闭，在阴凉处储存，并避免暴晒、受热、敲打、撞击。

喷雾剂除另有规定外，应置阴凉暗处储存。

## 任务实施

### （一）岗位职责

① 严格执行《质检岗位操作法》《包装岗位操作法》《质检设备标准操作规程》和《包装设备标准操作规程》。

② 严格执行生产指令，保证待质检与包装物料的名称、数量、规格、质量准确无误，待质检物料质量符合质量要求。

③ 自觉遵守工艺纪律，保证质检与包装岗位不发生混药、错药或对药品造成污染，发现偏差及时上报。

④ 生产过程中，按状态标志管理程序做好状态标志管理工作，做到状态标志清晰明了。

⑤ 负责质检与包装岗位所有设备的安全使用及日常保养，防止生产事故发生。

⑥ 认真如实填写生产记录，做到字迹清晰、内容真实、数据完整，不得任意涂改和撕毁，做好交接记录，顺利进入下一道工序。

⑦ 工作结束或更换品种时应及时做好清洁卫生工作并按有关 SOP 进行清场工作，认真填写相应记录。做到岗位生产状态标识、设备所处状态标识、清洁状态标识清晰明了。

### （二）生产资料

① 批生产指令单（表 15-3）。

②《质检与包装岗位操作法》。

③《质检与包装设备标准操作规程》。

④《质检与包装设备标准清洁、保养操作规程》。

⑤《D级洁净区操作间清洁标准操作规程》。

⑥ 物料交接单。

⑦ 质检与包装操作生产记录。

⑧ 清场记录。

表 15-3　批生产指令单

| 产品名称： | | | 产品批号： | | |
|---|---|---|---|---|---|
| 产品代码： | | | 批量： | | |
| 待质检与<br>包装物料 | 名称 | 批号 | 规格 | 质检量 | 实际用量 |
| | | | | | |
| | | | | | |
| 包装材料 | | | | | |
| | | | | | |
| | | | | | |
| 生产开始时间： | | | 生产结束时间： | | |
| 填表人 | | 审核人 | | 监督人 | |
| 填表日期 | | 审核日期 | | 监督日期 | |
| 备注： | | | | | |

### （三）质检与包装岗位操作法

**1. 生产前准备**

① 检查设备和工作场所是否有上批遗留的产品、文件或与本批生产无关的物料；检查是否有上次生产的"清场合格证"（副本），是否有质检员或检查员签名。

② 检查操作间、工具、器具、设备等是否已更换"已清洁"或"合格"状态标识，并核对是否在有效期内。

③ 检查操作间的温度、相对湿度、压差是否与要求相符，并记录。

④ 检查水、电供应是否正常。

⑤ 根据生产指令填写领料单，从物料间领取待质检与包装物料，并核对名称、代码、批号、规格、质量、数量是否相符。

⑥ 操作前检查设备各部件是否松动。

⑦ 检查无异常后挂本次运行状态标识，进入质检操作间。

2. 质检操作

① 生产人员到中转站（室）按领料单逐项核对物料无误，领取待质检物料。

② 操作人员戴好口罩和洁净手套，将待质检的物料按照《中国药典》（2015 年版）要求逐项进行质量检查。

③ 分别进行安全性、粒度及装量等检查。

④ 记录。操作过程中及时填写批生产记录、设备运行记录，要求字迹清晰、内容真实、数据完整，并由操作人及复核人签名。记录应保持清洁，不得撕毁和任意涂改；更改时，在更改处签字，并使原数据仍可辨认。

⑤ 操作过程中出现异常时，按《生产过程偏差处理管理规程》处理。

3. 包装操作

（1）领取物料　操作人员依据批内包装指令及日计划生产量，到中转站领取有绿色合格状态标记周转的待包装半成品。核对物料品名、规格、批号、数量、检验报告单或合格证等，确认无误后，交接双方在物料交接单上签字。注意在领取物料前应首先确认气体制剂是否为"放行"状态标识，同时无检验合格证的物料应拒绝领取。

（2）包装　按照气体制剂包装线要求进行气体制剂包装。

4. 如实填写生产操作记录

气体制剂质检批生产记录见表 15-4。

气体制剂内包装岗位生产记录见表 15-5。

5. 清场

① 操作间、设备、容器、器具更换成"待清洁"标识。

② 生产过程中产生的废弃物按标准操作规程进行集中处理。

③ 清理本批生产所用生产文件。

④ 按设备、容器的清洁操作规程对生产设备、容器、器具进行清洁消毒，QA 复核签字，并更换"已清洁"标识。

⑤ 按《D 级洁净区操作间清洁标准操作规程》对生产操作的整个区域（包括天花板、墙面、地面、操作台等）进行清洁，及时填写清场记录。

⑥ 清场结束后，经 QA 人员复核并签字，发"清场合格证"一式两份。正本纳入本批生产记录，副本留下作为下批生产凭证。

⑦ 将操作间更换为"已清洁"标识。

⑧ 操作人员退出洁净区，按进入洁净区时的相反程序执行。

## 表 15-4　气体制剂质检批生产记录

| 品名 | | 批号 | | 生产日期 | | 页 | |
|---|---|---|---|---|---|---|---|
| 岗位 | | 批次量 | | 工艺规程号 | | 版 | |
| 安全性检查 | | | | | | | |
| 情况说明： | | | | 漏气　是□　否□ | | | |
| 结果判定： | | | | | | | |
| 操作人 | | | | 审核人 | | | |
| 装量差异检查 | | | | | | | |
| 仪器设备 | | | | | | | |
| 气体制剂装量 | 序号 | 1 | 2 | 3 | 4 | | 5 |
| | 装量 | | | | | | |
| 气体制剂装量 | 序号 | 6 | 7 | 8 | 9 | | 10 |
| | 装量 | | | | | | |
| | 序号 | 11 | 12 | 13 | 14 | | 15 |
| | 装量 | | | | | | |
| | 序号 | 16 | 17 | 18 | 19 | | 20 |
| | 装量 | | | | | | |
| | 结论： | | | | | | |
| | 每瓶总揿次 | | | 每瓶喷量 | | | |
| | 每瓶主药含量 | | | 抽样数量 | | | |
| 粒度检查 | 视野数 | | | 抽检数量 | | | |
| | 超出限度个数 | | | 检测时间 | | | |
| | 结果判定： | | | | | | |
| 备注 | | | | | | | |
| 操作人 | | | | 审核人 | | | |

表 15-5　气体制剂内包装岗位生产记录

| 产品名称 | | 规格 | | 批号 | |
|---|---|---|---|---|---|
| 代码 | | 批量 | | 日期 | |

| | 操作要求 | | | | 执行情况 |
|---|---|---|---|---|---|
| 生产前检查 | 1. 生产相关文件是否齐全 | | | | 是□ 否□ |
| | 2. 清场合格证是否在有效期内 | | | | 是□ 否□ |
| | 3. 按包装指令领取待包装品，核对品名、规格、批号、数量 | | | | 是□ 否□ |
| | 4. 按包装指令领取内包装材料，核对品名、规格、批号、数量 | | | | 是□ 否□ |
| | 5. 设备是否完好 | | | | 是□ 否□ |

| | 时间 | 装量准确 | 封口严密 | 时间 | 装量准确 | 封口严密 |
|---|---|---|---|---|---|---|
| 生产操作 | | 是□ 否□ | 是□ 否□ | | 是□ 否□ | 是□ 否□ |
| | | 是□ 否□ | 是□ 否□ | | 是□ 否□ | 是□ 否□ |
| | | 是□ 否□ | 是□ 否□ | | 是□ 否□ | 是□ 否□ |
| | | 是□ 否□ | 是□ 否□ | | 是□ 否□ | 是□ 否□ |
| | | 是□ 否□ | 是□ 否□ | | 是□ 否□ | 是□ 否□ |
| | | 是□ 否□ | 是□ 否□ | | 是□ 否□ | 是□ 否□ |
| | | 是□ 否□ | 是□ 否□ | | 是□ 否□ | 是□ 否□ |
| | | 是□ 否□ | 是□ 否□ | | 是□ 否□ | 是□ 否□ |
| | | 是□ 否□ | 是□ 否□ | | 是□ 否□ | 是□ 否□ |
| | | 是□ 否□ | 是□ 否□ | | 是□ 否□ | 是□ 否□ |

| 物料 | 领取量 | 剩余量 | 损耗量 |
|---|---|---|---|
| | | | |

| 包材产地 | | | |
|---|---|---|---|
| 包装规格 | | 包装数量 | |
| 设备 | | | |
| 操作人 | | 审核人 | |

| 物料平衡 | 计算： | | |
|---|---|---|---|
| | 计算人： | 审核人： | |
| | ≤限度≤　　实际为　　%　　符合限度□　　不符合限度□ | | |

| 传递 | 移交人 | | 交接量 | | 日期 | |
|---|---|---|---|---|---|---|
| | 接收人 | | 监控人 | | | |
| | QA | | 岗位负责人 | | | |

| 备注 | |
|---|---|

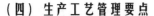

### （四）生产工艺管理要点

① 质检与内包装操作室符合 D 级（30 万级）要求。室内相对室外呈正压，温度 18 ~ 26 ℃、相对湿度 45% ~ 65%。

② 质检与包装过程中注意废品的处理。

③ 质检与包装过程中所有物料均应有标示，防止发生混药、混批。

### （五）质量控制关键点

① 设备仪器校准。

② 符合《中国药典》（2015 年版）气体制剂质量检查要求。

③ 准确计算和填写记录。

### （六）质量判断

质检与包装后所得物料符合生产要求。按照制药企业 GMP 要求进行抽检。

## 任务考核

| 考核内容 | 技能要求 | | 分值 | 考核结果 |
|---|---|---|---|---|
| 生产前准备 | 生产工具准备 | 1. 检查核实清场情况，检查清场合格证<br>2. 对设备状况进行检查，确保设备处于合格状态<br>3. 对计量容器、衡器进行检查核准<br>4. 对生产用工具的清洁状态进行检查 | 10 | |
| | 物料准备 | 1. 按生产指令领取待质检与包装物料<br>2. 按生产工艺规程制定标准核实待质检与包装物料（批生产记录、规格、批号） | | |
| 质检与包装 | 1. 正确调试及使用万分之一分析天平（按设备 SOP 操作）<br>2. 正确调试及使用其他质检设备（按设备 SOP 操作）<br>3. 正确调试及使用气体制剂包装设备和仪器（按设备 SOP 操作） | | 40 | |
| 质量控制 | 1. 填写正确，无错误<br>2. 数据计算正确<br>3. 判定准确 | | 20 | |
| 记录 | 生产记录准确完整 | | 10 | |
| 生产结束清场 | 1. 作业场地清洁<br>2. 工具和容器清洁<br>3. 生产设备清洁<br>4. 清场记录 | | 10 | |
| 其他 | 正确回答考核人员的提问 | | 10 | |

## ➲ 任务强化

1. 气体制剂质检的项目有哪些?
2. 气体制剂质检的判定依据分别是什么?
3. 气体制剂包装的设备有哪些? 常见的包装材料有哪些?

# 第五篇

## 药物新技术与新剂型

# 项目十六 药物制剂新技术

## 任务一 认知固体分散技术

### 任务目标

1. 能识记固体分散体的概念。
2. 能识记固体分散体的载体材料。
3. 能描述固体分散体的特点。
4. 能描述固体分散体的类型。
5. 能描述固体分散体的制备方法。
6. 能理解固体分散体的速释与缓释原理。

### 任务卡

| 任务名称 | 认知固体分散技术 | 学号 | | 姓名 | |
|---|---|---|---|---|---|
| 关键点 | 一、固体分散体的特点<br>二、固体分散体的载体材料<br>三、固体分散体的制备方法 | | | | |
| 开始时间 | | | 完成时间 | | |
| 执行人 | | | 审核人 | | |

### 任务场景

1. 场地：多媒体教室、VR 实训室、药物制剂技术实训室。
2. 材料：《中国药典》（2015 年版）、固体分散体处方等。
3. 设备：计算机等设备。

## 任务准备

### （一）固体分散体的定义

固体分散体（solid dispersion，SD）系指药物以分子、胶态、微晶等状态均匀分散在某一固态载体物质中所形成的分散体系。将药物制成固体分散体所采用的制剂技术称为固体分散技术。

### （二）固体分散体的特点

固体分散技术利用不同性质的载体使药物高度分散于固体基质中，可达到不同的用药目的。

① 可增加难溶性药物的溶解度和溶出速率，从而提高药物的生物利用度（水溶性高分子载体）。

② 可延缓或控制药物释放（难溶性高分子载体）。

③ 控制药物在小肠释放（肠溶性高分子载体）。

④ 用于油性药物的固体化。

⑤ 利用载体的包蔽作用，可延缓药物的水解和氧化。

⑥ 掩盖药物的不良臭味和刺激性。

缺点是药物分散状态的稳定性不高，久储易产生老化现象，且载药量小，工业化生产较困难。

固体分散体为中间剂型，可以根据需要进一步制成胶囊剂、片剂、微丸剂、软剂、栓剂及注射剂等。

### （三）固体分散体的载体材料

固体分散体所用载体材料可分为水溶性载体材料、难溶性载体材料和肠溶性载体材料三大类。

1. 水溶性载体材料

水溶性载体材料常用高分子聚合物、表面活性剂、有机酸及糖类等。

（1）聚乙二醇（PEG）类 这类载体常用的是 PEG 4000 和 PEG 6000，常温下为蜡状固体，熔点较低（55～65 ℃），毒性小。可溶于水和乙醇，化学性质稳定（但 180 ℃以上分解），能与多种药物配伍，不干扰药物的含量分析。主要用于增加某些药物的溶出速率，提高药物的生物利用度；PEG 也是滴制法制备固体分散滴丸剂的主要基质，还可作为缓释固体分散体的载体材料。例如，以 PEG 6000 为载体制备灰黄霉素滴丸，结果表明，分散物在 2 h 内基本完全吸收，而微粉片在 30～80 h 才吸收 40% 左右。

溶出速率主要受 PEG 分子量影响，一般随 PEG 分子量增大，药物溶出速率降低。当药物为油类时，宜用分子量更高的 PEG 类作载体。

（2）聚维酮（PVP）类　聚维酮又称聚乙烯吡咯烷酮，为无定形高分子聚合物。PVP 对许多药物有较强的抑晶作用，依聚合度不同有 K15，K25，K30，K90 等多种规格，$K$ 值越大，相对分子量越大。用 PVP 制成固体分散体，其体外溶出度有明显提高，在体内起效快，生物利用度也有显著改善；但易吸湿，制成的固体分散物对湿的稳定性差，储存过程中易吸湿而析出药物结晶。

（3）表面活性剂类　作为载体材料的表面活性剂大多含环氧乙烯基，如泊洛沙姆 188、卖泽类、吐温 80 等，其特点是溶于水或有机溶剂，载药量大，在蒸发过程中可阻滞药物产生结晶，是较理想的速效载体材料，可大大提高溶出速率和生物利用度。

（4）有机酸类　常用的有枸橼酸、琥珀酸、酒石酸、胆酸、去氧胆酸等。有机酸类属于结晶性载体材料，易溶于水，不溶于有机溶剂，不适用于对酸敏感的药物。

（5）糖类与醇类　常用的糖类有右旋糖酐、半乳糖和蔗糖等，醇类有甘露醇、山梨醇、木糖醇。这两类具有良好的水溶性，但熔点较高，且不溶于多种有机溶剂，从而限制了其应用。

（6）其他亲水性材料　亲水性聚合物，如改性淀粉、水溶性纤维素类如羟丙基甲基纤维素（HPMC）、聚乙烯醇（PVA）等也可以作为固体分散体的载体。

**2. 难溶性载体材料**

（1）纤维素类　常用的如乙基纤维素（EC），多以乙醇为溶剂，采用溶剂分散法。加入 HPC，PEG，PVP 等水溶性物质作致孔剂可以调节释药速率，获得更理想的释药效果。此类广泛应用于缓释固体分散体。

（2）聚丙烯酸树脂类　多用聚丙烯酸树脂 Eudragit RI 和 Eudragit Rs，加入 PEG 或 PVP 等可调节释药速率。此类多作为缓释固体分散体的载体材料。

（3）脂质类　胆固醇、β-谷甾醇、棕榈酸甘油酯、胆固醇硬脂酸酯、巴西棕榈蜡及蓖麻油蜡等脂质材料均可作为载体，采用熔融法制备缓释固体分散体。

**3. 肠溶性载体材料**

（1）纤维素类　常用的有醋酸纤维素酞酸酯（CAP）、羟丙基甲基纤维素酞酸酯（HPMCP）、羧甲基乙基纤维素（CMEC）等，可用于制备在胃中不稳定的药物在肠道释放和吸收、生物利用度高的固体分散体。

（2）聚丙烯酸树脂类　常用的有 Eudragit L（pH > 6 溶解）和 Eudragit S（pH > 7 溶解）聚丙烯酸树脂，有时两者联合使用，用于缓释速率较理想的固体分散体。

**知识链接**

　　固体分散制剂技术最早出现于丹麦 Ferrossam 制药公司，于 1933 年首次应用脂溶性的氢化植物油为基质，以稀乙醇为冷却剂制备维生素 AD 滴丸。1956 年 Bjornssion 等开始以水溶性的聚乙二醇（PEG）4000 为基质、以植物油为冷却剂制备苯巴比妥滴丸。但大多数学者认为固体分散技术是20 世纪 60 年代由 Sekiguchi（1961 年）制备磺胺噻唑（ST）−尿素固体分散物开始逐渐发展起来的一种新方法。

　　近年来，固体分散体从增加药物的溶解性能、提高生物利用度进入缓（控）释和靶位释药研究，大大扩展了固体分散技术的应用范围。固体分散体作为中间剂型，可以根据需要制成各种不同的制剂，为药物的剂型改造提供了新的途径。因此，该项技术日益受到研究者和新药开发者的重视。

#### （四）固体分散体的类型

　　固体分散体的分类方法很多，按药物溶出速率分为速释型、缓释型、肠溶型固体分散体；按制备原理分为固体溶液、低共熔混合物和共沉淀物等。

　　1. 固体溶液

　　药物以分子状态在载体材料中均匀分散，如果将药物分子看成溶质、载体看成溶剂，则此类分散体具有类似于真溶液的分散性质，称为固体溶液。固体溶液中药物以分子状态存在，分散程度高，表面积大，在增溶方面具有较低共熔混合物更好的效果。

　　2. 简单低共熔混合物

　　两种液体在固态时几乎不能互溶，而在共熔的液态时可以完全互溶。药物与载体以适当的比例（药物与载体的用量比一般采用低共熔组分比，即最低共熔点时药物与载体之比）在较低的温度下熔融，得到完全混溶的液体，搅匀、速冷固化而成低共熔混合物。在该种体系中，药物一般以微晶形式均匀分散在固体载体中，为物理混合物。

　　3. 共沉淀物（也称共蒸发物）

　　共沉淀物是由药物与载体材料以恰当比例形成的非结晶性无定形物。如磺胺噻唑（ST）与 PVP（1∶2）共沉淀物中 ST 分子进入 PVP 分子的网状骨架中，药物结晶受到 PVP 抑制而形成非结晶性无定形物。目前，共沉淀物是应用最多的固体分散体，可以成倍增加药物的溶出速率。

#### （五）常用固体分散体的制备方法

　　固体分散体的制备过程分为药物的分散和固化两个过程。

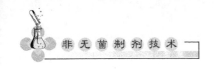

### 1. 熔融法

熔融法是将药物与载体材料混匀，加热至熔融，也可将载体加热熔融后，再加入药物，然后将熔融物在剧烈搅拌下迅速冷却成固体，或将熔融物倾倒在不锈钢板上成薄膜，在板的另一面吹冷空气或用冰水，使之骤冷成固体。为防止某些药物析出结晶，宜迅速冷却固化，然后将产品置于干燥器中，室温干燥。

还可将熔融物滴入冷凝液中使之迅速收缩，凝固成丸，这样制成的固体分散体俗称滴丸。常用的冷凝液有液体石蜡、植物油、甲基硅油及水等。在滴制过程中能否成丸，取决于丸滴的内聚力是否大于丸滴与冷凝液的黏附力。冷凝液的表面张力小，丸形就好。

### 2. 溶剂法

将药物溶于有机溶剂中，根据载体能否溶于此溶剂，可将此法分为共沉淀法和溶剂分散法。

共沉淀法是指将药物与载体材料共同溶解于有机溶剂中，蒸去有机溶剂后使药物与载体材料同时析出，干燥即得。适用于熔点较高或不够稳定的药物和载体的固体分散体的制备。本法制备的固体分散体，分散性好，但使用有机溶剂且用量较多，成本较高，并且有时难以除尽。

溶剂分散法是指药物溶于有机溶剂中，将不溶于此溶剂的载体材料分散于其中，与药物混匀，蒸去有机溶剂，干燥即得。此法不用选择药物和载体的共同溶剂，只需选择能溶解药物的溶剂即可。溶剂分散法适用于对热不稳定或易挥发的药物，但有机溶剂成本较高，且难以除尽。

### 3. 溶剂熔融法

溶剂熔融法是将药物用适当的溶剂溶解后，与熔融的载体混合均匀，蒸去有机溶剂，冷却固化而得固体分散体。此法适用于液态药物，如鱼肝油及维生素 A，D，E 等，也适于对热稳定性较差的药物，但仅限于小剂量药物，剂量须小于 50 mg。

### 4. 研磨法

研磨法是将药物与较大比例的载体材料混合后，强力持久地研磨一定的时间，不需加溶剂而借助机械力降低药物的粒度，或使药物与载体材料以氢键相结合，形成固体分散体，适用于对湿热不稳定的药物。研磨时间的长短因药物而异。常用的载体材料有微晶纤维素、乳糖、PVP 类、PEG 类等。

### 5. 液相中溶剂扩散法

液相中溶剂扩散法是直接制备难溶性药物固体分散体微丸的新技术，是使药物和固体分散载体在液相中共沉，并在液体架桥剂的作用下聚结，在搅拌作用下形成微丸。以上制备过程简单，可一次完成，收率高、重现性好，微丸圆整。

### （六）固体分散体的物相鉴别

固体分散体中药物分散状态可呈现分子状态、亚稳定态及无定形态、胶体状态、微晶状态。

可选择下列方法进行物相鉴别，必要时可同时采用几种方法进行鉴别：

① 溶解度及溶出速率。

② 热分析法，常用差热分析法（DTA）与差示扫描量热法（DSC）。

③ X 射线衍射法（X-ray）

④ 红外光谱法（IR）。

⑤ 核磁共振氢谱法（1H-NMR）

### （七）固体分散体的速释与缓释原理

1. 速释原理

（1）药物的分散状态　药物在固体分散体中所处的状态是影响药物溶出速率的重要因素。

① 增加药物的分散度。药物以分子状态、胶体状态、微晶态高度分散于载体材料中，有利于药物的溶出与吸收。

② 形成高能状态。在固体分散物中的药物以无定型或亚稳态的晶型存在，处于高能状态，这些分子扩散能量高，溶出快。

（2）载体材料对药物溶出的促进作用

① 载体材料可提高药物的润湿性。

② 载体材料保证了药物的高度分散性。

③ 载体材料对药物有抑晶性。

2. 缓释原理

缓释原理与骨架型制剂缓、控释原理相同。

## 任务实施

### （一）VR 沉浸式实训

进入 VR 实训室，认知固体分散技术，完成任务。

### （二）药物制剂 GMP 实训车间实训

进入药物制剂 GMP 实训车间，认知固体分散技术，完成任务。

### （三）多媒体展示

分组上台用 PPT 展示"认知固体分散技术"。

## 任务强化

1. 简述固体分散体的定义和特点。

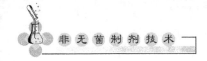
2. 简述固体分散体的分类。

3. 简述固体分散体载体材料的分类。

4. 简述常用的固体分散体制备方法。

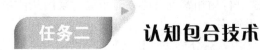

任务二　认知包合技术

### 任务目标

1. 能识记包合物的概念。

2. 能识记包合物的包合材料。

3. 能描述包合物的特点。

4. 能描述包合物的类型。

5. 能描述包合作用的影响因素。

6. 能描述常用的包合技术。

### 任务卡

| 任务名称 | 认知包合技术 | 学号 | | 姓名 | |
|---|---|---|---|---|---|
| 关键点 | 一、包合物的特点<br>二、包合物的包合材料<br>三、包合作用的影响因素 | | | | |
| 开始时间 | | 完成时间 | | | |
| 执行人 | | 审核人 | | | |

### 任务场景

1. 场地：多媒体教室、VR实训室、药物制剂技术实训室。

2. 材料：《中国药典》（2015年版）、包合物处方等。

3. 设备：计算机等设备。

### 任务准备

#### （一）包合物的定义

包合物（inclusion compound）系一种分子被包藏在另一种分子空穴结构内

具有独特形式的复合物。它由一种分子的空间结构中全部或部分包入另一种分子而成，属于一种非键型络合物。

**（二）包合物的组成**

包合物由主分子（包合材料）和客分子（药物）两种组分组成，主分子具有较大的空穴结构，足以将客分子容纳在内，形成分子囊。

主分子（host molecule）：即具有包合作用的外层分子，具有较大的空穴结构，足以将客分子容纳在内，如直链淀粉、环糊精、氢醌和尿素等。

客分子（guest molecule，enclosed molecule）：被包合到主分子空间中的小分子物质。

**（三）包合物的类型**

包合物根据其结构性质及形状可以分成以下几种类型：

1. 管状包合物

管状包合物是由一种分子构成管形或筒形空洞骨架，另一种分子填充其中而成。尿素、硫脲、环糊精、去氧胆酸等均能与客分子形成管状包合物（图16-1）。

2. 层状包合物

如药物与某些表面活性剂能形成胶团，某些胶团的结构属于层状包合物（图16-2）。

3. 笼状包合物

笼状包合物是客分子进入由几个主分子构成的笼状晶格中而成，其空间完全闭合且包接过程为非化学结合，包合物的形成主要取决于主分子和客分子的大小（图16-3）。

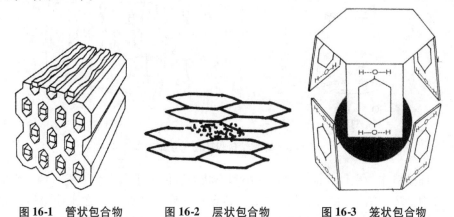

图16-1　管状包合物　　　图16-2　层状包合物　　　图16-3　笼状包合物

4. 单分子包合物

单分子包合物由单一的主分子和单一的客分子形成。常用的单一的主分子辅料为具有管状空洞的包合辅料环糊精。

**5. 分子筛包合物或高分子包合物**

此类包含物主要有沸石、糊精、硅胶等。

**（四）包合物的特点**

目前常用的包合物是由环糊精制备的，主要特点为可促进药物稳定性，增加难溶性药物溶解度和生物利用度，减少药物的副作用和刺激性，使液态药物粉末化，掩盖药物不良臭味，防止药物挥发等。

**（五）包合材料**

**1. 环糊精**

环糊精（cyclodextrin，CD）是直链淀粉在由嗜碱性芽孢杆菌产生的环糊精葡萄糖基转移作用下生成的一系列环状低聚糖的总称。其中，研究得较多并且具有重要实际意义的是含有6，7，8个葡萄糖单元的分子，分别称为 $\alpha$-环糊精，$\beta$-环糊精和 $\gamma$-环糊精，其中 $\beta$-环糊精最常用（图16-4）。各葡萄糖单元均以1，4-糖苷键结合成环，由于连接葡萄糖单元的糖苷键不

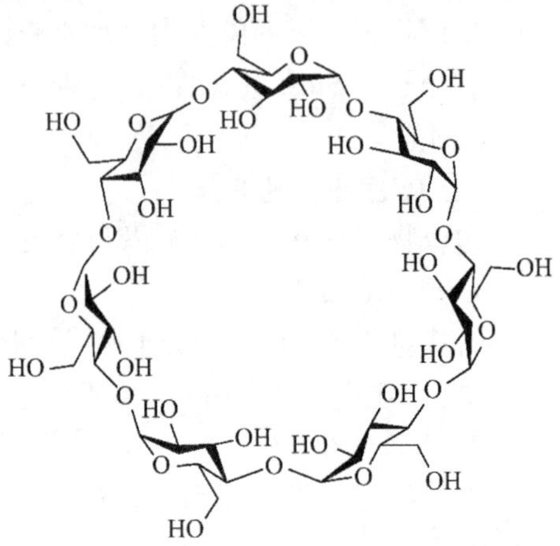

**图16-4　$\beta$-环糊精的环状结构**

能自由旋转，环糊精不是圆筒状分子而是略呈锥形的圆环（图16-5）。

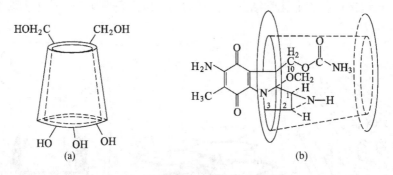

**图16-5　环糊精包封药物的立体结构**

环糊精作为主体，能将一定大小和形状的客体分子包合而形成一种特殊的包合物。环糊精为白色结晶性粉末，熔点在 $300 \sim 305$ ℃。在水中溶解度最小，易从水中析出结晶，随温度升高溶解度增加。本品对酸不稳定，对碱、热和机械作用都相当稳定。

**2. 环糊精衍生物**

$\beta$-环糊精虽具有合适的空穴大小，但水溶性较低，应用受限，对其进行结

构修饰可加以改善（图16-6）。对环糊精分子的结构修饰主要是通过羟基的化学反应进行。反应类型主要有如下几种：

（1）烷基化　二甲基-$\beta$-环糊精、三甲基-$\beta$-环糊精。

（2）羟烷基化　水溶性2-羟丙基-$\beta$-环糊精。

（3）分支化　分支化支链$\beta$-环糊精衍生物，如6-O-$\alpha$-麦芽糖基-$\beta$-环糊精和6-O-$\alpha$-麦芽三糖-$\beta$-环糊精。

（4）聚合　环糊精聚合物是

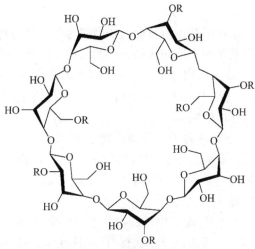

图16-6　$\beta$-环糊精的衍生物

有多个环糊精单元的高分子量衍生物，这类衍生物既保持了环糊精包合物的能力，并兼有较好的机械强度、稳定性和化学可调性等。

环糊精衍生物按合成方法可分为三类：交联型环糊精、环糊精单体聚合、环糊精接到其他聚合物上。

**知识链接**

$\beta$-环糊精：1891年，Villier首先从土豆淀粉里分离出的环糊精，当时他把这种物质命名为"cellulosine"。20世纪50年代，环糊精包埋复合物的研究趋于成熟，开始在某些领域得到应用，在三种环糊精中，$\beta$-环糊精应用最为广泛。

$\beta$-环糊精除在药剂学领域发挥重要作用外，在生态环境中也有一定的影响。$\beta$-环糊精及其衍生物在分解农药残留物方面已显示了其巨大的潜力；利用$\beta$-环糊精的包合作用，能大大降低土壤中有机物的生物毒性危害；同时，$\beta$-环糊精还在污水处理方面发挥积极作用。

**（六）包合作用的影响因素**

1. 药物与环糊精的比例

大多数环糊精包合物，其主、客分子组成摩尔比为1∶1时形成稳定的单分子化合物。但体积大的客分子比较复杂，当主分子环糊精用量不合适时，也不易形成包合物，表现为客分子含量很低；若客分子体积太小，则不能填满空穴，包合力弱，表现为客分子容易脱落。

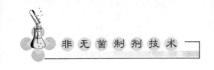

2. 对药物的要求

在增溶作用方面，环糊精对难溶性药物在水溶液中的增溶作用与所用的环糊精及被增溶的药物分子的结构和性质有关。

① 药物分子在水中溶解度越低，环糊精包合作用越强。

② 甲基化 $\beta$-环糊精、$\gamma$-环糊精衍生物中甲基化程度越低，其对药物的增溶作用越强。

③ 对离子型环糊精衍生物来说，荷电基团远离环糊精分子空腔的衍生物具有较好的药物增溶作用。因此，若药物分子带电荷，且药物与环糊精带相同电荷时，环糊精增溶作用降低；两者带相反电荷时，环糊精增溶作用加强。

④ 可离子化的药物分子与环糊精形成包合物时，其稳定性与药物的状态有关。药物以分子状态与环糊精形成的包合物比以离子状态与环糊精形成的包合物稳定。

⑤ 环糊精对离子型药物的增溶作用与溶液的 pH 值有关。

⑥ 一些聚合物，如水溶性纤维素衍生物及其他流变剂可与环糊精形成络合物，该络合物的性质不同于环糊精分子的理化性质。在环糊精水溶液中加入这类聚合物，可通过增大药物分子与环糊精包合物的表观稳定性常数提高环糊精对疏水性药物分子的增溶作用。

3. 药物的极性或缔合作用的影响

环糊精在空洞内对客分子的包合是用低极性客分子取代已被包合的水分子的过程。从能量的角度看，非极性客分子更容易与疏水性空洞相互作用，因此疏水性药物、非解离型药物易被包合。另外，客分子的大小、形状、极性也会影响其结合。

此外，在制备包合物时，其他药物或有机溶剂与被包合的药物客分子产生竞争，将原包合物中的药物置换出来，影响包合效果。

### （七）常用包合物的制备方法

包合物的制备主要有以下几种方法：饱和水溶液法、研磨法、超声波法、冷冻干燥法、喷雾干燥法、液-液或气-液法等，其中最常用的方法为前三者。

1. 饱和水溶液法

饱和水溶液法是将环糊精饱和水溶液同药物或挥发油按一定的比例混合，在一定的温度和时间条件下搅拌、振荡，经冷藏、过滤、干燥即得环糊精的包合物。

2. 研磨法

研磨法是在环糊精中加入 2～5 倍量的水研匀，加入客分子药物，在研磨机中充分混匀，研磨成糊状，经低温干燥、溶剂洗涤、再干燥，即得包合物。

### 3. 超声波法

超声波法是向环糊精饱和水溶液中加入客分子药物溶解，混合后用超声波处理，将析出沉淀经溶剂洗涤、干燥即得稳定的包合物。

### 4. 冷冻干燥法和喷雾干燥法

先将药物和包合材料在适当溶剂中包合，再采用冷冻干燥法、喷雾干燥法除去溶剂。

### 5. 液-液法或气-液法

这两种方法主要是将中药中提取的挥发油或芳香化合物的蒸汽或冷凝液直接通入 $\beta$-环糊精溶液中，进行包合，经过滤、干燥即得包合物。

### （八）包合物的验证方法

包合物通常可以通过 X 射线衍射法、红外光谱法、核磁共振法、荧光光谱法、圆二色谱法、热分析法、薄层色谱法、紫外分光光度法、溶出度法来验证。

## 任务实施

### （一）VR 沉浸式实训

进入 VR 实训室，认知包合技术，完成任务。

### （二）药物制剂 GMP 实训车间实训

进入药物制剂 GMP 实训车间，认知包合技术，完成任务。

### （三）多媒体展示

分组上台用 PPT 展示"认知包合技术"。

## 任务强化

1. 简述包合物的定义和特点。
2. 简述包合物的分类。
3. 简述包合物的常见包合材料。
4. 简述常用的包合物的制备方法。

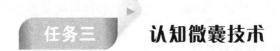

**任务三　认知微囊技术**

## 任务目标

1. 能识记微囊的概念。

2. 能识记微囊的处方组成。

3. 能描述微囊的特点。

4. 能描述微囊的类型。

5. 能描述微囊化的方法。

6. 能描述微囊质量的评定方法。

## 任务卡

| 任务名称 | 认知微囊技术 | 学号 | | 姓名 | |
|---|---|---|---|---|---|
| 关键点 | 一、微囊的特点<br>二、微囊的处方组成<br>三、药物微囊化的方法 | | | | |
| 开始时间 | | | 完成时间 | | |
| 执行人 | | | 审核人 | | |

## 任务场景

1. 场地：多媒体教室、VR实训室、药物制剂技术实训室。

2. 材料：《中国药典》（2015年版）、微囊处方等。

3. 设备：计算机等设备。

## 任务准备

### （一）微囊的定义

微型包囊技术（microencapsulation）简称微囊化，系利用天然的或合成的高分子材料（称为囊材）作为囊膜壁壳（membrane wall），将固态药物或液态药物（称为囊心物）包裹而成药库型微型胶囊，简称微囊（microcapsule）（图16-7）。若使药物溶解和（或）分散在高分子材料基质中，形成骨架型（matrix type）的微小球状实体则称微球（microsphere）。药物微囊化后，可制成片剂、颗粒剂、胶囊剂和注射剂等多种剂型，并赋予药物新的性质和用途。

### （二）药物微囊化的应用特点

药物微囊化可掩盖药物的不良气味及口味；提高药物的稳定性；防止药物在胃内失活或减小对胃的刺激性；使液态药物固态化便于应用与储存；减少复方药物的配伍变化；控制药物释放速率；使药物浓集于靶区；将活细胞、疫苗等生物活性物质包囊。

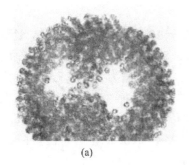 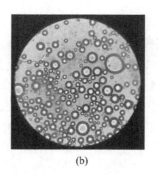
(a)           (b)

**图 16-7　显微镜下微囊形态**

### （三）药物微囊化的进展

微囊的制备技术起源于 20 世纪 50 年代，在 70 年代中期快速发展起来，现在微囊已广泛用于医药、食品、农药、饲料、化妆品、染料、黏合剂、复写纸等领域。用于医药领域的微囊主要是缓释微囊，将药物（囊心物）与高分子成膜材料（囊材）包嵌成微囊后，药物在体内通过扩散和渗透等形式在设定的位置以适当的速度和持续的时间释放出来，以达到更大限度地发挥药效的目的。我国医药行业已有一些微囊产品（图

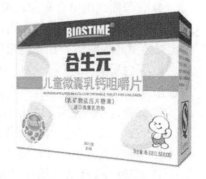

**图 16-8　微囊技术应用实例**

16-8），但为数不多。食品行业也有少量产品，但还处于起步阶段。多数微囊技术还停留在实验室研究和专利文献上，没有转化为商品。

### （四）囊心物与囊材

1. 囊心物

微囊的囊心物（core material）系被包囊的特定物质，除主药外还可以包括提高微囊化质量而加入的附加剂，如稳定剂，稀释剂，控制释放速率的阻滞剂、促进剂，以及改善囊膜可塑性的增塑剂等。

2. 囊材

囊材（coating material）的一般要求如下：① 性质稳定；② 有适宜的释药速率；③ 无毒、无刺激性；④ 能与药物配伍，不影响药物的药理作用及含量测定；⑤ 有一定的强度、弹性及可塑性，能完全包封囊心物；⑥ 具有符合要求的黏度、渗透性、亲水性、溶解性等特性。

常用的囊材可分为天然的、半合成或合成的高分子材料。

（1）天然高分子材料

① 明胶：明胶分酸法明胶（A 型）和碱法明胶（B 型）。A 型明胶等电点为 7～9，10 g 溶液 25 ℃的 pH 值为 3.8～6.0，B 型明胶稳定而不易长菌，等电点为 4.7～5.0，10 g/L 溶液 25 ℃的 pH 值为 5.0～7.4。通常可根据药物对酸碱性的要求选用 A 型或 B 型，制备微囊时浓度一般为 2%～10%。

② 阿拉伯胶：系由糖苷酸及阿拉伯胶的钾、钙、镁盐所组成。一般常与明胶等量配合使用，作囊材的用量为 2%～10%，亦可与白蛋白配合作复合材料。

③ 海藻酸盐：可与甲壳素或聚赖氨酸合用作复合材料。因海藻酸钙不溶于水，故海藻酸钠可用 CaCl₂ 固化成囊。

④ 壳聚糖：由甲壳素脱乙酰化后制得的一种天然聚阳离子型多糖，具有优良的生物降解性和成膜性。可溶于酸或酸性水溶液，无毒、无抗原性，在体内能被溶菌酶等酶解。在体内可溶胀成水凝胶。

⑤ 蛋白质类：常用于载体材料的有白蛋白、玉米蛋白、鸡蛋白等，通常用量在 30% 以上。

⑥ 淀粉：一般是淀粉的衍生物，如羟乙基淀粉、羧甲基淀粉等用作囊材。

（2）半合成高分子材料 作囊材的半合成高分子材料多系纤维素衍生物，其特点是毒性小、黏度大、成盐后溶解度增大。

① 甲基纤维素盐：属于阴离子型高分子电解质，常用浓度为 0.1%～0.5%，羧甲基纤维素钠（CMC-Na）常与明胶配合作复合囊材，一般分别配 1～5 g/L CMC-Na 及 30 g/L 明胶，再按体积比 2∶1 混合。

② 邻苯二甲酸醋酸纤维素（CAP）：略有醋酸味，用作囊材时可单独使用，常用浓度为 3% 左右，也可与明胶配合。

③ 乙基纤维素（EC）：化学性质稳定，适用于多种药物的微囊化，不溶于水、甘油或丙二醇，可溶于乙醇，易溶于乙醚，遇强酸易水解，故对强酸性药物不适宜。

④ 甲基纤维素（MC）：作囊材的用量为 1%～3%，亦可与明胶、CMC-Na、聚维酮（PVP）等配合作复合囊材。

⑤ 羟丙基甲基纤维素（HPMC）：不溶于热水，能溶于冷水后成为黏性溶液，长期储存较稳定，具有表面活性。

（3）合成高分子材料 作为囊材用的合成高分子材料，有非生物降解型和生物降解型两类。近年来，可生物降解的材料得到广泛应用，如聚碳酸酯、聚氨基酸、聚乳酸（PLA）、丙交酯乙交酯共聚物（PLGA）、ε-己内酯与丙交酯共聚物、聚氰基丙烯酸烷酯类等。其特点是无毒、成膜性好、化学稳定性高，可在体内通过水解或酶降解，在体内释药后无残留，可用于注射或植入。

### （五）药物微囊化方法

根据药物和囊材的性质、微囊要求的粒径、释放性能及靶向特点，可选择不同的微囊化方法。目前可归纳为物理化学法、物理机械法和化学法三大类。

1. 物理化学法

本法微囊化在液相中进行，囊心物与囊材在一定的条件下形成新相析出，故又称相分离法。其微囊化步骤大体可分为囊心物的分散、囊材的加入、囊材的沉积和囊材的固化四步。

相分离法又分为单凝聚法、复凝聚法、溶剂-非溶剂法、改变温度法和液中干燥法。

（1）单凝聚法　单凝聚法是相分离法中较常用的一种，它是在高分子囊材（如明胶）溶液中加入凝聚剂，以降低高分子溶解度凝聚成囊的方法。

① 基本原理。凝聚剂是一类强亲水性电解质（硫酸钠或硫酸铵的水溶液）或强亲水性的非电解质（如乙醇或丙酮），凝聚剂会与囊材水合膜的水分子结合，降低明胶的溶解度，分子间形成氢键，最后使明胶从溶液中析出而凝聚形成微囊。但是这种凝聚是可逆的，一旦解除凝聚条件（如加水稀释），就可发生解凝聚，反复几次，可得到满意的形状，最后采取措施进行交联固化即成型。

② 工艺流程。以明胶为囊材为例，其工艺流程如下：

囊心物（药物）＋囊材（3%～5%明胶溶液）——→混悬液（或乳状液）

$\xrightarrow[\text{调至 pH 3.5～3.8，加入 60% Na}_2\text{SO}_4\text{溶液}]{\text{加 10% 醋酸溶液，50 ℃}}$ 凝聚囊 $\xrightarrow{\text{稀释液}}$ 沉降囊 $\xrightarrow[\text{加入 37% 甲醛溶液}]{\text{pH 8～9，15 ℃以下}}$

交联固化囊 $\xrightarrow{\text{水洗至无甲醛}}$ 微囊——→制剂。

③ 成囊条件。a. 凝聚系统的组成：单凝聚法可以用三元相图来寻找成囊系统产生凝聚的组成范围。b. 明胶溶液的浓度与温度。c. 药物及凝聚相的性质：要求药物在水中极微溶解，但也不能很疏水。微囊化的难易取决于明胶同药物的亲和力，亲和力强的易被微囊化。d. 凝聚囊的流动性及其与水相间的界面张力：为了得到良好的球形微囊，凝聚囊应有一定的流动性。e. 交联：欲得不可逆的微囊，必须加入交联剂，同时还要求微囊的粘连愈少愈好。

④ 影响成囊的因素：a. 凝聚剂的种类和 pH 值；b. 药物吸附明胶的量；c. 增塑剂的影响。

（2）复凝聚法　复凝聚法系指使用两种带相反电荷的高分子材料作为复合囊材，在一定的条件下交联且与囊心物凝聚成囊的方法。可作复合材料的有明胶与阿拉伯胶（或羧甲基纤维素钠或邻苯二甲酸醋酸纤维素等多糖）、海藻酸盐与聚赖氨酸、海藻酸盐与壳聚糖、海藻酸与白蛋白、白蛋白与阿拉伯胶等。

复凝聚法（以明胶与阿拉伯胶为例）的工艺流程如下：

囊心物（药物）＋囊材（明胶与阿拉伯胶溶液）——→混悬液（或乳状液）

$\xrightarrow[\text{加5\%醋酸溶液}]{50\sim55\text{℃}}$ 凝聚囊 $\xrightarrow[30\sim40\text{℃}]{3\text{倍体积水}}$ 沉降囊 $\xrightarrow[37\%\text{甲醛溶液}]{pH\,8\sim9,\,10\text{℃以下}}$ 交联固化囊

$\xrightarrow{\text{水洗至无甲醛}}$ 微囊——→制剂。

（3）溶剂-非溶剂法　溶剂-非溶剂法是在囊材溶液中加入一种对囊材不溶的溶剂（非溶剂），引起相分离，而将药物包裹成囊的方法。

（4）改变温度法　本法无须加凝聚剂，通过控制温度成囊。

（5）液中干燥法　从乳状液中除去分散相挥发性溶剂以制备微囊的方法称为液中干燥法，亦称乳化-溶剂挥发法。

2. 物理机械法

物理机械法是将固态或液态药物在气相中进行微囊化，需要一定的设备条件。

（1）喷雾干燥法　又称液滴喷雾干燥法，可用于固态或液态药物的微囊化。该法是先将囊心物分散在囊材的溶液中，再将此混合物喷入惰性热气流使液滴收缩成球形，进而干燥，可得微囊。

（2）喷雾冻凝法　即将囊心物分散于熔融的囊材中，再喷于冷气流中凝聚而成囊的方法。常用的囊材有蜡类、脂肪酸和脂肪醇等。

（3）空气悬浮法　亦称流化床包衣法，系利用垂直强气流使囊心物悬浮在包衣室中，囊材溶液通过喷嘴射撒于囊心物表面，使囊心物悬浮的热气流将溶剂挥干，囊心物表面便形成囊材薄膜而得微囊。

（4）多孔离心法　即利用离心力使囊心物高速穿过囊材的液态膜，再进入固化浴固化制备微囊的方法。利用圆筒的高速旋转产生离心力，利用导流坝不断溢出囊材溶液形成液态膜，囊心物（液态或固态）高速穿过液态膜形成的微囊再经过不同方法加以固化（用非溶剂、冻凝或挥去溶剂等），即得微囊。

3. 化学法

利用在溶液中单体或高分子通过聚合反应或缩合反应，产生囊膜而制成微囊，这种微囊化的方法称为化学法。本法的特点是不加凝聚剂，常先制成W/O型乳状液，再利用化学反应或用射线辐照交联，主要分为界面缩聚法和辐射化学法两种。

（1）界面缩聚法　亦称界面聚合法。本法是在分散相（水相）与连续相（有机相）的界面上发生单体的缩聚反应。

（2）辐射化学法　利用$^{60}$Co产生γ射线的能量，使聚合物（明胶或PVA）交联固化，形成微囊。

**（六）影响微囊粒径的因素**

① 囊心物的大小。

② 囊材的用量

③ 制备方法。

④ 制备温度。

⑤ 制备时的搅拌速率。

⑥ 附加剂的浓度。

**（七）微囊中药物的释放**

1. 微囊中药物释放的机制

微囊中药物释放的机制通常有以下 3 种：

（1）透过囊壁扩散　当囊壁较厚时，药物的释放可以分为 4 个阶段：① 初期的突释，来自微囊表面的药物；② 慢速释放，来自逐渐溶解的药物扩散透过壁；③ 较快速地稳态扩散释放，来自药物饱和溶液，维持时间最长；④ 最后较缓慢地释放，来自药物的残留不饱和溶液，这时已足以维持所需的浓度梯度。

（2）囊壁的溶解　属物理化学过程，速度取决于囊材的性质、体液的体积、组成、pH 值及温度等。

（3）囊壁的消化降解　当微囊进入体内后，囊壁可受胃蛋白酶或其他酶的消化降解成为体内的代谢产物，其第一阶段可以仅表现为囊壁材料分子量变小，而微囊的外形无变化，囊材保持不溶性，进一步的降解使囊材开始溶解，微囊的外形也开始变化。这两个阶段都可以提高药物释放的速率。

2. 微囊药物释放速率及其影响因素

无论微囊遵守哪种释放规律，影响释放速率的因素包括：① 药物在介质中的溶解度愈小，释放愈慢；② 囊壁相同时，微囊的粒径愈小，释放愈快；③ 囊壁相同时，厚度愈大，释放愈慢；④ 囊壁的物理化学性质；⑤ 工艺条件；⑥ 释放介质的 pH 值和离子强度。

**（八）微囊的质量评定**

目前微囊的质量评定，除制成制剂的本身要求应符合药典有关制剂规定外，大致包括下述内容：

（1）微囊的形态与粒径　微囊应为圆整球形或椭圆形的封闭物，微球应为圆整球形或椭圆形的实体。可采用光学显微镜、扫描或投射电子显微镜观察形态，激光衍射法测定粒径及其分布。

（2）微囊的载药量与包封率　载药量可由式（16-1）求得：

$$载药量 = \frac{微囊（球）中含药量}{微囊（球）总质量} \times 100\% \qquad (16\text{-}1)$$

对处于液态介质中的微囊，可用过滤、凝胶柱色谱法、离心法或透析法分离微囊后进行测定，由式（16-2）计算包封率。

$$包封率 = \frac{微囊（球）中包封的药量}{微囊（球）中包封与未包封的总药量} \times 100\% \qquad (16\text{-}2)$$

（3）微囊药物的释放速率　为了控制微囊中药物的释放，必须进行溶出速率的测定，可参考片剂的溶出度测定方法。

## 任务实施

**（一）VR 沉浸式实训**

进入 VR 实训室，认知微囊技术，完成任务。

**（二）药物制剂 GMP 实训车间实训**

进入药物制剂 GMP 实训车间，认知微囊技术，完成任务。

**（三）多媒体展示**

分组上台用 PPT 展示"认知微囊技术"。

## 任务强化

1. 简述微囊的定义和特点。

2. 简述微囊的分类。

3. 简述微囊的处方组成。

4. 简述常用的微囊制备方法。

# 项目十七 药物制剂新剂型

## 任务一 认知缓控释制剂

### 任务目标

1. 能识记缓控释制剂的概念。
2. 能识记缓控释制剂的常见种类。
3. 能描述缓控释制剂的特点。
4. 能描述缓控释制剂的释药原理。
5. 能描述缓控释制剂的制备方法。

### 任务卡

| 任务名称 | 认知缓控释制剂 | 学号 | | 姓名 | |
|---|---|---|---|---|---|
| 关键点 | 一、缓控释制剂的特点<br>二、缓控释制剂的常见种类<br>三、缓控释制剂的制备方法 | | | | |
| 开始时间 | | | 完成时间 | | |
| 执行人 | | | 审核人 | | |

### 任务场景

1. 场地：多媒体教室、VR 实训室、药物制剂技术实训室。
2. 材料：《中国药典》（2015 年版）、缓控释制剂处方等。
3. 设备：计算机等设备。

### 任务准备

**（一）缓控释制剂的基本概念**

1. 缓释制剂

（1）定义　缓释制剂（sustained-release preparations）系指药物按要求缓

慢非恒速地释放，与普通制剂相比治疗作用持久、毒副作用低、用药次数少的制剂（图17-1）。缓释制剂每24 h的用药次数可以减少至1～2次。近年来，缓释制剂在抗心律失常药、镇痛药、抗生素和降压药等方面均有应用。

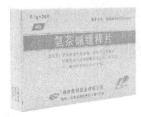
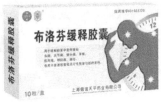

**图17-1　缓释制剂示例**

（2）分类　缓释制剂按给药途径可分为：① 不经胃肠道给药的缓释制剂，如缓释注射剂、膜剂、栓剂和植入剂等；② 经胃肠道给药的缓释制剂，如缓释丸剂、胶囊剂（肠溶胶囊、涂膜胶囊）等。

按制备工艺可分为薄膜包衣缓释制剂、缓释乳剂、骨架缓释制剂、注射用缓释制剂、缓释膜剂、缓释微囊剂等。

2. 控释制剂

（1）定义　控释制剂（controlled-release preparation）系指药物从制剂中缓慢地恒速或接近恒速释放，使血药浓度长时间维持在有效浓度范围的一类制剂（图17-2）。

优良的控释制剂比一般缓释制剂药物释放更理想，更能突显药物的安全性和有效性。控释制剂近年来发展很快，其中发展最快的是口服控释制剂，工艺技术从简单的肠溶核心型发展到开孔膜控型。近几年，国外研制开发了一些非常长效的小剂量恒释精密给药系统，如含有雌激素与孕激素的宫内给药器，可维持药效达3周。

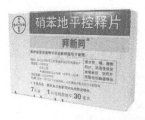
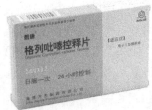

**图17-2　控释制剂示例**

（2）分类　控释制剂按剂型可分为控释片剂、胶囊剂、微丸、液体制剂、栓剂、膜剂、透皮贴剂、微囊、微球及控释植入剂等。

按给药途径可分为口服控释制剂、透皮控释制剂、直肠控释制剂、眼内控释制剂、子宫和皮下植入控释制剂等。

**知识链接**

### 新康泰克（复方盐酸伪麻黄碱缓释胶囊）

本品可减轻由于普通感冒、流行性感冒引起的上呼吸道症状和鼻窦炎及枯草热（花粉症的旧称）所致的各种症状，特别适用于缓解上述疾病的早期临床症状，如打喷嚏、流鼻涕、鼻塞等症状。

本品为复方制剂，每粒含盐酸伪麻黄碱 90 mg，马来酸氯苯那敏（扑尔敏）4 mg。

本品内容物为淡红色和黄色小丸，既含有速释小丸，也含有能在一定的时间内发挥作用的缓释小丸，比常规感冒药维持药效时间长，其有效浓度可维持 12 h。24 h 内服用不应超过 2 粒。

#### （二）缓控释制剂的特点

普通制剂中药物在体内被吸收后，血液中的药物浓度（又称血药浓度）会发生波动，出现"峰谷现象"（图 17-3），影响药物疗效。此外，普通制剂通常一日几次给药，给患者尤其是年龄较大的患者带来不便，耐受性差。

与普通制剂相比，缓控释制剂具有以下特点：

① 延长给药间隔，减少服药次数，提高患者顺应性，方便患者长期服用。

② 血药浓度平稳，避免"峰谷现象"（图 17-4），有利于降低药物的毒副作用。

③ 降低胃肠道刺激性。

④ 提高生物利用度。

⑤ 减少给药的总剂量。

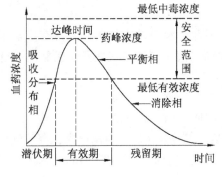

图 17-3 普通制剂血药浓度曲线

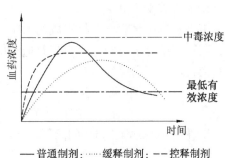

图 17-4 三类制剂血药浓度曲线比较

### （三）缓控释制剂的释药原理

缓控释制剂主要有骨架型和储库型两种结构。药物以分子或微晶、微粒的形式均匀分散在各种载体中，形成骨架型缓控释制剂；药物被包裹在高分子聚合物膜内，则形成储库型缓控释制剂。两种类型的缓控释制剂所涉及的释药原理主要有溶出、扩散、溶蚀、渗透压及离子交换作用。

1. 溶出原理

由于药物的释放受溶出速率的限制，溶出速率慢的药物显示出缓释的性质。因此，通过减小药物的溶解度，增大药物的粒径，以降低药物的溶出速率，可以达到长效作用。具体方法有下列几种：

① 制成溶解度小的盐或酯。

② 与高分子化合物生成难溶性盐。

③ 控制粒子大小。

2. 扩散原理

以扩散为主的缓控释制剂，药物首先溶解成溶液后，再从制剂中扩散出来进入体液，通过包衣膜或缓释骨架对药物溶液释放起阻滞作用来实现缓控释效果，常见的有水不溶性包衣膜、含水性孔道的包衣膜、缓控释骨架。

3. 溶蚀与扩散、溶出结合

对于某些骨架型制剂，如生物溶蚀型骨架系统、亲水凝胶骨架系统，药物不仅可从骨架中扩散出来，而且骨架本身也处于不断溶蚀的过程。当聚合物溶解时，药物扩散的路径发生改变，因此实现缓、控释效果。此类系统的优点在于材料的生物溶蚀性能不会最后形成空骨架，缺点则是由于受影响因素多，其释药动力学较难控制。

4. 渗透压原理

利用渗透压原理制成的控释制剂，能均匀恒速地释放药物，比骨架型缓释制剂更为优越。

5. 离子交换作用

由水不溶性交联聚合物组成的树脂，其聚合物链的重复单元上含有成盐基团，药物可结合于树脂上。当带有适当电荷的离子与离子交换基团接触时，通过交换将药物游离释放出来。

$$树脂^+-药物^- + X^- \longrightarrow 树脂^+-X^- + 药物^-$$
$$树脂^--药物^+ + Y^+ \longrightarrow 树脂^--Y^+ + 药物^+$$

$X^-$ 和 $Y^+$ 都是消化道中的离子，交换后，药物从树脂中游离出来，释放到胃肠液中。药物-树脂制备和释药都是依靠离子交换，故只有解离型的药物才适用于制成药物-树脂。但离子交换树脂的交换容量甚少，因此剂量大的药物不适于制备药物-树脂。药物-树脂外面还可包衣，最后可制成混悬型缓释制剂。

#### （四）常见缓控释制剂的种类

**1. 骨架型制剂**

骨架型制剂系指药物和一种或多种惰性骨架材料通过压制、融合等技术制成的片状、粒状、团块状或其他形式的制剂。

按骨架材料性质不同可分为亲水凝胶骨架型制剂、不溶骨架型制剂、生物溶蚀性骨架型制剂和离子交换树脂骨架型制剂等。

按给药途径可分为口服骨架型制剂、腔道用骨架型制剂、植入型骨架型制剂、口腔用骨架型制剂等。

药物与骨架材料通过制剂方法可单独作为制剂材料使用，如制成片剂、颗粒剂等，也可以作为一部分构成其他制剂，如胶囊剂等。

骨架型制剂可采用传统的生产工艺和设备，因此使用较为广泛，以片剂为例介绍以下几种常见剂型：

（1）亲水凝胶骨架片　是指药物与亲水性高分子骨架材料混合，通过压片工艺而制成的片状缓释制剂。

亲水凝胶骨架片中药物释放机理：亲水性高分子骨架材料与体液接触后，由于其水化作用在片剂表面形成了胶层，药物逐渐透过凝胶层扩散到表面而释放，因此凝胶层控制着药物的释放，同时保护片不因体液的影响而崩解，实现了缓释效果。

常用的亲水性高分子骨架材料如下：

① 天然胶类：海藻酸钠、琼脂、西黄蓍胶、黄原胶、果胶、瓜尔胶等。

② 纤维素衍生物类：甲基纤维素（MC）、羟丙基甲基纤维素（HPMC）、羧甲基纤维素钠（CMC-Na）、羟乙基纤维素（HEC）等。

③ 非纤维素多糖类：壳多糖、半乳聚糖、甘露聚糖等。

④ 乙烯聚合物和丙烯酸树脂：聚乙烯醇（PVA）和聚羧乙烯等。

> 【名称】　阿米替林缓释片（50 mg/片）
>
> 【处方】　阿米替林 50 mg　　　　　枸橼酸 10 mg
>
> 　　　　　HPMC（K4M）160 mg　　乳糖 180 mg
>
> 　　　　　硬脂酸镁 2 mg
>
> 【制法】　将阿米替林与 HPMC 混匀，枸橼酸溶于乙醇中作润湿剂制成软材，制粒、干燥、整粒，加硬脂酸镁混匀，压片即得。

（2）溶蚀性骨架片　是指药物与可溶蚀的脂肪、蜡类及酯类物质混合后，通过压片工艺制成的片状缓释制剂。

溶蚀性骨架片中药物释放机理：溶蚀性骨架材料与体液接触后，由于骨架材料中的水溶性物质发生溶解形成孔道，药物缓慢释放；或者骨架材料在体液中逐渐溶蚀后释放药物，而实现缓释效果。

常见的骨架材料有巴西棕榈蜡、硬脂酸、单硬脂酸甘油、氢化植物油、硬脂醇等。

---

【名称】　硝酸甘油缓释片

【处方】　硝酸甘油0.26 g（10%乙醇溶液2.95 mL）　硬脂酸6.0 g

十六烷醇6.6 g　　　　　　　聚维酮（PVP）3.1 g

微晶纤维素5.88 g　　　　　微粉硅胶0.54 g

乳糖4.98 g　　　　　　　　滑石粉2.49 g

硬脂酸镁0.15 g

共制100片

【制法】　① 将PVP溶于硝酸甘油乙醇溶液中，加微粉硅胶混匀，加硬脂酸与十六烷醇，水浴加热到60 ℃，使熔融。将微晶纤维素、乳糖、滑石粉的均匀混合物加入上述熔化的系统中，搅拌1 h；② 将上述黏稠的混合物摊于盘中，室温下放置20 min，待成块时，用16目筛制粒，30 ℃干燥，整粒，加入硬脂酸镁，压片。本品12 h释放76%，开始1 h释放23%，以后释放接近零级。

---

（3）不溶性骨架片　系指用不溶于水或水溶性极小的高分子聚合物、无毒塑料为骨架材料而制备的骨架型缓释片。

不溶性骨架片中药物释放机理：给药后，体液渗入骨架空隙，溶解的药物从骨架中的小孔道中缓慢扩散而释放，最后不溶性骨架从粪便排出体外。其结构特性决定了其仅适用于水溶性药物。

常见的不溶性骨架材料有乙基纤维素（EC）、聚乙烯、聚丙烯、聚氯乙烯、聚甲基丙烯酸甲酯等。

---

【名称】　复方苯巴比妥缓释片

【处方】　苯巴比妥30 g　　　　淀粉14 g

硼砂20 g　　　　　　硬脂酸镁 适量

硬脂酸30 g　　　　　95%乙醇 适量

乙基纤维素5 g

共制1 000片

【制法】　将硬脂酸加热熔融，加入苯巴比妥混匀，再加入硼砂及淀粉搅拌均匀，过九号筛。另将乙基纤维素溶解于适量乙醇中作为黏合剂，制成软材，过24目筛，湿法制粒。50 ℃干燥，加入适量硬脂酸镁，整粒，压片。

---

（4）胃内漂浮滞留片　系指·类能滞留于胃液中，延长药物在消化道内

的释放时间，改善药物吸收，有利于提高药物生物利用度的片剂。它一般可在胃内滞留达 5 ～ 6 h。此类片剂由药物和一种或多种亲水胶体及其他辅料制成，实际上是一种不崩解的亲水性凝胶骨架片。为提高滞留能力，加入疏水性能好且相对密度小的酯类、脂肪醇类、脂肪酸类或蜡类，如单硬脂酸甘油酯、鲸蜡酯、硬脂醇、硬脂酸、蜂蜡等。乳糖、甘露糖等的加入可加快释药速率，聚丙烯酸酯Ⅱ、Ⅲ等加入可减缓释药，有时还加入十二烷基硫酸钠等表面活性剂增加制剂的亲水性。

（5）生物黏附片　系采用生物黏附性的聚合物作为辅料制备片剂，这种片剂能黏附于生物黏膜，缓慢释放药物并由黏膜吸收以达到治疗目的。通常生物黏附性聚合物与药物混合组成片芯，然后由此聚合物围成外周，再加覆盖层而成。

生物黏附片可应用于口腔、鼻腔、眼眶、阴道及胃肠道的特定区段，通过该处上皮细胞黏膜输送药物。该剂型的特点是加强药物与黏膜接触的紧密性及持续性，因而有利于药物的吸收。生物黏附片既可安全有效地用于局部治疗，也可用于全身。口腔、鼻腔等局部给药可使药物直接进入大循环而避免首过效应。

生物黏附性高分子聚合物有卡波普、羟丙基纤维素、甲基纤维素钠等。

（6）骨架型小丸　采用骨架型材料与药物混合，或再加入一些其他成形的辅料（如乳糖等）、调节释药速率的辅料（如 PEG 类、表面活性剂等），经适当方法制成光滑圆整、硬度适当、大小均一的小丸，即为骨架型小丸。骨架型小丸与骨架片所采用的材料相同，同样有 3 种不同类型的骨架型小丸，此处不再重复。亲水凝胶形成的骨架型小丸，常可通过包衣获得更好的缓控释效果。

2. 膜控型缓控释制剂

膜控型缓控释制剂通常将片剂、颗粒剂、小片、小丸等利用包衣技术，将其外层包裹不同水溶性或其他特性的高分子包衣材料，而实现缓控释效果。

（1）微孔膜包衣片　系指用胃肠道不溶性的聚合物如醋酸纤维素、乙基纤维素等作为包衣液材料，并在其包衣液中加入少量致孔剂物质如 PEG 类、PVP 和 PVA 等水溶性物质，然后再用包衣技术制成的片剂。

微孔膜包衣片释药机理：微孔膜包衣片与胃肠液接触时，包衣膜上的致孔剂遇水溶解或脱落，然后在包衣膜上形成了无数肉眼不可见的微型孔道，使包衣膜有一定的通透性，药物分子即通过这些微孔向外扩散释放。

（2）膜控释小片　系将药物与辅料按常规方法制粒，压制成小片，其直径为 2 ～ 3 mm，用缓释膜包衣后装入硬胶囊使用。每粒胶囊可装入几片至20 片不等，同一胶囊内的小片可包上不同缓释作用的包衣或不同厚度的包衣。此类制剂无论是在体内还是在体外皆可获得恒定的释药速率，是一种较理想的口服控释剂型。其生产工艺也较控释小丸简便，质量也易于控制。

（3）肠溶膜控释片　系药物片芯外包肠溶衣，再包上含药的糖衣层而得。含药糖衣层在胃液中释药，当肠溶衣片芯进入肠道后，衣膜溶解，片芯中的药物释出，因而延长了释药时间。一种普萘洛尔长效控释片即为此类型，将60%药物以羟丙基甲基纤维素为骨架制成核心片，其余40%药物在外层糖衣中，在片芯与糖衣之间隔以肠溶衣。片芯基本以零级速度缓慢释药，可维持药效12 h以上。肠溶衣材料可用羟丙基纤维素酞酸酯，也可用与不溶于胃肠液的膜材料，如乙基纤维素混合包衣制成在肠道中释药的微孔膜包衣片，在肠道中肠溶衣溶解，在包衣膜上形成微孔，纤维素微孔膜控制片芯内药物的释放。

（4）膜控释小丸　由丸芯与控释薄膜衣两部分组成。丸芯含药物和稀释剂、黏合剂等辅料，所用辅料与片剂的辅料大致相同，包衣膜亦有亲水薄膜衣、不溶性薄膜衣、微孔膜衣和肠溶衣。

3. 渗透泵控释片

渗透泵控释片系利用体系与环境渗透压差产生恒速释药原理而设计的一类片剂，系一种膜包衣制剂。与同样以渗透压为释药动力的渗透植入剂合成为渗透泵控释体系。

口服渗透泵片的特点主要是药物释放不受环境pH值、搅拌速度、胃肠道蠕动等因素影响，适用于各种溶解度的药物，是迄今为止口服控释制剂中最为理想的一种（图17-5）。

渗透泵片根据结构常见的有单室渗透泵片、双室渗透泵片等（图17-6），随着对渗透泵片的研究深入，还会有其他新型结构出现。

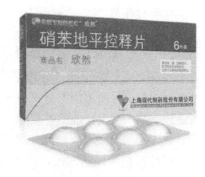

图17-5　硝苯地平渗透泵片示例

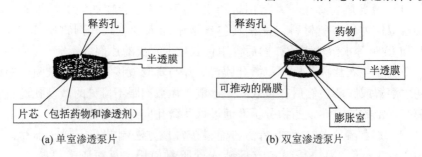

(a) 单室渗透泵片　　　　(b) 双室渗透泵片

图17-6　单室渗透泵片、双室渗透泵片示意图

渗透泵片通常由药物、半透膜材料、渗透压活性物质和推动剂等组成。常

用的半透膜材料有醋酸纤维素、乙基纤维素等。渗透压活性物质（即渗透压促进剂）起调节药室内渗透压的作用，其用量多少关系到零级释药时间的长短，常用乳糖、果糖、葡萄糖、甘露糖的不同混合物。推动剂亦称为促渗透聚合物或助剂，能吸水膨胀，产生推动力，将药物层的药物推出释药小孔，常用的有分子量为 3 万～500 万的聚羟甲基丙烯酸烷基酯、分子量为 1 万～36 万的 PVP 等。除上述组成外，渗透泵片中还可加入助悬剂、黏合剂、润滑剂、润湿剂等。

渗透泵片释药机理（以单室渗透泵片为例）如下（图 17-7）：当渗透泵片进入体内与体液接触时，水分子由释药孔或半透膜进入片芯，片芯中的药物在渗透压活性物质的作用下溶解或混悬于水中，在渗透压的作用下药物通过释药孔释放，同时促渗透剂吸水膨胀产生推动力，加速药物的释放。

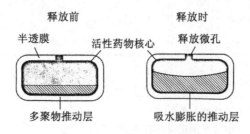

图 17-7　渗透泵片释药机理

## 任务实施

**（一）VR 沉浸式实训**

进入 VR 实训室，认知缓控释制剂，完成任务。

**（二）药物制剂 GMP 实训车间实训**

进入药物制剂 GMP 实训车间，认知缓控释制剂，完成任务。

**（三）多媒体展示**

分组上台用 PPT 展示"认知缓控释制剂"。

## 任务强化

1. 简述缓控释制剂的定义和特点。
2. 简述缓控释制剂的分类。
3. 简述缓控释制剂的释药机理。
4. 简述常用的缓控释制剂的制备方法。

# 认知经皮给药制剂

## 任务目标

1. 能识记经皮给药制剂的概念。
2. 能识记经皮给药制剂的特点。
3. 能描述经皮给药制剂的基本结构及分类。
4. 能识记常用的经皮吸收促进剂。
5. 能描述经皮给药制剂的制备工艺。

## 任务卡

| 任务名称 | 认知经皮给药制剂 | 学号 | | 姓名 | |
|---|---|---|---|---|---|
| 关键点 | 一、经皮给药制剂的特点<br>二、经皮给药制剂的基本结构及分类<br>三、经皮给药制剂的制备工艺 | | | | |
| 开始时间 | | | 完成时间 | | |
| 执行人 | | | 审核人 | | |

## 任务场景

1. 场地：多媒体教室、VR 实训室、药物制剂技术实训室。
2. 材料：《中国药典》（2015 年版）、经皮给药制剂处方等。
3. 设备：计算机等设备。

## 任务准备

### （一）经皮给药制剂的基本概念

经皮给药制剂（经皮吸收制剂）亦称经皮给药系统（transdermal drug delivery system，TDDS）或经皮治疗系统（transdermal therapeutic system，TTS），系指通过皮肤敷贴等方式用药，药物以一定的速率经由皮肤吸收进入全身血液循环并达到有效血药浓度，从而实现治疗或预防疾病作用的一类制剂，常用的剂型为贴剂（图 17-8）。此外，广义的 TDDS 还包括软膏剂、硬膏剂、凝胶膏剂、涂剂等。自美国第一个 TDDS 即东莨菪碱贴剂上市以来，目前，已有许多经皮给药制剂获准上市并受到普遍欢迎，如硝酸甘油、芬太尼、烟碱、可乐定、硝酸异山梨酯等。《中国药典》（2015 年版）收载了雌二醇缓释贴片、吲哚美辛贴片等经皮给药制剂。

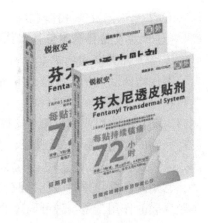

图 17-8　经皮给药制剂示例

### （二）经皮给药制剂的特点

1. 优点

经皮给药制剂作为一种简单、方便和有效的给药方式，可以实现无创伤性给药，与常规剂型如口服片剂、胶囊剂或注射剂等相比具有以下独特的优点。

① 可避免口服给药可能产生的肝脏首过效应及胃肠灭活效应，药物的吸收不受胃肠道因素如酶、消化液、pH 值等的干扰，提高了治疗效果。

② 减少用药次数，延长给药时间间隔，提高患者用药的顺应性。如硝酸甘油舌下片给药 2 ～ 3 min 显效、5 min 达到最大治疗效应，每次作用仅持续 10 ～ 30 min，需要反复多次用药，并伴有不良反应发生；改用贴剂后，每日仅需贴用 1 张，且能减少不良反应的发生，更适于夜间性心痛发作的预防。

③ 在给药期间维持恒定的最佳血药浓度或生理效应，避免了胃肠道给药等引起的血药浓度峰谷现象，从而降低了副作用。

④ 给药方便，患者可以自主用药，并可通过调整给药面积调节给药剂量，一旦发现副作用，患者可以随时中断给药，特别适于婴儿、老人、不宜口服给药的患者及需要长期用药的慢性疾病患者。

2. 局限性

① 由于皮肤强大的生理屏障作用，药物经皮给药的透过率低，故供选择的药物限于药理作用强的药物。

② 通常药物透过皮肤的速率很小，起效较慢，不适合要求快速起效的药物，且多数药物达不到有效治疗浓度。

③ 尽管可通过扩大给药面积等方式改善药物的透过程度，但大面积给药可能对皮肤产生刺激性和过敏性。

④ TDDS 存在皮肤的代谢作用和贮库作用，药物吸收的个体差异及用药部位的差异较大。

⑤ 给药剂量较小，一般认为每日超过 5 mg 的药物已不易于制成理想的 TDDS。

⑥ 生产工艺及条件比较复杂。

**（三）经皮给药制剂的基本结构及分类**

**1. 经皮给药制剂的基本结构**

经皮给药制剂基本上是由不同性质和功能的几层高分子薄膜层合而成，大致包括以下5层。① 背衬层，具有屏障的作用，可阻止药物的挥发及流失，同时对药物贮库层或黏胶层起支撑作用。② 药物贮库层（药库层），主要发挥贮存药物的作用。③ 控释膜层，主要起到控制释药速度的作用，也可兼作药库。④ 黏胶层（黏附层），通常起粘贴作用，有时也可兼作药库或起控释作用等，常用的胶黏膜材料为压敏胶（FSA）。⑤ 保护膜层（防黏层），主要起保护胶黏膜的作用，是一种可剥离的衬垫膜，用时拆去。

**2. 经皮给药制剂的分类**

根据目前生产及临床应用情况，经皮给药系统大致可分为以下4类。

（1）膜控释型　膜控释型TDDS系指药物或与适宜的渗透促进剂等被控释膜材或其他控释材料包裹制成药物贮库，释药速率由控释膜或高分子包裹材料的性质来控制，其基本构造如图17-9所示，主要包括无渗透性的背衬层、药物贮库、控释膜、黏胶层和防黏层5部分。如硝酸甘油、可乐定、东莨菪碱、雌二醇的透皮给药系统均属于膜控释型TDDS。

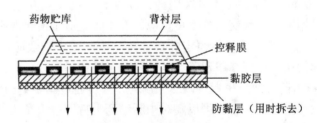

**图17-9　膜控释型TDDS示意图**

背衬层所用的背衬材料多为不渗透的多层复合铝箔，此外，还包括不透性塑料薄膜材料如聚对苯二甲酸乙二醇酯（PET）、聚苯乙烯、高密度聚乙烯等。

药物贮库层可供选择的药库材料很多，常用的有卡波姆、HPMC、PVA等，可以采用单一材料或多种材料配制的软膏、水凝胶、溶液等制备，如将药物均匀分散在对膜不渗透的半固体软膏基质中等。此外，各种压敏胶和骨架膜材也可同时是药库材料。

控释膜层是由高分子材料加工而成的均质膜或微孔膜组成。常用于均质膜的膜材有EVA、聚硅氧烷等。而微孔膜常需经过聚丙烯拉伸或经高能重离子射线照射而成。

黏胶层所用黏胶剂可将同种或异种物质粘贴起来，常用的材料为各种压敏胶。压敏胶系指那些在轻微压力下即可发挥与皮肤表面粘贴作用同时又易于剥离的一类压敏性的胶黏材料,如硅橡胶类压敏胶、丙烯酸类压敏胶、聚异丁烯(PIB)类压敏胶等。

防黏层常用的防黏材料主要有聚乙烯、聚苯乙烯、聚丙烯等高聚物的膜材,有时也可采用表面经石蜡或甲基硅油处理过的光滑厚纸。

(2)黏胶分散型 黏胶分散型 TDDS 的基本结构与膜控释型 TDDS 相同,如图 17-10 所示,其药库层及控释层均由压敏胶构成。药物溶解或分散于压敏胶中构成药物贮库,均匀涂布于不渗透的背衬层上,加防黏层即得,如黏胶分散型奥昔布宁贴剂。为了提高压敏胶与背衬层之间的黏结强度,可在背衬层上先涂布空白压敏胶,然后铺上含药胶,再涂上具有控释作用的胶层。

这种给药系统生产方便、成本低,但由于药物扩散通过含药胶层的厚度随药物释放时间的延长而逐渐增加,药物的释放速度则相应减慢,为了保证恒定的释药速度,可以采用多层含药膜结构,根据与皮肤接触距离的远近不同将系统的药库按照适宜浓度梯度制成含药量及致孔剂不同的多层压敏胶层,与皮肤距离最近的药库层含药量低,最远的药库层含药量高,同时调整孔隙率,从而实现恒速释药的目标。

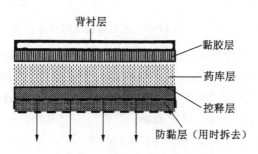

**图 17-10 黏胶分散型 TDDS 示意图**

(3)骨架扩散型 药物溶解或均匀分散在亲水性骨架材料(如 PVA,PVP等)或疏水性的骨架材料(如聚硅氧烷等)中制成含药骨架,骨架中也可加入适宜的润湿剂如水、丙二醇或者聚乙二醇等,然后将此含药骨架分剂量成具有适宜面积及厚度的药膜并粘贴在背衬层上,在骨架层上涂布压敏胶,再加上防黏层即得。也可先将含药骨架与压敏胶层、背衬层及防黏层经层合后再进行分剂量。其基本构造如图 17-11 所示。NITRO-DUR 硝酸甘油 TDDS 就属于此类给药系统,其骨架材料为 PVA 和 PVP、羟丙基纤维素等,制成圆形含药膜片,并与涂布压敏胶的圆形背衬层、防黏层复合即得。

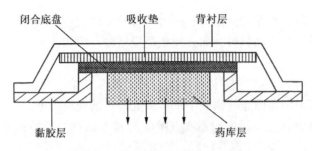

**图 17-11　骨架扩散型 TDDS 示意图**

（4）微贮库型　微贮库型 TDDS 兼具膜控释型和骨架型的特点，如图 17-12所示。

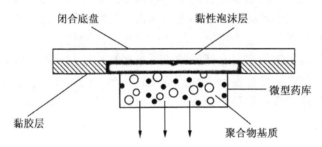

**图 17-12　微贮库型 TDDS 示意图**

其一般制备方法是先将药物均匀分散在水溶性高分子聚合物（如聚乙二醇）的水溶液中，再将该混悬液均匀分散在疏水性高分子聚合物中，在高切变机械力的作用下，使其成为微小的球状液滴，然后迅速与疏水性聚合物分子交联成为稳定的包含有球状液滴药物贮库的分系统，将此系统制成适宜面积及厚度的药膜，置于胶层中心，加防黏层即得。

**（四）常用的经皮吸收促进剂**

对于多数药物而言，皮肤是人体一道很难透过的天然屏障，许多药物的经皮透过速率无法满足临床治疗的需要，已成为 TDDS 产品研发的巨大障碍，因此，寻找促进药物透皮吸收的方法已成为目前 TDDS 研究的重点。

> 知识链接
>
> **药物在皮肤的转运**
>
> 　皮肤由表皮、真皮及皮下组织构成，汗腺、毛囊、皮脂腺等皮肤附属器从表皮一直到达真皮。角质层位于表皮的最外层，由于结构的特殊性，角质层非常坚韧，可阻挡微生物或其他有害物质的侵入，也是影响药物吸收的主要渗透屏障。药物透皮吸收进入体循环主要通过以下两种途径：

　　① 表皮途径：药物透过表皮角质层到达活性表皮，再扩散至真皮，真皮中分布有丰富的毛细血管、毛细淋巴管等，从表皮转运至真皮的药物可通过毛细血管吸收迅速转移到体循环，此途径是药物透皮吸收的主要途径，药物主要经历释放、穿透、吸收进入血液循环3个阶段。

　　② 皮肤附属器途径：药物经过毛囊、汗腺和皮脂腺等吸收，对于一些极性较强的大分子药物、离子型药物而言，这是其透皮吸收的主要途径。

　　经皮吸收促进剂（亦称渗透促进剂）可以降低药物的透皮阻力，提高药物的透皮速率。加入渗透促进剂是改善药物透皮吸收的首选方法。目前，临床上常用的经皮吸收促进剂可分为以下几类。

**1. 表面活性剂**

　　表面活性剂可透过皮肤并可能与皮肤成分发生相互作用，从而改善皮肤的透过性。其中，离子型表面活性剂与皮肤的相互作用较强，常用的有十二烷基硫酸钠，但在连续使用后，可产生皮肤的刺激性，引起干燥、红肿或粗糙化。非离子型表面活性剂主要提高角质层类脂流动性，对皮肤刺激性较离子型小，但促渗透作用也较弱，常用的为吐温类。

**2. 氮酮类化合物**

　　月桂氮䓬酮（亦称氮酮），国外商品名为 Azone，是一种新型、高效、安全、优良的经皮吸收促进剂。本品用量较少，对皮肤的毒性及刺激性较低，对亲水性药物和亲脂性药物均具有明显的渗透促进作用，且对亲水性药物的促透作用更强。氮酮可通过与皮肤角质层的脂质发生作用，使细胞间脂质的排列有序性降低，提高脂质流动性，降低药物的扩散阻力。氮酮的促渗透作用起效较为缓慢，滞后时间可长达 2 ~ 10 h 不等，但作用时间可持续数日。氮酮与其他渗透促进剂（如丙二醇、油酸等）合用，可产生协同作用，促渗透效果更好。

**3. 醇类化合物**

　　醇类化合物包括低级醇类（如乙醇、丁醇及其他直链醇）、多元醇类（如丙二醇）也常作为渗透促进剂使用，但单独使用时促渗透效果不佳，如与其他渗透促进剂合用，可以提高很多渗透促进剂（如 Azone、油酸等）的溶解度，并发挥协同促渗作用。

　　除以上渗透促进剂外，某些脂肪醇或脂肪酸类（如油酸）、角质保湿剂（如尿素）等都具有促进药物经皮吸收的作用。实践中可以选用两种及以上的化学渗透促进剂组成混合渗透促进剂，在改善促渗透效果的同时，降低对皮肤的刺激性。

此外，还可采用物理方法（如离子导入法、电致孔法、超声导入法、无针喷射给药系统等）及药剂学方法（如借助具有透皮促渗作用的新型纳米载体包括脂质体、醇质体、传递体等）来促进药物的经皮吸收。

**（五）经皮给药制剂的制备工艺流程**

1. 膜控释型

膜控释型 TDDS 的制备工艺流程如图 17-13 所示。

2. 黏胶分散型

黏胶分散型 TDDS 的制备工艺流程如图 17-14 所示。

3. 骨架扩散型

骨架扩散型 TDDS 的制备工艺流程如图 17-15 所示。

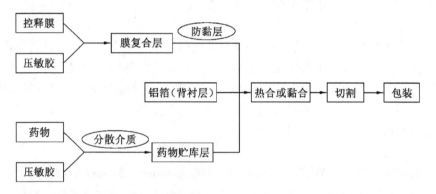

图 17-13　膜控释型 TDDS 的制备工艺流程

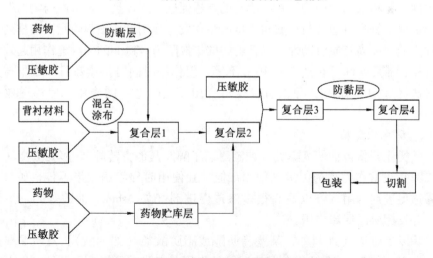

图 17-14　黏胶分散型 TDDS 的制备工艺流程

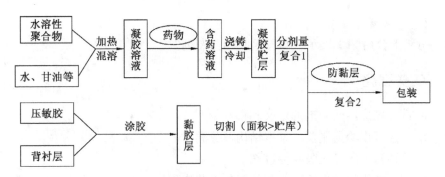

**图 17-15  骨架扩散型 TDDS 的制备工艺流程**

### （六）经皮给药制剂的质量评价

1. 含量均匀度

《中国药典》（2015 年版）四部（通则 0121）规定，透皮贴剂应进行含量均匀度检查，凡进行含量均匀度检查的制剂，一般不再进行重量差异检查。具体测定方法见含量均匀度检查法（通则 0941），结果应符合规定。

2. 释放度

TDDS 的释放度系指在规定条件下药物从给药系统中释放的速度和程度，常用于控制生产的重现性和制剂质量。透皮贴剂的释放度测定方法、装置及判断标准应参照溶出度与释放度测定法（通则 0931）第四法（桨碟法）、第五法（转筒法）。

3. 黏附力

贴剂作为粘贴于皮肤表面的制剂，其与皮肤表面黏附力的大小直接影响制剂的释药情况，从而影响药品的安全性和有效性，应加以控制。通常贴剂与皮肤作用的黏附力可用 4 个指标来测定，即初黏力、持黏力、剥离强度及黏着力。这 4 个指标的测定方法参见贴剂黏附力测定法（通则 0952）第一、二、三、四法。

此外，贴剂还应进行微生物限度检查，除另有规定外，按照《中国药典》（2015 年版）四部非无菌产品微生物限度检查，结果应符合规定。

## 任务实施

### （一）VR 沉浸式实训

进入 VR 实训室，认知经皮给药制剂，完成任务。

### （二）药物制剂 GMP 实训车间实训

进入药物制剂 GMP 实训车间，认知经皮给药制剂，完成任务。

**（三）多媒体展示**

分组上台用 PPT 展示"认知经皮给药制剂"。

## 任务强化

1. 简述经皮给药制剂的定义和特点。

2. 简述经皮给药制剂的基本结构及分类。

3. 简述常见的经皮吸收促进剂。

4. 简述常用的经皮给药制剂的制备工艺流程。

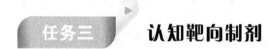

## 认知靶向制剂

## 任务目标

1. 能识记靶向制剂的概念。

2. 能识记靶向制剂的特点。

3. 能描述靶向制剂的分类。

4. 能描述常用的靶向制剂载体。

## 任务卡

| 任务名称 | 认知靶向制剂 | 学号 | | 姓名 | |
|---|---|---|---|---|---|
| 关键点 | 一、靶向制剂的定义<br>二、靶向制剂的特点<br>三、靶向制剂的分类 | | | | |
| 开始时间 | | | 完成时间 | | |
| 执行人 | | | 审核人 | | |

## 任务场景

1. 场地：多媒体教室、VR 实训室、药物制剂技术实训室。

2. 材料：《中国药典》（2015 年版）、靶向制剂处方等。

3. 设备：计算机等设备。

## 任务准备

### （一）靶向制剂的定义与特点

靶向制剂亦称靶向给药系统（targeting drug delivery system，TDDS），系指药物通过载体或进一步用配体、抗体修饰，经局部给药或全身血液循环后选择性富集于靶组织、靶器官、靶细胞或细胞内结构的给药系统。靶向制剂不仅要求药物选择性地到达病灶部位，还要求药物在病灶部位滞留一段时间，在发挥疗效的同时，避免药物分布到正常组织或使器官产生不良反应或失去活性。理想的靶向制剂应具备定位浓集、控制释药、载体无毒且可生物降解几个要素。

与注射剂、片剂等常规制剂相比，靶向制剂可以增加药物对靶部位的指向性及滞留性，使药物具有专一的药理活性，减少剂量的同时，提高药效及制剂的生物利用度，降低毒副作用，增强患者用药的安全性、有效性、可靠性及顺应性等。靶向制剂还可弥补其他传统药物制剂存在的不足，如提高药物稳定性及增溶作用、改善药物的吸收、防止药物受体内酶或 pH 值等的干扰、延长药物半衰期、增强药物特异性和组织选择性、提高药物的治疗指数等。

### （二）靶向制剂的分类

根据药物所到达的不同的靶部位可以分为一级靶向制剂（药物可到达特定靶组织或靶器官）、二级靶向制剂（药物可到达组织或器官内的特定细胞）和三级靶向制剂（药物可到达靶细胞内某些特定部位或细胞器）。按靶向原动力不同可分为以下 3 种。

1. 被动靶向制剂

被动靶向制剂亦称自然靶向制剂，指靶向载药微粒在体内被单核-巨噬细胞系统的巨噬细胞（常见的如肝的 Kupffer 细胞）作为外界异物自然吞噬，并通过正常生理过程运送至肝、脾等巨噬细胞丰富的器官而实现靶向作用的制剂。

2. 主动靶向制剂

主动靶向制剂系指以经过修饰的药物载体作为"导弹"，将药物定向输送到特异性识别靶区浓集并发挥药效的制剂。可以通过对载药微粒表面进行结构修饰、连接与靶细胞受体特异性结合的配体或连接单克隆抗体等方式制成主动靶向制剂。例如，紫杉醇长循环脂质体通过聚乙二醇对载药微粒表面进行修饰的方式，提高了载体的亲水性，使其具有了一定的隐形特征，有效地降低了被单核-巨噬细胞识别和摄取的概率，甚至避免被识别和摄取，实现了长效作用。又如，可以利用多种肿瘤细胞表面叶酸受体的数量及活性明显高于正常细胞的特点，将载体表面连接叶酸，经叶酸修饰的载药微粒具有了一定的主动靶向肿

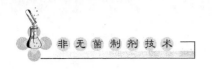

瘤细胞的作用。

### 3. 物理化学靶向制剂

物理化学靶向制剂是指采用适宜的物理化学方法将靶向制剂输送到特定部位发挥药效。如使用磁性材料与药物通过适宜的载体制成磁性靶向制剂，在足够强的体外磁场作用下，浓集于特定靶区并释放药物；应用对温度敏感的载体制成热敏靶向制剂，在局部热疗的作用下，使其在靶区释放：也可使用对 pH 值敏感的载体制成 pH 值敏感靶向制剂或制备栓塞性靶向制剂阻断靶区的供血与营养。

### （三）靶向制剂的设计和常用载体

#### 1. 被动靶向制剂

被动靶向制剂利用可将药物导向特定部位的生理惰性药物载体，使药物被生理过程自然吞噬而发挥靶向作用。常见的药物载体主要包括脂质体、乳剂、纳米粒、微球和微囊等。

（1）脂质体（liposomes）　系指将药物包封于类脂质双分子层结构内所形成的微型泡囊。脂质体为类细胞膜结构，具有细胞亲和性和组织相容性，可延长药物吸附于细胞的时间，提高药物的透膜能力。用于形成脂质体膜的材料主要包括磷脂和胆固醇两类。脂质体作为多功能药物载体可包裹多种药物，可作为抗肿瘤药物、抗寄生虫药物、抗生素、抗结核药物、激素类药物、酶类药物、解毒剂等的载体，也可作为基因治疗载体。载药脂质体具有被动靶向性和淋巴定向性，经静脉注射后在体内可被网状内皮系统视为外界异物而识别、吞噬并摄取，主要分布在肝、脾、肺、骨髓、淋巴结等组织器官中，从而显著提高药物的治疗指数及稳定性，降低毒性，提高疗效并实现药物长效化。

目前脂质体常用的制备方法有薄膜分散法、逆相蒸发法、溶剂注入法、冷冻干燥法、二次乳化法等。制备脂质体的方法，通常都包括以下几个基本步骤：① 磷脂、胆固醇等脂质及脂溶性药物溶于三氯甲烷或其他有机溶剂中形成脂质溶液，过滤后在一定的条件下除去有机溶剂形成脂质薄膜；② 使脂质薄膜均匀分散在待包裹的水溶性药物溶液中形成脂质体并纯化；③ 对脂质体进行质量评价，主要涉及形态与粒径、包封率与载药量、渗漏率等方面。

（2）乳剂　乳剂的靶向性的特点在于它具有淋巴系统靶向性。油状药物或亲脂性药物制成的 O/W 型乳剂或 W/O/W 型复乳经静脉注射，乳滴被巨噬细胞吞噬后可在肝、脾、肾等单核-巨噬细胞丰富的组织器官中高度浓集，乳滴中溶解的药物也可在这些组织器官中高度蓄积。水溶性药物制成的 W/O 型乳剂及 W/O/W 型复乳经肌内注射或皮下注射后易高度浓集于淋巴系统。

（3）纳米粒（nanoparticles）　根据结构特征可分为纳米囊和纳米球，两者均是由高分子材料制成的固态胶体粒子，药物可包裹或溶解于其中。纳米粒

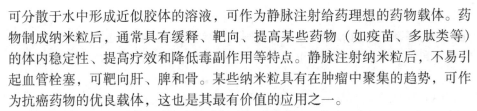

可分散于水中形成近似胶体的溶液，可作为静脉注射给药理想的药物载体。药物制成纳米粒后，通常具有缓释、靶向、提高某些药物（如疫苗、多肽类等）的体内稳定性、提高疗效和降低毒副作用等特点。静脉注射纳米粒后，不易引起血管栓塞，可靶向肝、脾和骨。某些纳米粒具有在肿瘤中聚集的趋势，可作为抗癌药物的优良载体，这也是其最有价值的应用之一。

（4）微球（microspheres）　系指药物溶解或分散在高分子骨架材料中形成的基质骨架型微小球状实体，通常其粒径范围为 1 ～ 250 nm。药物制成微球后具有缓释长效、靶向性及降低毒副作用等特点，其中，微球经静脉注射给药可发挥被动靶向作用。靶向微球多数采用生物可降解载体材料，包括蛋白质类（如明胶）、多糖类（如淀粉、壳聚糖）、聚酯类（如聚乳酸）等。微球可分为天然高分子微球（如明胶微球、白蛋白微球）及合成聚合物微球（如聚乳酸微球）等。

2. 主动靶向制剂

主动靶向制剂包括经过修饰的药物微粒载体及前体药物两大类。目前研究较多的为经修饰的药物载体，如长循环脂质体、免疫脂质体、修饰的微球及免疫纳米球等。

（1）修饰的药物载体　药物载体经适当修饰（如采用 PEG 修饰）后可使疏水表面被亲水表面代替，从而减少或避免单核-巨噬细胞系统的吞噬作用，延长了作用时间，有利于将药物导向肝脾以外的缺少单核-巨噬细胞系统的组织，亦称反向靶向。利用抗体-抗原反应，通过抗体修饰，可制成定位于细胞表面特异性抗原的免疫靶向制剂。

（2）前体药物和药物大分子复合物　前体药物系指活性药物经化学结构改造后衍生而成的药理惰性物质，其在体内可再生为活性的母体药物而发挥治疗作用。目前研究的前体药物的类型主要包括抗癌药前体药物及脑部靶向、结肠靶向、肝靶向、肾靶向等前体药物。

药物大分子复合物系指药物与适宜的聚合物、配体、抗体以共价键形成的分子共价结合物，常用的大分子复合物包括右旋糖酐、PEG 等，主要用于肿瘤靶向研究。

3. 物理化学靶向制剂

（1）磁性靶向制剂　系指将药物与磁性材料共同包裹于高分子聚合物微粒载体系统中制成磁性载药微粒，通过体外磁场将其导向靶部位的给药系统，具有高效低毒等特点，如磁性微球、磁性纳米囊等，可供口服、注射等途径给药。注射用的磁性材料一般为超细磁流体，如 $FeO \cdot Fe_2O_3$ 或 $Fe_2O_3$ 等。

（2）栓塞靶向制剂　动脉栓塞给药系指通过向病灶部位的动脉中插入导管，将含药的栓塞物注入靶组织或靶器官，并在靶区形成栓塞的一种医疗技术。栓塞靶向制剂可以阻断对靶区的供血和营养，使靶区的肿瘤细胞缺血坏死，如栓塞制剂中加入抗肿瘤药物，则其在栓塞靶区的同时逐渐释放药物，具有栓塞和靶向性化疗的双重作用。这类靶向制剂主要有栓塞性微球及栓塞性复乳等。

（3）热敏感靶向制剂　系指采用对温度敏感的载体携载药物制成的，可在高温条件下有效释放药物至靶区的靶向制剂，如热敏脂质体、热敏免疫脂质体等。由某些脂质构成的脂质体具有特定的相变温度，低于相变温度时，脂质体稳定；达到相变温度时，脂质体膜的流动性增加，包封的药物释放速率增大，可通过病变部位升温的方式实现靶向输送药物的目标。

（4）pH敏感靶向制剂　系指基于肿瘤附近及炎症部位的pH值比周围正常组织的pH值低的特点而设计的，采用pH敏感微粒载体（如pH敏感脂质体）将药物靶向释放到特定pH靶区的一种制剂。通常采用对pH值敏感的类脂材料（如二棕榈酸磷脂等）制备载药的pH敏感脂质体，提高药物的靶向性。

## 任务实施

### （一）VR 沉浸式实训
进入VR实训室，认知靶向制剂，完成任务。

### （二）药物制剂 GMP 实训车间实训
进入药物制剂GMP实训车间，认知靶向制剂，完成任务。

### （三）多媒体展示
分组上台用PPT展示"认知靶向制剂"。

## 任务强化

1. 简述靶向制剂的定义和特点。
2. 简述靶向制剂的分类。
3. 简述靶向制剂的常见载体。

# 参 考 文 献

［1］杨季. 药物制剂技术［M］. 北京：军事医学科学出版社，2015.

［2］陆丹玉，封家福，王利华. 药物制剂技术［M］. 南京：江苏凤凰科学技术出版社，2018.

［3］鄢海燕，刘元芬. 药剂学［M］. 南京：江苏凤凰科学技术出版社，2018.

［4］胡英，王晓娟. 药物制剂技术［M］. 北京：中国医药科技出版社，2017.

［5］崔福德. 药剂学［M］. 北京：人民卫生出版社，2017.

［6］张健泓. 药物制剂技术实训教程［M］. 北京：化学工业出版社，2014.

［7］国家药典委员会.《中华人民共和国药典》［M］. 北京：中国医药科技出版社，2015.